妄想の医学と法学

慶應義塾大学医学部精神・神経科准教授 村松太郎

中外医学社

序文

妄想を語るためには、事実を語らなければならない。
そのためには、刑事裁判の判例はまたとない材料である。判例には事実がありのままに記載されている。事実の究明において最高度の機能を有する裁判所によって明らかにされた事実である。どこまでも厳密で客観的な事実である。そんな判例を症例報告と捉えて、精神医学における最重要な症状の一つである妄想について正面から論じたのが本書である。19のケースを厳選した。一部は著者自身が精神鑑定などで実際にかかわった事例である。

1章は**妄想の医学**と題し、妄想を呈する代表的な疾患の解説を行った。妄想は精神医学においてのみならず、法的な場面においても非常に重要な症状だが、従来の出版物は、ごく一部の専門家向けの非常に難解な精神病理学の書か、逆に単純化した皮相的な記載かの両極にとどまっているのが現状である。本書1章で行っているのは、妄想を呈する疾患についての、いわば「適度な専門書」としての解説である。事実が冷徹に記載された判例という材料を用いることで、それが可能になった。

2章、**妄想の法学**の法学という語は、主として責任能力についての法的判断にかかわる事項を指している。2章は1章とあわせて、3章を読み進めるための基礎知識の提示である。裁判実務の進行を妄想というテーマに照らしてたどることにより、難解とされる責任能力概念をわかりやすく具体的に示したのが2章である。

そして質・量ともに本書の中心部分を構成するのが3章 **妄想の医学と法学**である。
周知の通り、精神医学の診断体系は確固たるものではない。現代の潮流

は単純化、客観化で、それは操作的診断基準という体系に結晶化している。公平性が求められる裁判において、操作的診断基準の持つ妥当性validityは大きな長所ではあるが、それは診断の出発点にすぎない。妄想についての真の論考はその先にある。

法にも同様の事情がある。心神喪失や心神耗弱について、それらの定義を述べることはできてもそれは責任能力判断の出発点にすぎず、現実の被告人についての真の論考はその先にある。

医と法はそして、刑事裁判の法廷で出会う。裁判官、検察官、弁護人、精神鑑定医らによる綿密な、時には激烈な相克を経て作られた最終産物として、判決文が生まれる。

判決文は常に事実認定から始まっている。裁判所の事実認定は当然ながら精緻である。妄想の診断とは本来はこのような事実認定を前提として行うべきものであり、その意味で精神医学は裁判所の手法を見習わなければならない。この精密な事実認定に基づき、裁判所は妄想について論考する。ここには医と法の融合が必須である。しかし医と法の対話は容易ではない。時にはすれ違いがある。時には衝突がある。時には精神医学から見て不条理な認定が裁判においてなされることもある。背景には精神医学についての裁判所の知識の欠如があると思われる。だが裁判所の判断は定義上正義である。裁判所に対して精神医学からもし異論があるのであれば、事実に立脚し、合理的に主張しなければならない。精神医学の方が誤っているという可能性も謙虚に熟考すべきであろう。判例に記されている、法的な立場からの妄想についての論考は、精神医学界の記載のみに馴染んでいる精神医学者にとっては非常に斬新であり、妄想についての、ひいては精神症状一般についての新たな視点を提供してくれる。

責任能力が争われる刑事事件の多くは、殺人や放火といった重大犯罪である。目を覆いたくなる惨状が現出していることもしばしばある。被害

者の不幸と悲しみははかり知れない。だがその犯行が妄想という精神症状に基づくものであれば、加害者もまた限りなく不幸である。両者にとって、また人間社会にとって、最大とも言える不幸である重大犯罪の原因に病が深くかかわっているのであれば、医学を修めた者にはそれを直視する義務があろう。

医も法も発展途上の学である。だが裁判は学の成熟を待つことはせず、その場で必ず答を出す。妄想についての判断に応じて、判決は無罪から死刑まで最大限の振れ幅を持っている。医と法が未成熟で、かつ、互いに文化・風土が異なる以上、そこに立ち現れるのは一種のカオスであり、その中で人の運命が決められてゆく。

本書は、カオスの流れの中に、ささやかながら確固たる道標を築かんとしたものである。

2016 年 4 月　　　　　　　　　　　　著者

CONTENTS

第1章　妄想の医学　　1

- Case1　**ハードクレーマー** 統合失調症　　2
- Case2　**逃避行の終末** 覚醒剤精神病　　20
- Case3　**尾行の影** 妄想性障害　　35
- Case4　**拡大自殺** うつ病　　46
- ▶▶▶**精神医学からみた「妄想」**　　64

第2章　妄想の法学　　71

- Case5　**階上に住む迫害者** 心神喪失　　72
- Case6　**青物横丁医師射殺事件** 心神耗弱　　87
- Case7　**一家皆殺しの企て** 完全責任能力　　107
- ▶▶▶**司法からみた「妄想」**　　126

第3章　妄想の医学と法学

- Case8　高校恩師殺害事件　妄想性障害／心神耗弱 … 132
- Case9　宮古島の砂　妄想性障害／心神耗弱 … 154
- Case10　わが子の病に絶望した母［千葉］妄想性障害／心神喪失 … 182
- Case11　わが子の病に絶望した母［さいたま］うつ病／心神耗弱 … 204
- Case12　ケモノか人か　中毒性精神病／心神喪失 … 220
- Case13　嫉妬の果てに　精神障害なし／完全責任能力 … 253
- Case14　邪気　非器質性精神病性障害／完全責任能力 … 294
- Case15　幻聴はあったか　統合失調症／心神喪失 … 308
- Case16　中大教授刺殺事件
  　　　　妄想性パーソナリティ障害・妄想性障害／心神耗弱 … 348
- Case17　2家族7人殺人事件　精神障害なし／完全責任能力 … 366
- Case18　金閣放火事件　精神病質／完全責任能力 … 397
- Case19　教頭ワグナー　パラノイア／心神喪失 … 411
- ▶▶▶妄想とは何か … 421

第 1 章

妄想の医学

Case 1

ハードクレーマー

統合失調症

現住建造物等放火被告事件
神戸地方裁判所尼崎支部平成 21 年（わ）第 5 号
平成 22 年 4 月 19 日刑事部判決

妄想が現れる代表的な精神疾患である統合失調症の典型的な経過が認められるケースである。統合失調症を発症し、適切な治療を受けないまま妄想が徐々に悪化し、放火という犯行に至った。

ラジオ局への妄想が嵩じて自暴自棄となり、自宅に放火した事件である。

事件

先行事情：統合失調症の前駆症状

　　　　　　被告人は、昭和〇年×月△日出生したが、父親との交流はなく、母親と祖母の下で育てられ、地元の小中学校を卒業したものの、中学校の一時期から不登校がちとなり、兵庫県内の私立高校に進学したが、高校入学後もその傾向が続き、高校3年生（平成9年）のころ、大量服薬により自殺を図ったことがあった。また、高校卒業後は、高校の系列校である海外の大学に4年間の予定で留学したが、目的を見いだせなかったことから2年で中退して、帰国し、帰国直前に祖母が死亡したことから、帰国してからは母親と2人暮らしの生活になり、いくつか短期間のアルバイトもしたが、定職に就くことはなかった。

　不登校、大量服薬、大学中退、定職なし。総じて、社会不適応的な青年時代であるといえる。これだけを取り上げて病的であるとは言えないが、後述の通り、彼は20歳代で統合失調症を発症している。統合失調症では、このように、学生時代から徐々に不適応が目立ってくるという経過がしばしば見られる。それが統合失調症の前駆症状だとわかるのは、後になってからということも多い。

　　　　　　平成17年4月及び5月に、落ち着かず苛々する、対人関係のストレスがあるなどと訴えて2つの心療内科を受診し、うつ病や神経症との診断を受け、同年8月には、ナイフで両手首を切るという自殺未遂に及んでいる。

　平成17年。この時、被告人は26歳である。統合失調症の初期または前駆期の症状は漠然とした心身の不調であることがしばしばあり、その時点ではうつ病ではないかと見られることも多い。本件はまさにその典型例である。

そのころから本件までの約3年間、被告人はアルバイトもせず、母親と2人暮らしの本件住宅において1日の大半を過ごすという引きこもりの生活を続けてきたが、平成17年以後、精神科の受診歴はなく、また、本件犯行後の精神鑑定まで、統合失調症の診断を受けたことはない。

不適応気味の生活から、引きこもりの生活となる。これも統合失調症の初期の典型的な経過の1つである。この時期に精神科医の診察を受けることができれば、被害妄想の萌芽が見出され、統合失調症としての治療が開始され改善に向かうことが期待できるのだが、診察を受けずに放置されれば徐々に悪化し、ある時期から奇妙な言動が見られるようになる。その背景には被害妄想があることが大部分である。本件も例外でない。

本件犯行は平成20年12月であるが、同年の夏頃から、以下のように被害妄想が明らかになってくる。

被告人は、平成20年夏ころから、それまでは優しい感じの物腰であったのがきつい汚い言葉を使うようになり、周囲の騒音に過敏に反応して文句を言いに行ったり、本件住宅の壁に拳で穴をあけるなどの行動を取るようになっていた。

音に過敏になるというのは、統合失調症の初期によく見られる症状である。ここまでの経過と合わせると、この症状が見られた時点で、統合失調症の診断は濃厚になる。

妄想の発生：統合失調症の発症

そして、同年12月8日、被告人は、その年の初め頃から聞いていたラジオ番組（月曜日から金曜日まで、毎日午前6時から午前11時まで）に、初めて送った応援メッセージによって同番組のDJのテンションが下がったように感じ、自分の投稿で気分を害したのではないかというメール送信をしたところ、DJから大丈夫という返信があったので感激したが、翌日、その番組を聴くと、前日の返信とは逆に被告人に対する不満をいうような発言がそのDJからなされただけでなく、他のDJも、ラジオ番組内で、被告人が送ったメッ

セージを話題にして被告人を茶化したり挑発するようなことを言うと感じた。

　自分が「初めて送った応援メッセージによって同番組の DJ のテンションが下がった」とはまずあり得ないことであるが、本人はそれがあったと実感している。翌日になっても、また他の DJ も、それに関係したことを言っていると感じている。これは妄想である。本来は自分に関係あるはずのないことを自分に関係づけるという内容で、関係妄想と呼ばれる。統合失調症では関係妄想が非常によく見られる。また、妄想の内容に自分への嫌がらせ的ニュアンスがあることからは、被害妄想の一種であるともいえる。被害妄想と関係妄想を合わせて、被害関係妄想と呼ぶこともある。
　さらに妄想は発展し、妄想の中から本件犯行の動機が芽生える。

動機の萌芽

　母親に、当初の DJ からの返信に感激したことや翌日に一転したことを話すと、母親から、聴くといろいろと気にするから聴くなと言われたことで、11 日以降、あまりラジオを聴かないようにし、このようなことで生じたもやもやした気持ちを転換するためにファッションヘルスに電話を架けるなどしたが、13 日の夜違う番組を聴くと、やはり未だ自分をいじるような放送が続いており、その範囲が拡がるように思えた。そのため被告人は、ラジオ局に対し、謝罪や抗議のメッセージを送ったが、14 日朝の番組でも DJ が、自分を挑発しているような放送をしているように聞こえ、番組サイトに頻繁にアクセスしている被告人の行動をラジオ局側が把握し、それをも放送内で話題にするといったように思えた。

　関係妄想が続いている。もちろんラジオの放送に彼の話題が出るはずはないのであるが、上記のように、自分のことを放送しているように「聞こえた」、「思えた」というのが、関係妄想に特有の体験である。これは幻聴とは異なり、アナウンサーの言葉尻などに、自分のことをほのめかす内容が含まれているように感じるのである。それに対して抗議のメッセージを送ったという行動から、ラジオで自分のことを言っているのは事実であると彼は確信していることがわかる。言い換えれば、妄想の確信度が強度であることがわかる。自分のことを

放送しているラジオ局に対して生まれた敵意（すなわち、妄想から生まれた敵意）、これが本件犯行動機の萌芽である。

さらに、抗議行動は拡大していく。

妄想の発展：統合失調症の悪化

　　　　被告人は、ラジオが放送される近畿圏から離れ、自分を挑発しているDJを無視することにして、14日は、競馬を見に名古屋へ出かけ、15日に帰宅したが、ラジオを聴くと、なおも、自分を茶化すような放送がされ、状況が変わっていないように感じたことから、被告人は、混乱や腹立たしさから、DJに真意を伝えて番組内で茶化し続けるのをやめさせたいなどと思い、16日には上記ラジオ番組を放送する大阪市Y区にあるラジオ局へ直接抗議に出かけた。

　統合失調症は、100人に1人が罹患する、非常に多い病気である。つまり本件のような被害妄想を持っている人は、世の中に想像以上に膨大に存在するということになる。但し同じ妄想といっても、その中には重いものから軽いものまで、様々な段階がある。妄想を持っていても、このように実際に抗議の行動に出ることはそう頻繁にあることではない。行動に出たことはすなわち妄想の確信度が強度であり、病気が相対的に重症化してきていることを示しているとみるのが精神医学では一般的である。

　　　　被告人は、無断でビルの一画にある会社内にまで入り込んで、会社の担当者に「ラジオで自分のことを言われている。茶化された。」などといって、DJに会わせることを繰り返し要求し、暴力を振るったり、制止を振り切って先に進むまではしなかったが、担当者が共用スペースの廊下に出るように求めたことには応じないで、抗議を続けた。被告人は、ラジオ局の局員のDJ本人が会いたくないと言っているという機転を利かした対応に、局から立ち去ったが、被告人の抗議は約2時間にも及び、ラジオ局では、この事態を幹部職員に周知するため「ハードクレイマーの来社」として、後日の定例幹部会議で報告されるほどであった。

　強硬な抗議である。妄想の対象であるラジオ局に乱入し、退去の指示に応じ

ず、2時間にわたり執拗に抗議を続けている。妄想を持っていてもここまでの行動に出る患者は稀であり、被告人の妄想の強さを物語る行動であると言える。ラジオ局側はいわば寝耳に水の抗議を受け、困惑したことは容易に想像できる。

　　　　被告人は、ラジオ局のある建物から帰途に就いたが、このときには、周りの通行人が被告人の行動を知っていて非難めいたことを言っているのが聞こえ、さらに、被告人の仕草を真似ているようにも見えたばかりか、帰宅後には、テレビ番組においても被告人の行動が非難されており、テレビもラジオも、被告人の言動にいちいち反応して、自分の悪口を言われるように思った。

　ここに来て、明確な幻聴が出現している。また、妄想の対象はラジオ局以外にまで拡大している。どちらも精神病症状の悪化を裏付けるものである。統合失調症では、このケースのように、妄想から始まって、ある時期から幻聴が出現するという経過もあれば、逆に幻聴から始まって、妄想が生まれ拡大していくという経過もある。どちらが先かはっきりしないこともしばしばある。先の、自分のことを放送しているように「聞こえた」、「思えた」という体験は、それ自体は幻聴ではないが、幻聴の前駆段階の症状とみることもできる。このような、いわば漠然とした不気味な体験から始まり、後に明確な幻聴が生まれることは、統合失調症で非常によく見られる経過である。

　　　　しかも、帰宅後、家の固定電話が通じなくなっていたが、被告人は、それまでの数日間にラジオ番組のサイトに何百回もアクセスしたことや抗議行動に出たことが、ラジオ局に対する名誉棄損や業務妨害の罪に当たることから、ラジオ局側が通信遮断という方法を選択して電話を通じなくしたのだと考え、その旨母親に相談したが、ラジオ局の人が電話線を切ったという被告人の説明を真に受けた母親は、そんなことを勝手にやっていいものか、調べるように被告人に言ったに止まり、それ以上の対応をしなかった。

　自分のとった行動に対して、ラジオ局が報復的行動に出ているというさらなる妄想が生まれている。このような悪循環も妄想が拡大していく1つのパターンである。

被告人は、このころには、ラジオやテレビが自分のプライベートな言動を取上げ茶化しており、ラジオからはその頃の数日間の行動等を、カメラ、マイク、携帯電話のGPSなどでチェックしているというようなことも言われ、自宅内の話も外に筒抜けになっていると感じていたが、母親に相談することは無駄だと思ったので、そのころから母親とも余り話をしなくなった。

　精神病症状はどんどん悪化している。「監視されている」、「盗聴されている」というのは、統合失調症に非常によく見られる典型的な被害妄想である。

　　　さらに、被告人は、翌17日には携帯電話機でメッセージを送るなどしたことが原因でこのような事態が生じたなどと考えたことから、そのような事態を解消できる一助になるかも知れないと考え、内容を全て消却して、携帯電話契約を解約して携帯電話機を返却した。また、そのころから夜も眠れなくなったため、苛々を鎮めようと、鎮静作用を有する市販薬を購入して服用したが、状況は改善されなかった。

　本人なりに、何とか対処しようとしている。妄想そのものについては、それが異常であるという認識はないが、眠れない、苛々するなどの自覚はある。この時期、このような自覚症状のために自ら精神科を受診するケースはよくあり、そうすれば統合失調症の治療が開始でき、本件犯行も未然に防止できた可能性はあった。残念ながら彼は市販薬に頼ろうとしたため、適切な治療が開始されることにはならなかった。彼の不眠、苛々の原因は、統合失調症という病気であるから、市販薬では改善されないのは当然である。そして妄想はさらに強まっていく。

　　　被告人は、ラジオ局に抗議に行って以降、ラジオ番組内で、24日が期限であるなどと被告人に対するメッセージが発せられていると感じていたことから、被告人は、前記の自分の行為が業務妨害等の罪になり、警察に捕まったり裁判が起こるのではないかなどと考え始め、かかる状況を解決しなければならないと追い詰められた心境になっていった。

この追い詰められた心境が、本件犯行につながる。

動機の固定

このような心理状態の下、被告人は、ラジオ局との問題を相談しようと、前日か前々日に行った際、執務時間外で閉まっていた法律事務所を 22 日朝再度訪れたが、すぐには対応してもらえなかったことから、絶望的な気分で自殺も考えるようになり、すべてを処分したいなどと考えてライターを購入して帰宅した。しかし、やれることはやろうと考え、同日午後にも、法律事務所を再度訪れ、そこで立花にある弁護士会（兵庫県弁護士会尼崎支部）を紹介され、そこに赴いたが、時間が遅いため当日の相談は無理だと言われ、その隣の法テラスも紹介されたが、そこでも法テラスの仕組みなどを聞いたに止まり、具体的な相談はできなかったことから、これをあきらめ、その帰り道にジッポライター用オイルを購入した。

すべてを処分したいと考え、ライターとオイルを購入。本件犯行（放火）の動機がここに来て固定され、実行の準備が整えられている。なお、相談先として、病院ではなく、法律事務所を選ぶこと自体、自分が体験していると感じている内容が事実であると確信していることの証である。すわち、自分が病気であるという認識が欠如している。

被告人は、23 日は、外出せず、本件住宅におり、飲酒したりしていたが、もやもやした気持ちが晴れないまま就寝し、翌 24 日午前 3 時ころ目が覚めた。

深夜に覚醒。そして犯行に至る。

犯行

目が覚めた被告人は、もやもやした気持ちを紛らわすために、飲酒を開始したが、同日午前 4 時 45 分ころ、もんもんとし、家の中を見られているとも感じていたため、すべてを消したい、自分自身も含めてすべてなくなればよいなどという気持ちから、放火して自殺

することを決め、ためらうことなく、自室内において、布団に前記ジッポライター用オイルを散布した上、これに前記ライターで火をつけた。

　自宅への放火。これが本件犯行である。直接的には「家の中を見られているとも感じていたため、すべてを消したい、自分自身も含めてすべてなくなればよいなどという気持ちから、放火して自殺することを決め」たのであるが、そもそもの発端であるラジオ局に対する妄想から放火まで、いわば真っ直ぐな一本の線で結ぶことができる。すなわち、妄想が動機を生み、犯行を生んだと言える。

　以下、逮捕までの状況である。

　　　被告人は、放火した後、約1分間ほどその火を見ていたが、自分の部屋にあった現金を母親のために残そうと平屋を出て、現金を母親の寝ている母屋の仏間に移し、また、自分だけ死んで母親はどうするなどと悩みながらしばらく母屋や平屋をうろうろとするうち、同日午前5時ころ、仏間において目を覚ました母親に何をしているのかなどと声をかけられた。被告人は、これに答えなかったが、何か物が燃えている気配を感じた母親から何か燃えているのではないかと問われても、なおも答えないで、母屋の中をうろうろし、母親から改めて何してるのなどと尋ねられると、煙や熱気が迫ってきていたが、慌てるでもなく、落ち着いて、普通の口調で、出る、逃げるなどと言って、母親に逃げることを促し、煙を吸い込まないよう口を覆うためのティッシュを何枚か渡した後、母屋の玄関から消火器を持って外に出て、平屋と隣接する共同住宅との間の狭い通路へ回り込み、消火活動をした。そして、消火器を1本使い切ったので、本件住宅2階の玄関前にある消火器を取りに行った後、消防車が到着したのを見てその場から離れた。母親が本件住宅から退避する際には平屋と母屋をつなぐ扉の方が赤くなり、平屋が火事になっていると分かる状態で、ガラス等も割れ、玄関を出ると本件住宅前の路上には既に近所の人が来ている状況であった。被告人は、同日午前5時42分ころ、本件住宅から西へ50メートル付近にある郵便局の出入口において、素足で座り込んでいるところを、火災の通報を受

け、関係者発見のために臨場した警察官に発見され、火事のあった家の住人であること、母親は意識はあるが救急車で運ばれたこと、自分が無傷であること、自分の部屋から出火したことなどを警察官の質問に対し答えた後、更に、出火原因について尋ねた警察官に対し、自分の部屋の布団にオイルをまいてライターで火をつけたという本件犯行を認める供述をし、火をつけた理由についての質問に対し、もやもやしたので火をつけたと答えるなどしたため、兵庫県X警察署に任意同行された。

裁判

　以上の経過を裁判所は次のように要約している。被告人が統合失調症を発症し、その症状としての妄想が悪化していく経過の的確なまとめになっている。

> 以上のとおり、被告人は、8日ころから、ラジオのDJの態度が自分の投稿によって変わり、そのDJが自分を茶化しているように感じるという幻聴が始まり、これがラジオの他のDJ、さらにテレビへと拡がっただけでなく、それに止まらず、対象が周囲の通行人らというようにもなったばかりか、自宅の内部でのやりとりも誰かに見られているという妄想（注察妄想）も存するなど、明らかに正常ではない。

　さらに、起訴後も妄想が強固に持続していることも記載されている。

> ところが、被告人は、起訴後、公判が始まる前に、上記自己の認識に基づき、ラジオ局、テレビ局、さらに国を相手にしてプライバシーの保護、個人情報の保護などを内容とした訴えを起こしたいと弁護人に相談し、その後、公判における被告人質問時だけでなく、その後の鑑定人面接の際にもその考えに変化はないなど、病識はない。

　「病識」とは、自分が病気であるという認識である。ここでは妄想（関係妄想、被害妄想）が病気の症状であるという認識を指す。被告人には病識がない。

すなわち、妄想内容を事実であると確信している。

　このように、本件犯行は、自殺目的で、かねて購入したライターとオイルを用いて、自室の布団にオイルを散布して自宅に火を放ち、そのときの記憶も清明であるなど、自殺のための放火という目的が了解可能であり、放火に向けて合目的的な行動が取れ、犯行時の意識障害もないなど、表面的には、責任能力に問題はないかのようであるが、被告人が、起訴後供述し始めた内容によれば、被告人には、幻聴、幻覚、妄想があり、その影響で自殺を企て、その手段として放火に至っているのであるから、上記動機、態様、意識障害のないことをもって、直ちに責任能力を具備していると判断することは相当でなく、その責任能力の判断には、専門家である精神医学者の知見も参考にする必要がある。

「自殺のための放火という目的が了解可能であり」の「了解」とは、ごく簡単に言えば、「一般的な範囲で理解・納得できること」を指す。ここでは、「放火」という行為は「自殺」という目的にかなったものであるから、自殺するために放火すること自体は理解・納得できる。しかし、上記判決文にあるように、そもそも自殺という意思決定をしたことに、幻覚や妄想の影響があるから、動機と行為の関係が了解可能であることをもって正常な精神状態による犯行であると結論することはできない。それゆえ、裁判所の命令により、精神科医による精神鑑定が行われた。

精神鑑定

　精神鑑定所見のポイントは次の〔1〕、〔2〕の通りである。

〔1〕　被告人は、本件犯行当時、妄想型統合失調症に罹患していた。その症状は、易刺激性がみられた平成 20 年夏ころの前駆期を経て、同年 12 月 8 日ころ顕在発症し、妄想知覚、対話性・注釈性の幻聴、注察妄想等の症状を急速に増悪させ、その急性増悪期にある中で本件犯行に及び、以後、鑑定人が面接するまで幻覚や妄想等を消失することなく持続させている。本件犯行当時の幻覚妄想は深刻な状態にあった。

上記文中の精神医学用語を簡潔に説明する。

- 妄想型統合失調症……症状として妄想が前景に出る統合失調症。
- 易刺激性……………刺激に反応しやすいこと。音に過敏であることもこれに含まれる。
- 前駆期………………統合失調症発症前の、漠然とした症状が認められる時期。この時期にはうつ病などと診断されることもしばしばある。
- 顕在発症……………統合失調症の明確な発症。多くは幻聴や被害妄想が前景に出る。
- 妄想知覚……………知覚した内容に病的な意味づけをすること。本件では、ラジオで放送される言葉（知覚した内容）に、自分に関係ありという意味づけをしている（関係妄想・被害妄想の発生）。
- 対話性の幻聴………複数の人間が対話している幻聴。または、幻聴と自分が対話すること。
- 注釈性の幻聴………自分の考えや行動を批評してくる内容の幻聴。
- 注察妄想……………自分が誰かから見られているという妄想。特定の誰かから見られているというケースもあれば、漠然とした誰かから見られているというケースもある。

〔2〕 本件犯行動機は、幻覚妄想状態の中で追い詰められ、消沈し、絶望的な心情で希死念慮を抱いたことにある。被告人には、自殺を考えて放火に及ぶべき現実的理由はないし、被告人には、病前、社会不適応の傾向はあっても、特段の反社会的傾向はなく、放火に際し他者に危害が及ぶことについて考慮した様子もないことからすると、本件犯行動機は、通常では了解不可能であり、本件犯行自体、平素の被告人の人格とも異質である。被告人は、本件犯行に先立ち、ライター等を購入しているが、希死念慮自体は、法律家への相談などの妄想的な認識とそれに基づく他の行動と併存しており、放火という行為のみが計画的に十分構想されていたわけではなく、アルコールの影響もあって、同月 23 日深夜に、本件犯行に突発的、衝動的、短絡的に着手したものといえ、犯行状況も、自死を考えて犯行に及んだにもかかわらず途中で消火活動に転じるなど一貫性がない。そ

うすると、本件犯行は、妄想型統合失調症の影響なくしてはほとんど考えられないといえる。

　前述の通り、そもそもの発端であるラジオ局に対する妄想から放火まで、いわば一本の真っ直ぐな線で結ぶことができる。すなわち、妄想が動機を生み、犯行を生んだと言える。

　そして精神鑑定の結論は次の通り。

　　　　　被告人は、本件犯行当時、統合失調症の急性期にあって、疾患に著しく影響された精神状態にあり、現実的な判断力、行動力を欠いた状態で、是非弁別能力及び行動制御能力を喪失していたと判断される。

「是非弁別能力及び行動制御能力を喪失していた」とは、心神喪失であることを示す表現である。心神喪失とは、責任能力なしを意味し、無罪である。責任能力の概念については2章で述べる。

　以上、本件は、20代で発症した統合失調症が治療されないままに経過し、妄想がどんどん悪化した結果としての犯行であった。発症からの経過と妄想の内容は統合失調症としてかなり典型的なもので、図1-1のように図示することができる。

　本件は妄想に基づく犯行の1つの典型例である。
　これ以外に、より件数として多い典型例として、妄想の対象に攻撃を加えるというものもあり（本件、もしラジオ局に攻撃を加えればそのパターンに適合することになる）、本書に紹介する他の事例の中にもそのパターンがいくつも見られる。
　いずれにせよ統合失調症が関係した刑事事件は、本件のように治療が全くなされていないケースか、または、いったん治療がなされたものの中断していたケースが大部分である。

先行事情
統合失調症への罹患(**a**)

妄想
ラジオ番組内で自分が茶化されている(**b**)

動機の萌芽
ラジオ局への怒り(**c**)

発展
妄想の増悪。行動に出たことで悪循環(**d**)

動機の固定
自暴自棄になり、すべて消したいと考える。希死念慮

犯行
自宅への放火

(**a**) 統合失調症への罹患以外に先行事情はない。
(**b**) 統合失調症に典型的な被害関係妄想である。
(**c**) 動機が妄想から直接に発生したことは明らかである。
(**d**) 怒りの発展は、妄想の増悪＝病気の悪化と明白に重なっている。言い換えれば、外から観察できる「発展」という状況は、彼の内部での病気の悪化の現れである。さらに、妄想に基づきラジオ局に抗議に行ったが受け入れられなかったことで怒りと孤立感が強まるという悪循環が重畳している。これらが動機の固定につながった。

図 1-1　Case 1: 心理のフローチャート

統合失調症について

　妄想を呈する病気はいくつもあるが、統合失調症はその代表的な病気である。統合失調症という精神疾患の要点は次のようにまとめることができる。

1. とても多い

　100人に1人の人が、統合失調症になる。この率は、どの国でも、どの時代でもほぼ不変である。これだけ多い病気であるから、刑事事件に関与する実数もそれに比例して多くなっている。

2. 若い人に発症する

　発症しやすい年齢は、20歳前後である。最初は「ひきこもり」や「うつ」という形で始まることもよくある。発症初期（または前駆期）のこの時期は、診断が難しいことが多い。

3. 幻聴と被害妄想が現れる

　症状は多彩だが、特に目立つのは幻聴と被害妄想である。幻聴の内容は人の声で、自分への悪口が聞こえるというものが多い。被害妄想は、盗聴されている・監視されているといったものから、嫌がらせをされている、さらには命を狙われているといったものまで、様々な幅がある。このように、統合失調症の症状は、「自分が他人から様々な形で迫害を受けている」という体験が中心になることが多い。そしてその迫害者に対して攻撃を加えるという行動に出るのが、刑事事件になる典型的なパターンである。

4. 脳の病気である

　原因は脳内にある。まだ完全には解明されていないが、ドーパミンという化学物質が神経細胞から多く出過ぎていることが、幻聴や被害妄想の発生に強く関係していることまでは確実にわかっている。その原因は不明であるが、遺伝因子と環境因子の相互作用であることは間違いない。すなわち、その人が統合失調症に罹患したことは、その人自身の責任ではない。

5. 治療が有効である

　薬物療法によって、幻聴や被害妄想を治療することができる。治療を受けなければ悪化していく。また、いったんよくなっても、治療を中断すれば大部分が再発する。刑事事件となるのは、無治療、または、治療中断によって精神病症状（幻聴や被害妄想）が悪化したケースが多い。

6. 経過は様々である

　治療が奏効して短期間で非常によくなる場合もあれば、治療を受けても長期

間にわたって何らかの症状が続く場合もある。その「何らかの症状」とは、幻聴や被害妄想（これらを陽性症状と呼ぶことがある）の場合もあれば、人格水準の低下など（これらを陰性症状と呼ぶことがある）の場合もある。統合失調症は様々な経過をたどり、時期によって様々な症状を呈する病気である。

　その様々な経過をたどる統合失調症の中で、本件 **Case 1** ハードクレーマーの経過は１つの典型例である。漠然とした前駆期から始まり、被害妄想が前景にたつ顕在発症が認められ、そして悪化し逸脱行動に至った。適切な治療を受けていない統合失調症は、このような経過になることが多い。本件は、この犯行をきっかけに精神科的治療が開始されたと思われる。その後の経過は上述の通り、まさに様々であるが、治療が継続されれば一定の安定は維持されると予測できる。

診断基準

　現在、精神科で国際的に用いられている代表的な診断基準として、米国精神医学会による DSM-5（Diagnostic and Statistical Manual of Mental Disorders 5th edition）がある。DSM-5 の統合失調症の診断基準は次の通りである。

統合失調症

A. 以下のうち２つ（またはそれ以上）、おのおのが１カ月間（または治療が成功した際はより短い期間）ほとんどいつも存在する。これらのうち少なくとも１つは (1) か (2) か (3) である。
  (1) 妄想
  (2) 幻覚
  (3) まとまりのない発語（例：頻繁な脱線または滅裂）
  (4) ひどくまとまりのない、または緊張病性の行動
  (5) 陰性症状（すなわち情動表出の減少、意欲欠如）

B. 障害の始まり以降の期間の大部分で、仕事、対人関係、自己管理などの面で１つ以上の機能のレベルが病前に獲得していた水準より著しく低下している（または、小児期や青年期の発症の場合、期待される対人的、学業的、職業的水準にまで達しない）。

C. 障害の持続的な徴候が少なくとも６カ月間存在する。この６カ月の期間には、基準 A を満たす各症状（すなわち、活動期の症状）は少なくとも１カ月（または、治療が成功した場合はより短い期間）存在しな

ければならないが、前駆期または残遺期の期間では、障害の徴候は陰性症状のみか、もしくは基準Aにあげられた症状の2つまたはそれ以上が弱められた形（例：奇妙な信念、異常な知覚体験）で表されることがある。

D. 統合失調感情障害と「抑うつ障害または双極性障害、精神病性の特徴を伴う」が以下のいずれかの理由で除外されていること．
  (1) 活動期の症状と同時に、抑うつエピソード、躁病エピソードが発症していない．
  (2) 活動期の症状中に気分エピソードが発症していた場合、その持続期間の合計は、疾病の活動期および残遺期の持続期間の合計の半分に満たない．
E. その障害は、物質（例：乱用薬物、医薬品）または他の医学的疾患の生理学的作用によるものではない．
F. 自閉スペクトラム症や小児期発症のコミュニケーション症の病歴があれば、統合失調症の追加診断は、顕著な幻覚や妄想が、その他の統合失調症の診断の必須症状に加え、少なくとも1カ月（または、治療が成功した場合はより短い）存在する場合にのみ与えられる．

〔日本精神神経学会（日本語版用語監修，髙橋三郎・大野 裕（監訳）．DSM-5 精神疾患の分類と診断の手引．東京：医学書院；2014．p.48 より許可を得て転載〕

　DSM は、本来はチェックリスト的に用いる診断基準ではなく、精神科医が本人を直接診察したうえで使用すべきものであるが、説明のためあえて単純に本件に当てはめてみると、(1) 妄想と(2) 幻覚 が認められることから基準Aを満たし、明らかに社会的機能が低下していることから基準Bを満たし、症状の持続期間は6カ月以上であるから基準Cを満たす．D.E.F. は除外できる．よって統合失調症と診断できる．

　DSM という診断基準の特徴として、次の2つを指摘することができる．第一は、原因について何も記されていないこと．第二は、経過について何も記されていないことである．逆に言えば、「ある一定期間に認められた症状だけに着目して診断する」ということになる．これは、「仮説をできるだけ排して、確実な事実だけに基づいて診断を下す」という、DSM という診断基準の基本方針を反映したものである．原因については、まだ科学的に証明された確固たるものがないから診断には用いない．経過については、もしそれを考慮するならば、長期間観察しなければ診断できないことになるから、考慮しない．この

基本方針は、診断の一致率を高めるという利点がある。刑事裁判をはじめとする法的場面においては、誰が診断しても同一の診断名になることが公平性の点からも重要であるから、DSM の有用性は高い。

　他方、「ある一定期間に認められた症状」が同一であることだけをもって、同一の診断名、すなわち同一の病気であるとすることが医学的に妥当かと問われれば、答は明確に「否」である。表面的な症状は同一であっても、その根底にある病気は別であるという事態は、臨床医学ではしばしば遭遇することである。「発熱、痰、倦怠感」という症状がそろえば、その患者は、風邪かもしれない。だがインフルエンザかもしれないし、肺炎ということも考えられる。結核かもしれない。さらには肺癌の可能性もある。確定診断のためには検査が必要である。しかし診断を確定する検査が存在しない精神障害では、症状に基づいて診断を下す以外にない。したがって DSM による診断とは、厳密には暫定診断にすぎない。

　それでも DSM という現代の権威ある診断基準を満たすものを統合失調症と呼ぶこと自体は、特に法的場面においては、きわめて妥当なことである。但し「DSM に基づいて診断された統合失調症」は、医学的には（生物学的には、あるいは脳科学的には、と言い換えてもよい）互いに異なる多数の状態が含まれていることを看過すれば、本質を見失った判断が導かれることになる。この点を含め、DSM を法的場面で用いる際の問題点については、本章末であらためて論ずる。

Case 2

逃避行の終末

覚醒剤精神病

監禁、殺人、公務執行妨害、
銃砲刀剣類所持等取締法違反、火薬類取締法違反、
道路交通法違反、
脅迫（変更後の訴因暴力行為等処罰に関する法律違反）、
覚醒剤取締法違反被告事件
東京高等裁判所昭和57年（う）第1115号
昭和59年11月27日刑事第12部判決

覚醒剤は脳内のドーパミン系の活動を高める薬である。覚醒剤使用の結果、統合失調症と同様の妄想や幻覚が現れ得る。すなわち、妄想や幻覚の発生には、脳内の化学物質が大きく関与している。統合失調症であっても同様である。

覚醒剤の影響で被害妄想が高まり、女性を人質にとって自動車で8時間以上逃走、追い詰められた末、人質を解放するよう説得にあたっていた警察官を射殺した事件で、被告人は暴力団構成員の男性である。

事件

先行事情

　被告人は常習的に覚醒剤を使用していた。そして、事件の前ころ、次のような言動が出てきていた。

妄想の発生 ／ 動機の萌芽 ／ 妄想の発展

〔1〕　被告人は、昭和55年3月中旬伊豆長岡町のQマンションにA子と同棲後間もなく、舎弟分であるEとA子との関係を深く疑って、A子に暴行するようになり、同年4月4日A子に買ってやった洋服を引き裂くなどのことがあり、Eに対しても強く詰問した。その結果同月中旬、十数年間行動をともにしてきたEが姿をくらました。

　同棲相手A子の不貞を疑い暴力。この段階では、嫉妬妄想か、あるいは不貞が実際にあったのか判然としないが、仮に嫉妬妄想だとすれば、覚醒剤を常習的に使用している以上、覚醒剤が原因であると考えるのが合理的である。

〔2〕　被告人は、そのころ、誰もいないのに「今、横をおばあさんが通った」「風呂場の方に人がいる」などと口走ったり、居室の玄関を施錠し、チェーンを針金で固定した上にロープで縛りつけたりし、また同年3月30日救急車で長泉町の池田病院に搬送された際には「死神が来た、お墓が見える」などと口走った。

　これらが幻覚であることは疑いないであろう。玄関を施錠するなどの行為は、被害妄想を有している人にしばしば見られるもので、妄想上の敵（自分を監視している人、自分を襲いにくる人など）から自分を守ろうとする意図によるものである。被告人におけるこの幻覚は、覚醒剤の影響（覚醒剤精神病の発

症）によって生まれたという疑いがきわめて濃厚である。すると、同時期に見られた上記不貞を疑っての暴力も、嫉妬妄想に基づく行為の可能性が高まる。

〔3〕 同年6月5日ころからA子の入院に付き添って池田病院で寝泊りしたときにも、「誰か来た」「警察が病院の周りを包囲してバリケードを作っている」などと口走って窓をシーツや毛布で隠し、病室の扉を椅子とテーブルを置いて開かないようにし、義弟のFが訪れたとき「警察を連れて来た」などと言ったり、A子に「警察やEに包囲されているので死ぬかも知れない」などと言ったりした。

自分は警察に監視されているという妄想である。

〔4〕 同月22日午前2時30分ころ、池田病院で就寝中足音が聞こえたため廊下に出た際、A子のライターと煙草が置いてあったことから、同女とEが密会していたと思い込んで、同女の顔面を手拳で殴打し、さらにEを捜すためA子を自動車に同乗させてQハイツの被告人方へ向かう途中、車内において散弾銃で同女の身体を突くなどして同女の右腕・右大腿・脇腹などに出血を伴う大怪我をさせ、被告人方でEを捜す間も、同女を自動車のトランク内に閉じ込め、Eがいないことを確認すると、同女に「痛かった、ごめんね」と謝り、池田病院の玄関にいた男を警察官だと言って同病院には帰らなかった。

これら一連の行為は、いずれも嫉妬妄想に関連している。「**A子のライターと煙草が置いてあったことから、同女とEが密会していたと思い込んで**」は、実際に知覚したものに、妄想の文脈に合わせた独自の意味づけをして信じ込むという症状で、妄想知覚と呼ぶことができる。「**病院の玄関にいた男を警察官だと言って**」も同様である。

〔5〕 同日の晩A子を東京都江戸川区内の紅谷医院に連れて行き入院させたが、同院でも、病室のドアのノブとベッドの足をロープで結ぶなどしたほか、A子を呼ぶ男の声や口笛の音が聞こえたと訴え、GことHの妻がEからの連絡の手紙をA子に渡したと疑い、さらに朝方灰皿の中にEの愛用の煙草の吸殻を見てEが来たと疑ったあげ

く、同月24日、A子がレントゲン室から戻るのが遅かったことから、A子が傷害事件を両親や警察に通報したと考えて1人逃走し、横浜市内をぶらつき同夜は野宿した。

　A子をめぐっては、嫉妬妄想だけでなく、このように彼女が警察と通じているという妄想も生まれている。

〔6〕　翌6月25日、Dとともに埼玉県戸田市から新小岩を経て修善寺町に帰る途中、洋品店でずぼんを求め、その直しを頼んでそば屋で昼食したが、その直しが遅いのを「お巡りに電話したんじゃないか」と言って怒り、ずぼんを受け取らないで、また警察が追跡していると言って立ち去った。

　周囲の人の行動のひとつひとつを、妄想と関連づけて解釈している。このように、現実の出来事を妄想体験と結びつけ、患者の主観の中では論理的に矛盾のない体系を作り上げることは、体系化ないしは妄想加工と呼ばれ、妄想を有する場合には多かれ少なかれ認められる現象である。
　被告人の妄想は「嫉妬」、「警察に監視されている・追われている」をテーマとしており、被告人の行動はこの妄想に大きく影響されている。
　本件犯行の動機が芽生えた時点を特定することは困難だが、ここまでの妄想の発展の中から生まれたことは疑う余地はない。
　以下は本件犯行に連続する言動になる。犯行の前日である。

犯行まで

　本件には多数の罪名があるが、中心となるのは「監禁」と「殺人」である。嫉妬妄想に基づいてA子を自動車内に監禁したことが、一連の犯行の事実上の始まりとなっている。

〔7〕　以下は本件犯行当時の言動になるが、被告人は、6月25日午後5時ころ原判示第2のとおり覚醒剤を使用した後、午後8時30分ころ、大仁町の「あまぎ寿し」でいあわせたアベック客の男を警察官と思い込んだり、中伊豆町の「寿し一」でも店主の妻に「お前さっきの客にサツに連絡するような手紙を渡したか」と言って疑った。

身の回りのほとんどすべてを妄想と関連づけて解釈している。妄想がどんどん悪化していることが明らかである。

〔8〕 翌26日明け方近く、同町の大見川河原で1時間ほど眠った際、Dが何か被告人のことを言ったように聞こえたり、その後B子の勤めるR醸造へ向かう途中、タクシーが警察の車に見えたりした。

「言ったように聞こえた」、**「警察の車に見えた」**、いずれも定義上は錯覚という症状である。すなわち、実際には存在しない物が知覚される症状が幻覚、これに対して実際に存在する物が実際とは違って知覚される症状が錯覚である。

妄想を有する患者にこのような錯覚の症状が認められる場合、妄想の影響としての「認知（または知覚）のゆがみ」と呼ばれることもある。認知のゆがみは、妄想を有する患者に非常によく見られる症状である。

〔9〕 同日昼ころ、大仁町のJ理容所でA子あてに同女とEに関係があったことを前提として「許してあげます。Eをうらみます」との文言を含む手紙を書き、車内に戻った際、原判示第3の（1）のとおり、同店のKが被告人の車の中に首を突っ込み車内をのぞき込んだのを、同人が被告人の様子を探りに来たと疑って「警察に電話したんだろう」と怒鳴り、その後同人が店内の電話機の前に坐っているのを見て、「今電話したな、今に来る、来ればわかる、お母ちゃんだってわかっているだろう、変なことをすると後家になるぞ」、と怒号しながら、同人やその妻に散弾銃をつきつけた。

罪名の「監禁」はこの時、始まった。ここまでも、妄想に基づく言動が多数見られていたが、ここで明確に犯罪とみなせる行為になったと言える。この後、A子を人質として警察の追跡を受けることになる。監禁は8時間40分に及んだ。
そして、ついに散弾銃を発射する。

犯行：監禁

〔10〕 その後A子の妹B子を車内に監禁して運転中、他の走行車両を警察の車と思って、銃を窓から出しては構えるなどの動作を繰り返し

〔11〕 修善寺町の伊豆赤十字病院で、心臓の薬を待つ間、EとA子とに肉体関係ができたものと信じて「その前夜2時半頃Eと通じあった事実が判明し」とB子に口述し筆記させたり、同病院の係員の持って来た薬がいつもと違うところから時間稼ぎをしていると疑って怒ったりした。

〔12〕 原判示第三の（3）のとおり中伊豆町の杉山ガソリンスタンドで、同店従業員Kが足止めのため鞄を返還しないものと疑って、散弾銃を1発発射した。

　妄想がさかんな様子がありありと見て取れる。そんな妄想の中、ついにガソリンスタンドで発砲した。当然、警察に追跡されることになる。そしてパトカーに対しても発砲する。

〔13〕 無免許運転（原判示第三の（4））をして逃走中、追跡するパトカーに向け散弾銃を発射（同（5））し、さらに追跡するパトカーの上方への発砲を続けるなどした。

〔14〕 天城湯ケ島町のスナック「踊り子」前で、大仁警察署刑事課長警部山下啓一の説得にも警察はだまして捕まえるつもりだと疑って応ぜず、また料理店「ささの」の前の道路脇の植込みに警察官が隠れていると思い「あそこから狙われている、木の茂みから狙っている」などと言ったり、油断すると撃たれると考え、その間しばしば死ぬことを口にした。

　逃走を続けたが、ついに警察に追い詰められた。そして殺人に及ぶ。

犯行：殺人

　同町L方自動車修理工場前、嵯峨沢温泉入口のM方前で、N刑事課長らの説得を前後約4時間にわたって断続的に受けながらこれに応じないまま、同日午後10時ころ、さきに伊豆赤十字病院で受け取った錠剤のうち2錠はいつもの薬と違っているとして飲まず、他

の2錠を服用したところ、突然吐き気を感じ心臓が苦しくなり、目まいや冷汗が出て吐いたことから（薬に毒など入っていないのに）「あ、この薬は違うわ、青酸カリをお巡りが看護婦にすり替えさせたな」と口走ったうえ、Dに「お前が毒を入れたんだろう」と怒鳴って同人の顔面を殴打し、胃に入った毒を吐き出すと言って警察官に要求してB子が受け取った水を「毒が入っているからよせ」と外に投げ捨て、警察が毒を入れたと疑ってN刑事課長を呼んでこれを問い質した。

警察が毒を入れたという確信。被毒妄想と呼ばれる症状である。
N刑事課長が被告人の緊張を和らげようと笑みを浮かべながら応答したのに対し、

「俺が捕まると思って笑っている」と怒鳴って、同人が銃口を向けるなと制止するのもきかず、2メートル余の至近距離から同人の胸部を狙っていきなり散弾銃を発射し、その胸部に多数の散弾を浴びせて殺害した。N刑事課長らから再三かつ長時間にわたり、人質を解放し、銃を捨てて車から降りるように条理を尽くした説得を受けながらも結局これを拒否した末の犯行であった。

被害者に対する発砲の直接のきっかけとなった**「俺が捕まると思って笑っている」**は、認知のゆがみであると考えられる。これについては後述する。
逮捕された後も、以下の通り妄想は持続していた。

犯行後

さらに被告人は、本件犯行後においても、検察官送致のため検察庁へ行く車中で、Dに対し「お前本当に薬替えなかったんだろうな」と疑って尋ねた。

また、後日、医師に対して次のように述べている。被毒妄想の強固さが読み取れる。

「警察が酌んで来てくれた水も事件のときと同じ色で同じ匂いがし

た、自分の吐いた物の中に毒物が混っていなかったかどうか調べてもらいたい」などと述べて服用した薬に毒が入っていたと疑い、「警察にいたら毒を盛られて殺されてしまう」といって不安にかられていた。

　以上、本件被告人に見られた妄想は、嫉妬妄想と被害妄想である（被毒妄想は被害妄想の一種に分類される。また、嫉妬妄想を被害妄想に含めるという立場もある）。
　そして、自分の身の回りの事象をことごとく妄想に結びつけて解釈している。その結果、周囲の人々に対し攻撃的な言動に出ている。すなわち、犯行の動機は妄想から生まれている。
　妄想の内容としては統合失調症に非常によく似ている。事実上は、診断が統合失調症か、覚醒剤精神病かの区別は、覚醒剤の使用の有無に基づく以外にない。本件は犯行の前ころまで明らかに覚醒剤を使用していたから、これら妄想や幻覚は覚醒剤が原因と判断され、覚醒剤精神病という診断になる。
　そして、妄想から犯行までの流れは、**Case 1** ハードクレーマーと同様、図1-2のように心理のフローチャートとして描くことができる。この図の骨格は、診断が統合失調症であれ、覚醒剤精神病であれ、妄想によって激しい行動に出る場合に共通したパターンである。

　なお、裁判所は、次の通り心神耗弱を認定している。

> 被告人は前記のとおりその当時覚醒剤使用の影響により異常な精神状態に陥っており、妄想幻覚に影響された異常な行動も多かったのであるから、本件犯行当時、被告人は是非を弁別する能力及びこれに従って行動する能力が著しく減弱した心神耗弱の状態にあったものと認めるのが相当である。

先行事情
覚醒剤の使用(**a**)

妄想
被害妄想、嫉妬妄想(**b**)

動機の萌芽
警察からの逃避行(**c**)

発展
妄想の増悪。行動に出たことで悪循環(**d**)

動機の固定
説得にあたった刑事が自分を嘲笑したと思い込んだ(**e**)

犯行
刑事を射殺

(**a**) 妄想の発生に先立って、覚醒剤の使用があったことは確実である。同棲相手の A 子の不貞の有無は不詳。
(**b**) 様々な被害妄想があり、しかも幻覚を伴っている。A 子にかかわる嫉妬についても、妄想と見るのが妥当であろう。被害妄想の 1 つとして「警察に追われている」が発生し、これが犯行動機につながっている。先行事情として最近の覚醒剤の使用があることから、この妄想は覚醒剤の作用として発生したと判定することが合理的である。
(**c**) 動機が妄想から生まれたことは明らかである。妄想のための逃避行を開始し、犯行はその延長上にある。なお、逃避行の一貫として A 子を監禁している。
(**d**) 監禁という行動に出たため実際に警察に追われることになり、発砲したためさらに厳しく追われることになり、被害妄想が強化されるという悪循環に陥った。
(**e**) 周囲の様々な出来事を妄想を軸に解釈するという、それまでも認められていたのと同じ症状である。この「嘲笑された」という認知のゆがみが即座の犯行(殺人)につながった。

図 1-2　Case 2：心理のフローチャート

覚醒剤精神病について

　覚醒剤とは、広義には覚醒作用を有する薬の総称であるが、その中のアンフェタミン類の薬物を指すのが通例である。

　日本では第2次世界大戦中に眠気覚ましとして合法的に使われていたヒロポン（メタンフェタミン）が、戦後の混乱期に乱用され、多くの犯罪につながったという歴史がある。1951年に制定された覚醒剤取締法によって厳しく規制されてからは件数は減少したものの、1970年代から再び増加し、その後は国による薬物乱用防止5カ年戦略（第1〜4次）によりやや抑制されている[1]。

　このように、覚醒剤は、我が国では特に重大な社会問題を引き起こした薬物であるが、外国での事例が少ないわけでは決してない。メタンフェタミンの生涯経験率は、我が国では0.4%であるのに対し、米国ではその10倍以上の5.1%である[1]。米国におけるメタンフェタミン乱用は、90年代にはほぼ西部に限定されていたが、2000年代には東部まで拡大しているという実態があり、危険性が警告されている[2]。

　また、精神医学の発展の歴史おいても、覚醒剤は重要な意味を持っている。

　本事例にも見られる通り、覚醒剤による精神症状は、統合失調症ときわめて類似している。したがって、覚醒剤という化学物質によって脳内に引き起こされる変化は、統合失調症の脳内変化と共通点があると考えるのが合理的である。20世紀後半に、この仮説に基づく研究が多数行われた結果生まれ、確立したのが統合失調症のドーパミンセオリーである。ドーパミンは脳内にある神経伝達物質の1つである。覚醒剤の脳への作用メカニズムは、ドーパミン系の賦活である。このことから、統合失調症の脳内にもドーパミン系が賦活された状態があると推定され、後にこの推定は証明された。統合失調症の有効な治療薬である抗精神病薬の主作用がドーパミン系を抑制することであることも、ドーパミンセオリーを裏付ける事実である。本書のテーマである妄想について、ドーパミンとの関係を誤解をおそれず単純化すれば次のようにまとめることができる。

- ●ドーパミン系の賦活（覚醒剤乱用または統合失調症への罹患）　→　妄想の発生
- ●ドーパミン系の抑制（抗精神病薬による治療）　→　妄想の消失

今、「誤解をおそれず」と言ったのは、統合失調症という病気のメカニズムを「ドーパミン系の賦活」と単純に説明することはできないからである（妄想についてももちろんそのように単純に説明することはできない）。統合失調症の脳内でドーパミン系の賦活という現象が起きていることはまず確実であるが、それが統合失調症の脳内変化の唯一のものというわけではない。つまり統合失調症という病気をドーパミンだけで説明することはできない。このことは治療効果にも関連する。すなわち、ドーパミン系を抑制する抗精神病薬による治療で妄想が消失するのは統合失調症の1つの典型的な経過であるが、軽減しても消失には至らなかったり、時にはほとんど治療効果が認められないことさえある。妄想とは、その一部は脳科学的に説明できても、不明の点も多々残されている精神症状なのである。

診断基準

　DSM-5では、覚醒剤精神病は、「物質・医薬品誘発性精神障害」という診断名になる。物質・医薬品誘発性精神病性障害とは、覚醒剤に限らず、様々な物質（多くは違法薬物）を原因とする精神病性障害（幻覚・妄想が症状の中心であるものを精神病性障害と呼ぶ）を包含した概念で、下記診断基準に照らして診断したうえで、原因となる物質を付記するのがDSM-5の公式の記載法である。覚醒剤精神病であれば、「軽度／中等度または重度のアンフェタミン使用障害、アンフェタミン誘発性精神病性障害を伴う、中毒中の発症」となる。

> **物質・医薬品誘発性精神病性障害**
> **A.** 以下の症状のうち1つまたは両方の存在。
> 　(1) 妄想
> 　(2) 幻覚
> **B.** 病歴、身体診察、臨床検査所見から、(1)と(2)の両方の証拠がある。
> 　(1) 基準Aの症状が、薬物中毒または離脱の経過中またはすぐ後に、または医薬品に曝露された後に現れたもの。
> 　(2) 含有された物質・医薬品が基準Aの症状を作り出すことができる。
> **C.** その障害は、物質・医薬品誘発性でない精神病性障害ではうまく説明されない。独立した精神病性障害であるという証拠には、以下のことが含まれる：

> その症状は物質・医薬品使用の開始に先行している；その症状は急速な離脱あるいは重篤な中毒が終了した後もかなりの期間（例：約1カ月）持続する；または、物質・医薬品誘発性ではない独立した精神病性障害を示唆する他の証拠がある（例：物質・医薬品関連性ではないエピソードの繰り返しの既往）。
> D. その障害は、せん妄の経過中にのみ起こるものではない。
> E. その障害は、臨床的に意味のある苦痛、または社会的、職業的、または他の重要な領域における機能の障害を引き起こしている。
> 注：この診断は、臨床的に基準Aの症状が優勢であり、症状が臨床的関与が妥当なほど重篤な場合にのみ、薬物中毒または薬物離脱の診断に代わって下されるべきである。

〔日本精神神経学会（日本語版用語監修, 髙橋三郎・大野 裕（監訳）. DSM-5 精神疾患の分類と診断の手引. 東京: 医学書院; 2014. p.52 より許可を得て転載〕

「物質・医薬品誘発性」とはすなわち、「薬物が原因」という意味である。ごく単純に言えば、薬物によって精神病症状、すなわち幻覚または妄想が出現した場合が「物質・医薬品誘発性精神病性障害」であり、その薬物が覚醒剤であった場合、我が国では一般に「覚醒剤精神病」と呼ばれている。

診断基準中にある中毒（intoxication）とは、物質の使用中、あるいは使用後まもなく出現する症状を指す。また離脱（withdrawal）とは、物質の血中濃度低下によって生じる症状を指す。

物質中毒でも物質離脱でも、幻覚や妄想が見られることがある。但し上記診断基準の最後に注として記されている通り、幻覚や妄想が著しく重篤な場合や、特別な臨床的関与が妥当な場合に限り、物質・医薬品誘発性精神病性障害という診断名が用いられる。「著しく重篤」といってもどの程度を著しいというのかの客観的基準はなく、「特別な臨床的関与」といってもそれが具体的に何を指すのかは診断基準に明記されていないのであるが、刑事事件にかかわる事例はほぼ例外なく著しく重篤で特別な事例であるから、物質・医薬品誘発性精神病性障害という診断名が適切なことが大部分である。

なお、上記 DSM-5 の和訳は、精神神経学会が監修した、いわば公式のものであるが、残念ながら不適切な訳がある。それは項目C「その障害は、物質・医薬品誘発性でない精神病性障害ではうまく説明されない」である。該当部分の原文は次の通り（下線は著者による）。

第1章　妄想の医学

The disturbance is not <u>better</u> explained by a psychotic disorder that is not substance/medication-induced.

　原文にある better という単語の持つ相対的な意味が、日本語訳には反映されていない。これは些細なことのようだが、重大な誤訳とも言える。なぜなら、覚醒剤精神病などの物質・医薬品誘発性精神病性障害の症状は、統合失調症などの精神病性障害と事実上区別はつかないから、覚醒剤精神病の症状は、統合失調症の症状としても「うまく説明できる」のである。DSM-5 原文のこの部分の記載の趣旨は、あくまでも "not better explained" であって、すなわち、「他の精神病性障害の症状として説明するよりも、物質・医薬品誘発性精神病性障害の症状として説明するほうが適切である」といった、相対的な意味である。この相対性が表現されていない日本語訳は不適切な訳と言わざるを得ない。

　診断基準の中にこのような相対性が記されていることの背景には、覚醒剤精神病（をはじめとする物質・医薬品誘発性精神病性障害）と、統合失調症（をはじめとする他の精神病性障害）の関係が、精神医学的診断の、いまだ解決していない問題であるという事情がある。症状だけに着目した場合、覚醒剤精神病の症状と統合失調症の症状は、事実上区別がつかないのである。

　したがって、覚醒剤精神病と統合失調症を区別するのは、その症状が覚醒剤の使用後に出現したか否かということのみであるといえる。だがその場合でも、「統合失調症の発症前に、たまたま覚醒剤が使用されただけではないか。つまり覚醒剤使用との時間的関係は偶然にすぎず、実際は統合失調症なのではないか」という問いに対し、論理的に反論することは厳密には不可能である。すなわち、本事例においても、覚醒剤の使用は明らかであるものの、実際は覚醒剤使用後にたまたま統合失調症を発しただけなのではないかと問われれば、その可能性を 100% 否定することはできないと言わざるを得ない。

　だが実地上は、覚醒剤使用との時間的関係が明らかであれば、統合失調症ではなく覚醒剤精神病と診断して差し支えない。本事例のようにリアルタイムで覚醒剤を常習しているケースにおいて、統合失調症の診断を主張するのは全く現実的でない。

　問題となるのは、覚醒剤の最終使用から、かなりの期間がたってもなお精神病症状（幻覚、妄想）が続いている場合である。もう 1 つは、覚醒剤精神病がいったんおさまった後（幻覚、妄想が消えた後）、かなりの期間がたってからまた幻覚や妄想が再発した場合である。

このような場合、これら症状を覚醒剤使用の後遺症と考えるか（すなわち、覚醒剤精神病であると考えるか）、あるいは統合失調症と考えるか（すなわち、覚醒剤使用とは関係なく、統合失調症が発症したと考えるか）は、精神医学界で結論の出ていない問題である。
　これも論理的には、どちらの考え方が正しいかを決定することは不可能である。
　仮に、覚醒剤精神病と統合失調症の症状は、似ているものの異なる点があるという立場に基づき、患者の症状から覚醒剤精神病または統合失調症の診断を下したとしても、そもそも「覚醒剤精神病と統合失調症の症状は、似ているものの異なる点がある」という立場が生まれた根拠が論理的には存在し得ない。たとえ多くの覚醒剤精神病患者をみた経験のある精神科医がそのような立場を表明したとしても、そもそもの出発点において、覚醒剤精神病と統合失調症を区別する方法が存在しない以上、彼のみた「覚醒剤精神病患者」が統合失調症患者でないことを証明することはできないからである。
　覚醒剤精神病では幻覚が多感覚にわたり、変幻しやすく、場面に即応しているとする学説もあり[3]、確かにそのような特徴が認められる例もあるが、本件のようなケースをこの特徴に基づいて覚醒剤精神病か統合失調症かを論ずることには無理がある。また、そもそも上記の通り、統合失調症と覚醒剤精神病を鑑別することは論理的に不可能なのであることに留意すべきである。
　こうした事情を背景に、DSM-5 では、両者を機械的に区別するという方法をとっている。それがすなわち前記診断基準の項目 C である。項目 C のうち、刑事事件の精神鑑定においてしばしば引用されるのは、

症状が、急速な離脱や重篤な中毒が終了した後もかなりの期間（例：約 1 カ月）持続した場合

である。すなわち、DSM-5 では、覚醒剤の使用の影響が「かなりの期間」（ここに厳密な規定はないが、診断基準に記されている 1 カ月は 1 つの目安といえよう）持続すれば、それは覚醒剤精神病ではないと診断するのである（この場合、多くは統合失調症という診断になる）。
　現代の精神医学が、覚醒剤精神病と統合失調症を厳密に鑑別する手法も論理も持たない以上、その診断は DSM-5 に粛々と従うべきであろう。

参考
1) 薬物乱用の現状と対策　平成 26 年 2 月　厚生労働省　医薬食品局　監視指導・麻薬対策課
2) 米国におけるメタンフェタミン乱用（米国国立保健研究所　薬物乱用研究部門 NIDA ホームページ: http://www.drugabuse.gov/publications/research-reports/methamphetamine/what-scope-methamphetamine-abuse-in-united-states）
3) 中谷陽二: 幻覚病としての中毒性精神病 —分裂病幻覚のレファレンスのために. 臨床精神薬理 15: 145-153, 1994.

Case 3

尾行の影

妄想性障害

殺人未遂、銃砲刀剣類所持等取締法違反被告事件
東京地方裁判所平成17年（合わ）第552号
平成19年2月14日刑事第11部判決

妄想がほぼ唯一の症状で、幻聴や人格の崩れなどが認められない精神疾患が、妄想性障害である。

警察官から尾行、監視されているという妄想、及び、警察官が催眠術を使って悪事を働いているという妄想を有していた男性が、たまたま近くにいた警備員をその一味であると確信し、刃物で切り付けた事件で、被告人は50代の男性である。過去に傷害罪で服役したことがあり、そのころから妄想が発生している。

事件

先行事情／妄想の発生

〔1〕　被告人は、平成16年3月、さいたま地方裁判所で、傷害罪により懲役1年、4年間執行猶予の判決を受けたが、釈放されて1週間くらいしたころから、同事件の捜査主任であった警察官らから尾行、監視を受けているとの妄想を抱くようになった。

　警察官に対する被害妄想である。妄想の内容としては、**Case 2 逃避行の終末**に似ている。「監視されている」「尾行されている」は臨床でみられる被害妄想の典型である。妄想の対象は、警察であったり、外国の機関であったり、妄想上の組織であったりと患者により様々である。この Case 3 では対象は警察であるが、現に執行猶予で釈放されているという事実がある以上、警察から尾行・監視されているという思い込みは、了解可能な心理であると言うこともできる。ではなぜそれでもこれが妄想と言えるのか。それは、この後の発展から明らかになってくる。

動機の萌芽

〔2〕　他方で、被告人は、警察官が催眠術を使って悪事を働いているという噂を耳にしたとして、同年12月ないし翌17年1月ころから、それを糾弾するチラシ（例えば、「訴証」とのタイトルで、「罪のない一般市民を選び出し殺人マシンのテスト」「眠民術でマインドコントロール」「立場利用しての悪徳警官」「k 警察 D」（原文のまま）などと記載されたもの）を作成し、m から k、n あたりにかけ環八沿いをほぼ毎日、朝から夕方までチラシを各戸に投函し続けていた。

〔3〕　被告人は、後日の証拠にするため、尾行、追跡してくる警察官と信じていた者やそれらが使用する自動車をインスタントカメラで撮影したりした。

　無関係の人間を、自分を監視・尾行している者であると確信する。妄想としては非常によくあるパターンである。そして「**警察官が催眠術を使って悪事を働いている**」という思い込みをはじめとする上記は、到底あり得ない内容である。したがって、「警察に尾行・監視されている」という元々の発生時点では了解可能と言える性質のものであったが、その後の経過から、彼の思い込みが妄想であることが明らかになって来ている。この妄想に伴い警察官への敵意が生まれ、警察官を非難するチラシをまくなどの行動に出ている。本件犯行は警察官を対象とする殺人未遂（実際は警察官でない人物を警察官と誤認したもの）であるから、この時点で動機が萌芽しているとみることができる。

　なお、ここまでの症状からは、本件被告人の症状は **Case 1 ハードクレーマー**の統合失調症や **Case 2 逃避行の終末**の覚醒剤精神病と非常によく似ているように見えよう。確かに妄想そのものについてみれば、その通りである。但し妄想性障害では、妄想が唯一の症状であり、妄想以外の点は正常というのが、統合失調症等との違いである。たとえば、統合失調症であれば典型的な症状である幻聴が、本件でも認められていない。

妄想の発展

　　　〔4〕　この間、本件現場付近で同趣旨のチラシを配布した際、警備会社から派遣された警備員とトラブルとなって110番通報されたことなどを契機として、本件車両の駐車場所は、追跡に当たる悪徳警察官らの交替場所であると考えた。

　この警備員は警察とは無関係であるし、特に被告人を監視する人物でもないが、このように色々な出来事を自分の妄想と関係づけて解釈するのが、妄想を有する患者特有の思考で、このような思考を重ね外界について独自の解釈体系を構築するのが妄想加工と呼ばれる現象である。

　　　〔5〕　被告人は、判示第1の犯行前、同様のチラシを配布したが、本件車両の助手席にいる被害者を発見し、悪徳警察官の仲間だと考え、被

害者に対し第1の犯行に及んだが、その際、「催眠術を使ってこの辺で悪いことをしてるだろう。」などと数回怒鳴ったほか、犯行後被害者を追いかける際も、「催眠術を使っているだろう。」などと叫んだ。

そして犯行に及んだ。

動機の固定／犯行

被害者（切り付けられた警備員）は次のように述べている。

「本件車両の助手席に座っていたところ、被告人が左斜め前方で「おーい。」と言っているのが聞こえた。被告人は、本件車両に近づいてきて、助手席の窓を5、6回窓が壊れるくらいの強さでドンドンと叩いた。叩いているとき、「おーい。」というふうに叫んでいた。手に何か持っている感じで、それが窓ガラスにカチカチ当たるような音がした。被告人は、無施錠の助手席側ドアを開け、「催眠術を使ってこの辺で悪いことをしているだろう。」などと、かなり大きな声で何度か怒鳴ってきた。他にも何か叫んでいたが聞き取れなかった。被告人は、右手に本件はさみを持っていた。左手には何も持っていなかったと思うが、はっきりしない。親指は本件はさみの取っ手全体を覆い隠すようにし、人差し指や中指は取っ手の中に入れるようにして持っていたと思う。上半身を被告人の方に向けて、「なに、なんだって。」と聞き返したところ、被告人は、何も言わずに本件はさみを突き出して、左胸を刺してきた。激痛が走った。地面と水平に突き出す形で、体には垂直に当たる感じだった。不意をつかれ、全くかわすことができなかった。被告人の突き出した右手を左手でつかもうとしたが、振り払われ、左脇腹を本件はさみで突き刺された。やはり激痛を感じた。更に攻撃を受けたが、2回目は何とかかわせた。本件車両の外に出ようと思い、足を外に出したところ、被告人が腕を引いて少し力をためるようにした後、顔面めがけて、本件はさみを突き出してきた。頭を右側に倒してかわそうとしたが、かわしきれずに顔面左側のこめかみに傷を負った。被告人の拳があたったような感じもあり、かなり痛く、頭がくらくらし

た。その際、被告人の体勢が崩れたので、被告人の腹を左足で蹴り、被告人が倒れた隙に本件車両の外に出て逃げ出した。被告人は、立ち上がって車内を物色後、「催眠術を使っているだろう。」などと叫びながら、走って追いかけてきた。」

　被害者は逃げ切り、その後、被告人は警察官に追跡されるが、その際も、大声で「催眠術にかかったお巡りどもが俺を捕まえに来た」などと何度も叫び、チラシをばらまきながら走っていた。

裁判

精神鑑定

　精神科医 M による精神鑑定の要旨は以下の通りである。妄想性障害という診断が下されている。

> 被告人は、本件犯行当時、妄想性障害（強固な妄想をほぼ唯一の症状とし、著しい社会機能障害を呈さないことを特徴とする疾患）に罹患していた。すなわち、被告人は、警察官及びその「ブレーン」の一味に、長期間にわたり不当に追跡尾行され続けていると確信し、それは非合理又は事実無根である旨伝えられても訂正不可能であり、明らかに妄想段階にある。この妄想は犯行時から鑑定時に至るまで変化なく存在している。統合失調症の可能性は残るものの、現時点及び犯行時における診断としては、妄想性障害であると結論できる。自らが置かれている状況に関しての被告人の主観的理解は、もっぱら妄想に支配されたものであり、被告人は、被害者が自分を迫害する集団の一員であると確信し、これが犯行の基盤にある。この確信そのものに関しては、いかなる論理的な反証あるいは説明に対しても揺るがないという意味で、理非善悪の判断能力は失われている。他方、確信そのもの以外の点については、知的機能に疑問なしとはしないが、理非善悪の判断能力は十分に有している。はさみで人を刺すという行動自体の悪性は通常の理解が可能であるが、一定期間にわたる迫害に対する反撃という意味から、妄想の延

長上の行動として判断能力は揺らいでくると思われる。

妄想の定義については精神医学界に諸論あるが、最も端的な定義は、「訂正不能の誤った確信」である（以下、本書ではこれを妄想の「端的な定義」という）。上記、「**警察官及びその"ブレーン"の一味に、長期間にわたり不当に追跡尾行され続けている**」は誤った確信であり、「**それは非合理又は事実無根である旨伝えられても訂正不可能**」なことから、妄想であると結論されており、妄想の端的な定義にそった判定であると言える。

妄想の発生から犯行までの経緯は、**Case 1 ハードクレーマー**、**Case 2 逃避行の終末**と同様で、図 1-3 に示す通りのパターンを取っている。

このケースも裁判所は Case 2 と同様に心神耗弱を認定し、懲役 4 年となっている（求刑は懲役 6 年）。

先行事情
傷害罪による有罪判決（a）

妄想
警察官から尾行・監視を受けている（b）

動機の萌芽
警察への怒り、恨み

発展
警察官が悪事を働いていると妄想（c）
執拗な抗議行動に出る

動機の固定
被害者を悪徳警官の1人であると妄想的誤認（d）

犯行
被害者に刃物で切りつける

(a) 本件犯行の約1年半前、執行猶予付きの有罪判決を受け、釈放後に妄想が発生した。
(b) 当初の妄想である「警察官から尾行・監視を受けている」は、執行猶予で釈放された人間の心理としては不合理ではなく、了解できる性質のものである。
(c) その後この妄想は「警察官が催眠術を使って悪事を働いている」などの不合理なものに発展していった。そして抗議のチラシを大量に配るという行動に出る。すなわち、(a)から(b)という一部だけを切り取ってみれば正常心理として了解可能であるが、その後(c)に発展していることから振り返ってみれば、(b)は妄想の初期段階であったと判定できる。
(d) 本件犯行の動機は元々の妄想に直結している。

図1-3　Case 3: 心理のフローチャート

妄想性障害について

　妄想を唯一の症状とする精神障害が、妄想性障害である。すなわち、妄想以外の点では、妄想性障害の精神状態は正常である。

　これが妄想性障害の端的な概念であるが、妄想性障害の診断には、裁判でしばしば論点となり、かつ、精神医学界でも未解決の大きな問題が少なくとも2つある。1つは妄想性障害の一方の極としての正常心理との異同であり、もう1つは他方の極、統合失調症との異同である。

　正常心理との異同は、特に裁判で重大な論点になりやすい。なぜなら、正常心理と判定されれば、責任能力が減免されることはまずなくなるからである。妄想の端的な定義は「訂正不能の誤った確信」であるが、その「確信」の内容は、現実にあり得るものから、荒唐無稽なものまでの大きな幅がある。この時、現実にあり得るものであった場合には、単なる強い猜疑心や疑い深い性格との鑑別は容易でない。「確信」発生の段階で、了解可能なきっかけがあれば尚更である。本件は、現に執行猶予で釈放された被告人の、警察から尾行・監視されているという思い込みが出発点で、この時点では了解可能な確信ということができる。本件ではその後、「**警察官が催眠術を使って悪事を働いている**」など、突飛な（荒唐無稽といってもよい）内容に発展したため、妄想であると明確に判定できたが、仮に「警察から尾行・監視されている」というレベルに留まっていた場合には、妄想か正常心理かの鑑別はきわめて困難である。

　他方、統合失調症との異同については、上記「唯一の症状」という点に大きくかかわっている。妄想を有していると、たとえば自分の周囲に発生する出来事を曲解することがしばしばある。その出来事とは、たとえば他人の言葉・表情・動作についてであり、曲解は **Case 2 逃避行の終末** で犯行（射殺）のきっかけになったような「認知のゆがみ」という形で表れ、幻覚との区別は困難なことがある。このような場合、すべては妄想から2次的に派生したものであると解釈するか（すなわち、妄想が唯一の症状であると解釈するか）、あるいは妄想とは別に症状が発生していると解釈するか（すなわち、妄想が唯一の症状ではないと解釈するか）は、実地上は困難で、精神科医の意見も分かれることが多い。妄想が唯一の症状でないという判定になれば、妄想性障害の診断は否定され、統合失調症の可能性がクローズアップされることになる。

　このような事情のため、伝統的な精神医学では、妄想を主とする精神障害に対し、統合失調症、パラフレニー、パラノイアなど、様々な名称をつけてき

た。いまだこの種の精神障害の分類については精神医学における統一見解はないというのが現状である。

そこで現代の診断基準では、精密な分類は放棄し、「統合失調症」と「妄想性障害」の2つに大別するという妥協策が採られている。すなわち、妄想を主とする精神障害から、統合失調症を除いたものをすべて妄想性障害と呼ぶのである（統合失調感情障害や覚醒剤精神病などは別である）。この二分法は精神医学界から非常に批判が強いところであるが、かといって適切な代案がない状況では、やむを得ないと考えられる。特に、刑事事件の被告人においては、診断は公平になされなければならない。公平とはすなわち、鑑定医による診断のばらつきが最小でなければならないということを意味する。伝統に裏打ちされた精密な分類は、精神医学の臨床ではもちろん貴重で尊重すべきものであるが、鑑定医個人の見解が色濃く反映したものになりがちである。したがって精神鑑定においては、「妄想性障害」という現代の診断基準に収載されている名称を用いることで、診断の標準化を維持するのが最善であろう。そもそも精神鑑定の最重要ポイントは、犯行時の精神状態であって、診断名そのものではないのであるから、裁判での診断名のレベルに精神医学上の論争を持ち込むことは避けるべきである。

診断基準

DSM-5 の妄想性障害の診断基準は次の通りである。

> **妄想性障害**
> **A.** 1つ（またはそれ以上）の妄想が1カ月間またはそれ以上存在する。
> **B.** 統合失調症の基準 A を満たしたことがない。
> **注**：幻覚はあったとしても優勢でなく、妄想主題に関連していること（例：寄生虫妄想に基づく虫が寄生しているという感覚）
> **C.** 妄想またはそれから波及する影響を除けば、機能は著しく障害されておらず、行動は目立って奇異であったり奇妙ではない。
> **D.** 躁病エピソードまたは抑うつエピソードが生じたとしても、それは妄想の持続期間に比べて短い。
> **E.** その障害は、物質または他の医学的疾患の生理学的作用によるものではない。また、醜形恐怖症や強迫症など他の精神疾患ではうまく説明されない。

下位分類
　被愛型、誇大型、嫉妬型、被害型、身体型、混合型、特定不能型

〔日本精神神経学会（日本語版用語監修，髙橋三郎・大野　裕（監訳）．DSM-5 精神疾患の分類と診断の手引．東京: 医学書院; 2014. p.43 より許可を得て転載〕

　DSM は、本来はチェックリスト的に用いる診断基準ではなく、精神科医が本人を直接診察したうえで使用すべきものであるが、説明のためあえて単純に本件に当てはめてみると、

A. 1 カ月以上持続する妄想。これは明らかである。
B. 統合失調症の基準 A、すなわち　「(1) 妄想、(2) 幻覚、(3) まとまりのない発語、(4) ひどくまとまりのない、または緊張病性の行動、(5) 陰性症状のうち 2 つ以上」を満たしたことがない。本件被告人に認められるのは 1 の妄想のみであるから、2 つ以上を満たしたことはない。
C. 本件被告人の行動は、すべて妄想から派生したものとみなせる。
D. 躁や抑うつのエピソードはない。
E. 他の疾患は有さない。

　以上より、本件被告人は妄想性障害という診断になる。彼の妄想は被害妄想であるから、下位分類としては「被害型」になる。
　但し、被告人の症状を細かく見てみると、たとえば警察官に追跡されている際に、大声で「催眠術にかかったお巡りどもが俺を捕まえに来た」などと何度も叫び、チラシをばらまきながら走っていたというのは、まとまりのない会話や行動と言えるのではないか（B への反証）、さらには、奇妙なチラシを大量に配るなどの行動は、「目立って風変わり、奇妙」といえるのではないか（C への反証）、という疑問も生じ得る。これらはあくまでも妄想が強固なことから生まれた 2 次的な言動であると私なら判定するが、反対する精神科医がいても不思議ではない。本件の鑑定書にも「**統合失調症の可能性は残る**」と記されている。
　このように、個々のケースの言動を詳細に分析していくと、妄想性障害という診断基準に適合するかどうかの判定は容易でないことは少なからずある。さらには、診断基準に適合したとしても、本人の性格との区別が微妙であるケースもある。現代の診断基準では、そうした事情をとりあえず棚上げにし、統合失調症に近いケースも、正常心理に近いケースも、まとめて妄想性障害としているのが現状なのである。本事例は統合失調症に近い妄想性障害であった（な

お、上記診断基準のEの中の「うまく説明されない」は、Case 2 で解説したのと同様の不適切な訳である）。

Case 4

拡大自殺

うつ病

殺人、同未遂被告事件
東京地方裁判所昭和62年（合わ）第80号
昭和63年7月28日刑事第9部判決

うつ病でも、統合失調症や妄想性障害と同等の強度を有する妄想が生ずることがある。刑事事件になる典型的なパターンは、妄想に基づく絶望から無理心中を図り、しかし自分は死にきれず、結果として殺人となる、「拡大自殺」と呼ばれるものである。

自分がエイズにかかってしまったと確信した母親が、子供を道連れに無理心中を図り、子は死亡、本人は死にきれず、殺人・殺人未遂となった事件である。

事件

先行事情

　結婚し子をもうけるまでの生活史は、次の通り、特に病的な面は認められない。

　　被告人は、父Ａ、母Ｂ子の次女として、東京都内で出生し、小学校入学のころ、父Ａが失踪したため、母方の叔父夫婦のもとに預けられ、実母兄弟と離れて暮したが、時折寂しさを感じながらも、これが自分の境遇と受けとめ、小学校時代を送った。被告人は、中学校入学のころ、病院に賄婦として働いていた実母と一緒に暮すようになったが、中学校卒業後、母の負担を軽くするため町工場等で働きながら同45年、都立の定時制高校を卒業し、新宿「Ｃ」化粧品部に勤務するようになった。被告人は、同46年5月ころ、Ｄと知り合い、互いに好意を寄せるようになって、同47年1月に同人と結婚し、長女Ｅ子、長男Ｆをもうけ、その間の同50年ころから現住居地においてＤの両親と同居し、同59年6月ころから、近所にある喫茶店で昼間数時間パートタイムで働いていた。

　結婚10年目に、女性の友人と訪れたディスコで、本件の遠因となる出来事が発生する。

　　2　被告人は、同57年6月ころ、女性の友人2名とともに都内のディスコに行った際、酔余、居合わせた見知らぬ男性の客とチークダンスをしながらキスをしたが、翌日になって、あの人が梅毒だったらどうしよう、キスにより梅毒に罹患したのではないかと心配になり、1週間程して唇や喉に湿疹が出来たことから心配が募り、都内の皮膚泌尿器科医院で梅毒の検査を受けたところ、異常なしとの結

果を知らされ、一応は安心していた。

　既婚でありながら見知らぬ男性としたキスによって病気を移されたのではないかと心配になっている。このくらいのことなら誰でもありうるレベルの心配といえる。すなわち、ここまでは了解可能である。

妄想の発生

3　ところが、同 61 年ころから、後天性免疫不全症候群（いわゆる「エイズ」）がテレビ、新聞等で話題にのぼり、とりわけ、同 62 年 1 月ころ、日本で初めての女性エイズ患者の存在が公表され、さらに、右患者が死亡したことが報じられるや、連日のようにエイズが話題となった。被告人は、同 61 年 10 月 18 日実母 B 子を亡くし、このため気落ちし、疲労を感じていたところ、これらのエイズ報道、特に女性のエイズ患者に関するものや、エイズが性交渉のみならず、唾液を交換する態様のキスによっても伝染するとの内容のものを聞いて、数年前見知らぬ男とキスをしたことを思い出し、自分にもエイズが感染しているのではないかと気になり出し、それとともに、同 62 年 1 月下旬ころから腹痛を、2 月初旬ころからは微熱、首の凝り、寝汗、リンパ腺の腫れ、食欲不振などの症状を感じるようになったため、これが新聞等で聞知していたエイズの症状と似通っていたことから、数年前のキスによりエイズに感染したのではないかと強く疑うようになった。

　本件のころの日本は、エイズという病気の恐ろしさがクローズアップされた時期であった。そうした当時の状況からみて、エイズの心配をするのは、異常であるとまではいえない。まだ了解可能といえるレベルであろう。にもかかわらず、「妄想の発生」とした理由は、以下の経過に基づく。

動機の萌芽

そこで、被告人は、同年 2 月下旬ころ、かかりつけの病院で腎臓、胃の検査を受けたのを始めとして、同年 4 月までの間、都内の病院数か所で繰り返し肝臓、甲状腺等の検査を受け、2 回にわたってエ

イズの検査も受けたが、エイズ検査はいずれも陰性で、他の検査でも特に異常は認められない旨告げられた。しかし、被告人は、自分の体調が一向によくならず、かえって首の凝りがひどくなるなどしたことから、検査の結果を信じ切れず、これは新種のエイズに感染したのではないか、あるいは、風邪薬を飲み続けているため正確な判定ができなかったのではないかなどと思い悩むようになり、

　病気を心配し、検査を受ける。そこまでは誰にでもある。しかし、検査の結果異常なしと判定されても、それでもまだ安心しない。このあたりになると、心配性が過ぎるというレベルか、それとも病気といえるレベルかが微妙になってくる。すなわち、了解可能と了解不能の境界に来ている。

妄想の発展

　同年4月中旬ころ、都立墨東病院で受けた血液検査等の結果は異常なしであったが、「異常がないのにこのような症状が続くわけがない。未知の病気であるエイズにかかっていると考えればすべて納得がいく」と思い詰めるようになり、さらに、そのころ、もともと病弱であった長男Fが肺炎等で入院し、夫Dは同月初めころから寝起きが悪く首の凝りなどを訴え、長女E子は同月中旬ころから疲労を訴えるなどしていたことから、家族全員にエイズが感染したのではないかと思い込むようになった。

　ここまでくると、病的な確信のレベルであり、妄想といえる。身の回りに起きていることについて、「**○○と考えればすべて納得がいく**」と考えるのは、妄想を持つ人の思考パターンとして典型的である。○○の内容がまさに本人の妄想で、本例での○○は、自分が「**未知の病気であるエイズにかかっている**」である。このように、妄想を持つ人は、「自分の周囲の色々な出来事は、自分が確信している内容ですべてが説明がつくから、自分の確信内容が正しいことは間違いない」と考えるのである。

　この時点で振り返ってみれば、見知らぬ男性とのキスによって自分がエイズに感染したのではないかという了解可能の心配も、妄想の始まりであったということができる。その心配・絶望が本件犯行の動機の萌芽であり、妄想は上記

の通り、家族もエイズに感染したという形に発展している。そして心中を計画する。心配・絶望という形で萌芽した動機が、一家心中という動機の固定に結実したのである。

動機の固定

  4 被告人は、自分がエイズに感染しているのではないかとの疑いを強めるとともに、自殺を考えるようになったが、Fの入院後は、疲労を募らせ、その思いを強め、さらに、被告人自身、子供のころ親もとを離れて親戚に預けられた体験から、子供達を残して自分一人が死ぬのはかえって子供達にかわいそうだ、子供達や夫にもエイズがうつっているのなら、いっそのこと、家族で一緒に死んだ方がいいのではないかなどと考えるようになった。同月23日、Fが退院してきたものの、一向に熱や咳がとれず、また、被告人自身の体調も変わらないことから、被告人は、家族と一緒に死のうとの思いを強め、そのためには、子供達は首を絞めて殺し、体が大きい夫は包丁で刺さないと無理ではないか、一緒に死ぬのは休日の前の4月28日にすれば他の人にあまり迷惑を掛けずにすむのではないかなどと考えた。

このように、心中することを決意している。その決意に至るまで、そして具体的な方法について、ある程度冷静かつ合理的に考えていることが読み取れる。

  5 被告人は、同月28日昼間、同夜皆で一緒に死のうと考え、親友あての手紙、実兄あての亡母の遺産に関する権利を譲る旨の手紙、被告人が積立金を預かっていた近所の友人達にこれを返還する旨の手紙及びあて名のない遺書を整え、さらに夫の部屋から子供達を絞殺するためのネクタイ2本を持ち出して、被告人のポシェットに隠したりしたが、結局、同夜は実行にまで踏み切る気持になれなかった。被告人は、翌29日朝から床に入ったままぼんやりしていたが、今夜こそは一緒に死ななければと考え、同日夕方、1階台所の流し台から刃体の長さ約22.2センチメートルの柳刃包丁を取り出し、被告人夫婦の寝室の押入内にある衣装ケース右脇に隠した。

心中に向けて具体的な行動に出ている。一方で逡巡もしている。

6　被告人は、同日夜、子供達に翌日の登校準備等させた後、午後10時ころFを、同10時30分ころE子を寝かしつけると、寝室に戻り、夫が眠った後は、布団の中でぼんやりと考え事をしていた。被告人は、翌4月30日午前1時ころ、やはり夫や子供達と一緒に死ななければならないと決意し、起き出して前記ネクタイ2本をポシェットから取り出し、ベッドで寝ていたFの脇に行って、2本のネクタイを揃えて同人の首に一重に巻き、両手でネクタイの両端を強く引っ張って、首を絞めたものの、すぐ同人が目を開き、「ママどうしたの。何故こんなことするの。気持悪いよ。苦しいよ」などとうめき声をあげて苦しんだので、かわいそうになり、咄嗟にネクタイを首からはずし、同人を絞殺することを諦めて自分の寝室に戻り、うとうとと眠った。

　心中をいったん実行しかけたが、思いとどまり眠ってしまう。だが3時間後に目を覚ます。そして本件犯行をなす。

犯行

罪となるべき事実
被告人は、第一　昭和62年4月30日午前4時ころ目を覚まし、これからどうすべきか考えたが、1月末以来エイズのことで1人思い悩み、疲れ果てていたことから、「もうこれ以上の苦しみは耐えられない。今夜中に家族と一緒に死ぬしかない。一番小さなFでさえネクタイでは殺せなかったのだから、今度は全員包丁で刺し殺し、自分も後から包丁で胸を刺して死のう」と決意し、自分達の血液から他の人にエイズが感染することのないよう、便せんに「エイズです。3Fにあがらないで。血に触るときけんです。ごめんなさい」と走り書きし、押し入れから前記柳刃包丁を取り出し、子供に顔を見られるのは耐え難く、また子供の顔を見るのは忍びないので、子供の顔を隠すためのバスタオルを持ち、階段の途中に右便せんを置いた上、まずE子を殺そうと考え、東京都江東区《番地略》被告人方3階にあるE子（当時13歳）の部屋に入り、布団の上に

　　　　仰向けに寝ている同女の枕元に正座し、前記バスタオルを同女の顔に掛け、右手で右柳刃包丁を逆手に持ち、殺意をもって同女の左胸部目掛けてこれを振り下ろしたが、同女がたまたま体を動かし、その左腕付け根付近に刺さったため、「痛い」と驚き起き上がり「ママ何するのよ」などと言いながら這うようにして同室奥に逃げる同女を、部屋の隅に追い詰め、被告人の方を向いて座りながら「助けて」と叫び哀願する同女に対し、「もう駄目なのよ」などと言いながら、右手に持った右包丁を振り上げ、その胸部等を多数回にわたり突き刺し、第3肋骨を切断、右心房を貫通し、横隔膜を貫通して肝左葉に達する長さ約21.5センチメートルの左前胸部刺創、第4肋軟骨を一部切断し、横隔膜を貫通、右肺下葉を貫通し肝右葉に達する深さ約18センチメートルの右前胸部刺創等の傷害を負わせ、よって、同日午前7時1分ころ、同文京区千駄木1丁目1番5号日本医科大学附属病院において、右の左前胸部刺創に基づく心臓損傷による失血により死亡させて同人を殺害し、

このようにして、長女（13歳）を殺害した。そして次女を襲う。

　第二　引き続いてFを殺そうと考え、前同日時ころ、前記被告人方3階にあるF（当時9歳）の部屋に入り、同室ベッド上に横向きに寝ていた同人の脇に立ち、その右肩を押して仰向けにし、その顔に同室内にあったバスタオルを掛けてその上から左手で同人の頭部を押え、右手で逆手に持った前記包丁を振り上げ、殺意をもって同人の左胸部等を数回にわたり突き刺し、第2肋骨を切断、第3肋骨を半分切断し、左肺上葉に切創を与えて心のうに入り、左房と肺動脈を切断して右肺下葉に切創を与える深さ約21センチメートルの左前胸部刺切創等の傷害を負わせ、よって、同日午前6時45分ころ、同千代田区神田駿河台1丁目8番13号駿河台日本大学病院において、右の左前胸部刺切創による失血により死亡させて同人を殺害し、

このようにして、次女（9歳）も殺害した。さらに夫に襲いかかる。

　第三　前記第一、第二の犯行の際の物音に気付いて前記Fの部屋の入口付近に来たD（当時37歳）から「どうしたんだ」と声を掛けられたこ

とから、このまま同人をも殺そうと考え、前同日時ころ、同所において、前記包丁を両手で順手に握り、殺意をもって同人に体当りをしながらその胸部を1回刺したが、同人に右包丁を取上げられたため、同人に加療約1か月間を要する胸部刺創、血気胸、横隔膜損傷、横行結腸損傷の傷害を負わせたにとどまり、殺害の目的を遂げなかった。

裁判

逮捕後、精神鑑定となり、その結論は、これら殺人・殺人未遂は、うつ病による妄想に基づいた行動であるというものであった。鑑定書の内容とあわせ、裁判所は本件犯行に至るまでの被告人を次のような状態であったと認定している。

〔1〕 被告人は、元来、自己不確実型人格で、強迫神経症になりやすい素質を持っており、判示の通り、今回のエイズ恐怖の原因ともなった見知らぬ男とのキスの直後、自分が梅毒に感染したのではないかという疾病恐怖を体験している

「疾病恐怖」は医学用語で、文字通り、疾病を恐怖することを指す。自分が何らかの疾病にかかっているのではないかと恐怖する。癌やエイズなど、一般に重いと考えられている病気がその対象になることが多い。そうした病気を心配するところまでは全く正常な心理である。恐怖するのも異常とはいえない。だが過度に恐怖すると、正常範囲といえるかどうか微妙な場合も出てくる。さらに恐怖の程度が増して、自分がその病気にかかっていると確信し、検査などで否定されてもその確信がゆるがないというレベルになると、これは病的であり、妄想と呼ばれることになる。本件被告人の疾病恐怖は、最終的には明らかに妄想のレベルに達している。

心理のフローチャート（図1-4A；57ページ）にあてはめると、「見知らぬ男とのキス」が先行事情であり、「エイズ恐怖」が妄想である。繰り返すが、この時点だけを見れば「疾病恐怖」のレベルであるが、後の経過から振り返ってみれば、この「疾病恐怖」は妄想の序奏であると判定できる。

〔2〕　被告人は、判示のとおり、実父が失踪したため、小学生のころ、実母から離れて叔父夫婦のもとで養育されており、このため人一倍母親に対する愛着・精神的依存傾向を強く持っていたところ、本件犯行の約半年前、実母が死亡したことから気落ちし、心身共に相当疲労した状態にあった

　このように、「**気落ちし、心身共に相当疲労した状態**」が並存していたことが、本件被告人を診断するにあたっては重要である。そしてこの並存状態と相まって動機が萌芽する。

　　　〔3〕　被告人は、判示のとおり、こうした不安定な状態にある時期に、エイズに関するテレビ、新聞等の頻繁な報道に接し、自分もエイズに感染したのではないかという疾病恐怖を抱くに至り、それとともに、腹痛、微熱、寝汗、リンパ腺の腫れ、食欲不振といった種々の身体上の不調を感じるようになり、これらの症状をエイズと結びつけ、エイズ恐怖の度を強めていった

　心身ともに相当疲労した状態の中から、疾病恐怖が生まれ、それが発展している。

　　　〔4〕　加えて、エイズがいわゆる性病であり、しかも、現在の医療では未だ有効な治療方法が発見されておらず、一度罹患すると死亡する蓋然性が極めて高いことなどから、被告人は、自らのエイズ恐怖を親族、友人等に相談することもできず、1人で思い詰め、心身の疲労の度を強めてうつ状態に陥っていた

　うつ状態。ここに妄想が加わることになる。

　　　〔5〕　被告人の体調不良は、心身の疲労と抑うつ状態が身体症状として現われたものと推測されるところ、被告人は、エイズに対する恐怖から、体調不良の原因を知ろうと、判示のとおり頻繁に数か所の病院を訪れ、エイズ検査2回を含む種々の検査を受けたが、医師達からいずれも身体に異常はない旨告げられても、なおこれを信用することができず、かえって体調が快方に向かわないことから、ますます

精神的に追い詰められ、エイズ恐怖が単なる疾病恐怖の域を超えて、疾病妄想ともいえる状態にまで達した

　上記の段階は図1-4Aでは「発展」にあたる。「疾病恐怖」という形で生まれた思考が、「妄想」に発展したという経過である。
　本件被告人においては、妄想とうつ状態が並存している。後述するが、このような場合の公式の診断名は、「精神病症状を伴ううつ病」である。

〔6〕　丁度そのころ、Fが肺炎等で入院し、これが被告人の心身にさらに過労を強いたため、右疾病妄想も程度を増し、加えて、Fの肺炎や、夫D、長女E子が疲労を訴えていたことを、エイズと結びつけ、家族にもエイズが感染しているとの妄想様観念を形成するに至り、これに、被告人が両親と離れて育った体験とが結びついて、「夫や子供達に寂しい思いをさせるよりも家族で一緒に死んだ方がよい」との観念を持つに至った

　動機が固定に向かっている。罪名は殺人・殺人未遂であるが、このように、自らも自殺し、その際に家族も殺害する、すなわち心中することが被告人の立てた計画である。結果として家族の殺害（と未遂）だけが実行されたため、殺人（と殺人未遂）となったにすぎない。うつ病による他害行為は、この形を取ることが非常に多い。すなわち、他害といっても、あくまでも自分が自殺することが前提であり、家族はその道連れである。これを拡大自殺と呼ぶ。図1-4Aの「動機の固定」の「動機」とは殺人の動機であるが、動機が萌芽した段階では自殺に限定されていた思考が、家族との心中という形に拡大したという表現を取ることもできよう。

〔7〕　被告人は、昭和62年4月ころから外出も減り、疲労のため昼間から横になって休むこともあり、本件前数日間は、パートタイムで勤務している喫茶店などでも注意散漫な様子が見うけられた

〔8〕　被告人は、本件犯行直前ころ、頭が空っぽになり、まっ白になって、感情なく動きまわり、左の耳がキーンとなった旨の離人体験ともいえる供述をしている

　上記は本件犯行の頃の精神状態が悪かったことの証拠として記されている。

〔9〕被告人は、本件で夫を刺した際、同人に「一緒に死んで」と言っている上、同人を刺した直後、自分を包丁で刺そうとする素振りも認められ、自殺念慮を示している

本件が間違いなく拡大自殺であることを示す記述である。

以上の事実から、裁判所の結論は、

> 被告人は犯行当時、うつ病に罹患しており、「自分はエイズにかかった」、「家族にもエイズをうつした」という訂正困難な妄想観念を有するに至り、その妄想様観念の支配の下に本件各犯行が行われたのであって、是非善悪の判断及びその判断に従って行動する能力を著しく減弱させていたものであり、心神耗弱の状態にあった

というものとなった。「**訂正困難な妄想観念**」、「**妄想様観念**」と、紛らわしい言葉が用いられているが、いずれも「妄想」と明記すべきところであろう。本件の先行事情から犯行に至る心理のフローチャートを図 1-4A に示す。

先行事情
見知らぬ男とのキス
連日のエイズ報道

妄想
自分はエイズに感染した（**a**）

動機の萌芽
エイズに感染したという確信による絶望感

発展
家族もエイズに感染したと信ずる（**b**）

動機の固定
一家心中の計画・準備（**c**）

犯行
長女、次女を殺害。夫の殺害も試みたが
果たせなかった（**d**）

(**a**) 先行事情と直接かつ合理的な繋がりがあり、この時点では妄想とは言い切れず、裁判所も「疾病恐怖」と表現している。だがこの後、不安・抑うつを伴いつつ、自分はエイズに感染したに違いないという強固で不合理な確信（＝妄想）が確立していく。
(**b**) この発展は妄想と解釈する以外にない。振り返って（**a**）が妄想の初期段階であったということになる。
(**c**) 妄想の発生から動機の固定に至るまで（さらには犯行後まで）うつ状態が持続していることから、診断はうつ病になる。
(**d**) そもそもの発想が自殺で、心中を意図して殺人をなしたが自分は死にきれなかったというのが、うつ病による殺人事件の最もよくあるパターンである。自殺という行為の一環としての殺人であることから、拡大自殺と呼ばれる。

図 1-4A　Case 4: 心理のフローチャート

うつ病とは

　うつ病という病名は一般にもよく知られているが、うつ病という病気の実像はほとんど知られていない。日本社会に流布しているうつ病なるものについての情報の多くは不正確で、すなわちうつ病の実態は歪められた形で知られているというのが実情である[1]。

　特に決定的とも言える誤解は、「うつ病はストレスによって発症する」という原因論である。

　ストレスによって発症するうつ病は、「心因性うつ病」と呼ばれている。しかし原因論的にいえばこのほかに、「内因性うつ病」と「器質因性うつ病」が存在する。刑事事件で責任能力が問題となるうつ病の多くは「内因性うつ病」である。

　「内因性うつ病」の「内因」とは、本人の内部にある何らかの原因という意味である。うつ病が精神疾患である以上、その「原因」とは脳内にある。そして脳内の原因とは最終的には遺伝子まで遡ることができる。但しある特定の遺伝子を有することがそのままうつ病という病気に直結するのではなく、遺伝と環境の相互作用があってはじめてうつ病という病気が発症する。ここでいう環境にはストレスが含まれるから、その限りにおいて、内因性うつ病の発症にもストレスは関与する。しかし「ストレスによって発症する」と要約できるほど

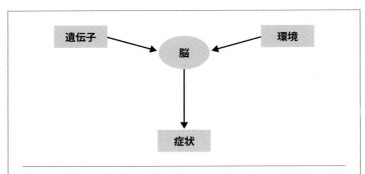

遺伝子と環境の相互作用によって、脳内に変化が生じ、それが症状として現れる。うつ病に限らず、いかなる精神疾患も、つきつめればこのメカニズムに帰着する。但し、遺伝子と環境のそれぞれの寄与度は疾患によって異なる。内因性うつ病においては、環境（ストレス）の占める割合（寄与度）はあまり大きくない。

図 1-4B　うつ病の成因

までにはストレスとの関連性は強くない（図1-4B）。

　本事例のように、妄想を伴ううつ病は、内因性うつ病とみなしてほぼ間違いない。刑事事件で問題となるうつ病の多くが内因性うつ病である所以である。

　ところが、現代の診断基準には、Case 1 の統合失調症の診断基準の解説に記した通り、原因と経過についての記述はない。上記うつ病の診断基準にも当然ながらない（但し器質因性うつ病は項目 C によって除外されている）。これはある意味客観的・科学的と言えるが、その反面、原因を無視するという点は、臨床医学の本来あるべき手法からは逸脱しているとも言え、現代におけるうつ病概念混乱の一因は診断基準にあると言わざるを得ない。

　但し、上記診断基準を厳密に適用すれば、「うつ病（DSM-5）／大うつ病性障害」は、ほぼ内因性うつ病に相当する。厳密な適用とは、精神科医が綿密な診察によって診断基準項目の有無を判定するという手法である。厳密でない適用とは、診断基準の項目を簡略化し、「抑うつ気分」、「疲労感、または意欲の減退」などを機械的にチェックして診断せんとする手法である。簡略化した診断基準はもはや診断基準ではないから、かかる手法は精神医学的に全く失当なのであるが、それが流布することによりうつ病という病気への誤解が蔓延しているという実態が現代の我が国にはある。

診断基準

　DSM-5 のうつ病の診断基準は次の通りである。

うつ病（DSM-5）／大うつ病性障害

A. 以下の症状のうち 5 つ（またはそれ以上）が同じ 2 週間の間に存在し、病前の機能からの変化を起こしている。これらの症状のうち少なくとも 1 つは (1) 抑うつ気分、または (2) 興味または喜びの喪失である。
注：明らかに他の医学的疾患に起因する症状は含まない。
(1) その人自身の言葉（例：悲しみ、空虚感、または絶望を感じる）か、他者の観察（例：涙を流しているように見える）によって示される、ほとんど1日中、ほとんど毎日の抑うつ気分
　注：子どもや青年では易怒的な気分もありうる。
(2) ほとんど1日中、ほとんど毎日の、すべて、またはほとんどすべての活動における興味または喜びの著しい減退（その人の説明、

または他者の観察によって示される)
　(3) 食事療法をしていないのに、有意の体重減少、または体重増加
　　　(例：1カ月で体重の5％以上の変化)、またはほとんど毎日の食
　　　欲の減退または増加
　　　注：子どもの場合、期待される体重増加がみられないことも考慮
　　　せよ。
　(4) ほとんど毎日の不眠または過眠
　(5) ほとんど毎日の精神運動焦燥または制止(他者によって観察可能
　　　で、ただ単に落ち着きがないとか、のろくなったという主観的感
　　　覚ではないもの)
　(6) ほとんど毎日の疲労感、または気力の減退
　(7) ほとんど毎日の無価値観、または過剰であるか不適切な罪責感
　　　(妄想的であることもある。単に自分をとがめること、または病
　　　気になったことに対する罪悪感ではない)
　(8) 思考力や集中力の減退、または決断困難がほとんど毎日認めら
　　　れる(その人自身の説明による、または他者によって観察される)
　(9) 死についての反復思考(死の恐怖だけではない)、特別な計画は
　　　ないが反復的な自殺念慮、または自殺企図、または自殺するため
　　　のはっきりとした計画

B. その症状は、臨床的に意味のある苦痛、または社会的、職業的、また
は他の重要な領域における機能の障害を引き起こしている。

C. そのエピソードは物質の生理学的作用、または他の医学的疾患による
ものではない。

注：基準A〜Cにより抑うつエピソードが構成される。

注：重大な喪失(例：親しい者との死別、経済的破綻、災害による損失、重篤な医学的疾患・障害)への反応は、基準Aに記載したような強い悲しみ、喪失の反芻、不眠、食欲不振、体重減少を含むことがあり、抑うつエピソードに類似している場合がある。これらの症状は、喪失に際し生じることは理解可能で、適切なものであるかもしれないが、重大な喪失に対する正常な反応に加えて、抑うつエピソードの存在も入念に検討すべきである。その決定には、喪失についてどのように苦痛を表現するかという点に関して、各個人の生活史や文化的規範に基づいて、臨床的な判断を実行することが不可欠である。

> D. 抑うつエピソードは、統合失調感情障害、統合失調症、統合失調症様障害、妄想性障害、または他の特定および特定不能の統合失調症スペクトラム障害および他の精神病性障害群によってはうまく説明されない。
> E. 躁病エピソード、または軽躁病エピソードが存在したことがない。
> 注：躁病様または軽躁病様のエピソードのすべてが物質誘発性のものである場合、または他の医学的疾患の生理学的作用に起因するものである場合は、この除外は適応されない。

〔日本精神神経学会（日本語版用語監修，髙橋三郎・大野 裕（監訳）．DSM-5 精神疾患の分類と診断の手引．東京：医学書院；2014．p.90 より許可を得て転載〕

躁うつ病（双極性障害）

　ある特定の時期においてはうつ病と区別のつかない症状を呈する疾患として、躁うつ病（双極性障害）がある。躁うつ病でも妄想を呈することがある。DSM-5では、その患者に、「躁病エピソード」と「抑うつエピソード」の両方が認められた時に、躁うつ病（双極性Ⅰ型障害）と診断される。このうち「抑うつエピソード」は、前記うつ病（DSM-5）の診断基準の A、B、C と同一である。「躁病エピソード」の診断基準は次の通りである。

> **躁病エピソード**
> A. 気分が異常かつ持続的に高揚し、開放的または易怒的となる。加えて、異常にかつ持続的に亢進した目標指向性の活動または活力がある。このような普段とは異なる期間が、少なくとも1週間、ほぼ毎日、1日の大半において持続する（入院治療が必要な場合はいかなる期間でもよい）。
> B. 気分が障害され、活動または活力が亢進した期間中、以下の症状のうち3つ（またはそれ以上）（気分が易怒性のみの場合は4つ）が有意の差をもつほどに示され、普段の行動とは明らかに異なった変化を象徴している。
> 　(1) 自尊心の肥大、または誇大
> 　(2) 睡眠欲求の減少（例：3時間眠っただけで十分な休息がとれたと

感じる）
- （3）普段より多弁であるか、しゃべり続けようとする切迫感
- （4）観念奔逸、またはいくつもの考えがせめぎ合っているといった主観的な体験
- （5）注意散漫（すなわち、注意があまりにも容易に、重要でないまたは関係のない外的刺激によって他に転じる）が報告される、または観察される。
- （6）目標指向性の活動（社会的、職場または学校内、性的のいずれか）の増加、または精神運動焦燥（すなわち、無意味な非目標指向性の活動）
- （7）困った結果につながる可能性が高い活動に熱中すること（例：制御のきかない買いあさり、性的無分別、またはばかげた事業への投資などに専念すること）

C. この気分の障害は、社会的または職業的機能に著しい障害を引き起こしている、あるいは自分自身または他人に害を及ぼすことを防ぐため入院が必要であるほど重篤である、または精神病性の特徴を伴う。

D. 本エピソードは、物質（例：乱用薬物、医薬品、または他の治療）の生理学的作用、または他の医学的疾患によるものではない。

注：抗うつ治療（例：医薬品、電気けいれん療法）の間に生じた完全な躁病エピソードが、それらの治療により生じる生理学的作用を超えて十分な症候群に達してそれが続く場合は、躁病エピソード、つまり双極Ⅰ型障害の診断とするのがふさわしいとする証拠が存在する。

注：基準A～Dが躁病エピソードを構成する。少なくとも生涯に一度の躁病エピソードがみられることが、双極Ⅰ型障害の診断には必要である。

〔日本精神神経学会（日本語版用語監修、髙橋三郎・大野 裕（監訳）. DSM-5 精神疾患の分類と診断の手引. 東京：医学書院; 2014. p.61 より許可を得て転載〕

そして、躁うつ病（双極Ⅰ型障害）は、次のA、Bを満たす場合に診断される（双極Ⅱ型障害は、躁病エピソードがより軽度のものを指す）。

双極Ⅰ型障害

A. 少なくとも1つ以上の躁病エピソード（上記「躁病エピソード」A～D）に該当すること。

> B. 躁病エピソードと抑うつエピソードの発症が、統合失調感情障害、統合失調症、統合失調症様障害、妄想性障害、または、他の特定されるまたは特定不能の統合失調症スペクトラム障害および他の精神病性障害ではうまく説明されない。

〔日本精神神経学会（日本語版用語監修, 髙橋三郎・大野 裕（監訳）．DSM-5 精神疾患の分類と診断の手引．東京: 医学書院; 2014. p.65 より許可を得て転載〕

　すなわち躁うつ病（双極性障害）とは、「躁状態とうつ状態を繰り返す疾患」である。

　そして躁うつ病のうつ状態（診断基準の「抑うつエピソード」）の時期の症状は、うつ病と同一であるから、この Case 4 で解説したのと同様の妄想を有することがあり得る。

　また、躁状態（診断基準の「躁病エピソード」の時期）でも妄想を有することがあり、その多くは、躁状態の気分に一致した、誇大的な内容である。躁うつ病の躁状態でも刑事事件を起こすケースがあるが、その大部分はいわば高揚した気分に基づく逸脱行為とみなせるものであり、妄想が裁判の論点となることは少ない。

参考
1) 村松太郎:「うつ」は病気か甘えか　幻冬舎　東京　2014.

精神医学からみた「妄想」

　1章では、妄想を呈し得る精神疾患の判例を示し、DSM-5 による診断名とともに解説した。

　前述の通り DSM-5 は、一定の基準項目を満たすかどうかを判定することにより診断を決定するという形式の診断基準であり（これを「操作的診断基準」という）、したがって比較的客観性が高く、医師相互の診断の一致率が高いという特長を持っている。公平性が要求される司法場面ではこれは重要な特長である。また、下された診断の信用性を比較的客観的に検討することが可能という点も、操作的診断基準の利点であるといえる。

　しかしながら、DSM-5 を安易に用いると、医学的にも法的にも重大な誤謬に陥ることになる。次のような点に注意し、慎重に用いなければならない。

1 ｜ 米国精神医学会からの警告

　DSM-5 冒頭の **I DSM-5 の基本** と題されたセクションには、**1. はじめに**、**2. 本書の使用法** とともに、**3. 司法場面での DSM-5 使用に関する注意書き Cautionary Statement for Forensic Use of DSM-5** というページが特に設けられており、そこには、適切に使用すれば司法場面においても DSM-5 は有用であるが、危険と限界があることが強く警告されている。最も重要な指摘は、DSM-5 の記述内容は、それが如何に司法と関連する用語でなされていても、そのまま法的判断に直結させてはならないという点である。すなわち、たとえば DSM-5 のいくつかの診断名の中には行動制御能力に関する記述があるが、それらは司法場面で問われる行動制御能力とは一致しない。DSM-5 の診断から法的判断までの間には、慎重な論考で埋めなければならないかなりのギャップが存するのである。

2 | 我が国での司法実務上の注意点

　我が国の精神鑑定において、DSM は広く用いられており、主流の診断手法になっているといって差し支えない。このとき、もちろん上記 1 に留意することが重要であるが、それは、「医学的判断と法的判断は別物である」という当然のことがリマインドされているにすぎないとも言える。司法実務では、これに加えて、次のようないくつかの点に注意しなければならない。

①　チェックリストではない

　DSM は、一見するとチェックリストの形を取っており、個々の項目の有無を順にチェックしていけば自動的に診断が下せるかのような印象を持たれがちであるが、それは大きな誤解である。DSM-5 自体にも、「診断基準にあげられている症状を単純に照合するだけでは、精神疾患の診断をするためには十分でない」と明記されている。

　本章の各ケースにおける DSM-5 に照らした診断の説明において、「DSM は、本来はチェックリスト的に用いる診断基準ではなく、精神科医が本人を直接診察したうえで使用すべきものであるが、説明のためあえて単純に本件に当てはめてみると」と繰り返し記したのはこのためである。DSM をチェックリストとして手軽に使う誤用はあまりに多く発生しているので、この問題はいくら強調してもし過ぎることはない。

　精神鑑定書の要約では単純にチェックリストのように使ったかの如く記されていることもあるが、それはあくまで要約であって、実際の診断は診断基準の各項目の背後にある様々な要素を総合して下されているのである。

②　非専門家向けのマニュアルではない

　DSM-5 には、「診断を確定するために DSM を使用するには、臨床の研修と経験が必要である」と明記されている。すなわち、ある対象者（被疑者・被告人）について、診断基準の各項目を満たすか否かの判定は非専門家には不可能である。

　時に法廷において、精神鑑定医によって下された診断名の正否が争いとなり、この時、DSM の診断基準の各項目についての審理がなされることがあるが、それは本来的には全く不適切な手続きで、まさに DSM の誤用である。法廷での審理においては、非専門家に判断できる部分とできない部分を明確に峻別しなければならない。DSM が非専門家には使用できないもので

あることは、DSM自体に明記されているのであるから、非専門家がDSMをあたかもマニュアルであるかの如く使用するのは、診断というものの本質から大きく外れた行為である[1]。

③　本文の記述を尊重しなければならない

DSM-5の原書は950ページ以上の大部の書物であり、そこには診断基準そのもの以外に、診断基準の使用法や、各項目や用語についての説明が記されている。DSM-5を使用するにあたっては、これらの記述内容まで把握していることが最低条件であるといえる。

たとえば妄想については、

Delusions are fixed beliefs that are not amenable to change in light of conflicting evidence.（妄想とは、反証があっても変わりにくい確信である。）

と記されている。これがDSM-5における妄想の定義にあたる記述である。

また、妄想には、奇異な妄想（内容が明らかにあり得ないもの）と、奇異でない妄想があり、後者の例として、確かな証拠がないにもかかわらず自分が警察の監視下におかれているという確信が挙げられている。**Case 2 逃避行の終末**、**Case 3 尾行の影** はまさにこの「奇異でない妄想」にあたるものである。

ある思考が妄想にあたるか否かという議論は法廷でもしばしば行われるが、その際には、DSM-5にはこのように記載されていることを最低限でも知ったうえで行わなければならない。

④　操作的診断基準である

前述の通り、操作的診断基準であるDSMは、対象者（被疑者・被告人）が一定の基準項目を満たすかどうかを判定するという、いわば機械的な手続きに従う形式を取っている。このため、DSM上は同一の診断名であっても病気としての本質は異なるケースや、逆にDSM上は診断名が違っても本質的には同一の病気であるといった事態が十分にあり得る。

Case 3 尾行の影 の**妄想性障害**が前者の好例で、DSM-5の妄想性障害には統合失調症に近縁のものから、健常者の思い込みとの区別が微妙なものまで、かなりの幅がある病態が含まれている。

後者の例としては、**統合失調症**と**統合失調症様障害**の関係を挙げることができる。DSM-5 において両者を区別するのは、症状の持続期間と、社会的・職業的機能の障害のみであり、したがって、より長期間観察すれば、両者は同一の病態であることが明らかになることが十分にあり得る。

⑤　翻訳の限界が存する

　出版されている DSM-5 の邦訳書は、日本精神神経学会が監修した、基本的には優れたものである。しかしながら、本来司法場面で用いることを目的とした訳文ではないことに留意しなければならない。臨床診断や統計という目的においては問題のない訳文が、司法場面では重大な誤訳とさえ言える場合がある。

　たとえば、Case 2 に示した、「その障害は、物質・医薬品誘発性でない精神病性障害ではうまく説明されない」という訳文に、原文の better が反映されていない点は、臨床では些細なことでも、司法場面では重大な問題になり得る。すなわち法廷では、「その障害は、物質・医薬品誘発性でない精神病性障害でもうまく説明できる、よって被告人は物質・医薬品誘発性精神病性障害ではない」という主張が通ってしまう可能性が十分にある。原文の"better" という一単語には、「相対的にどちらで説明することが勝るか」という、精神医学の専門家の判断が凝縮されているのであるが、訳文にはそれが反映されていないため、素人判断がまかり通る原因となるのである。

　また、上記③に示した妄想の定義についての訳文も問題を孕んでいる。翻訳書には次のように記されている。

妄想とは、相反する証拠があっても変わることのない固定した信念である

　この訳文によれば、妄想は反証を示されても「変わらない」ということになるが、原文は上記③の通り、

not amenable to change

であり、「相反する証拠があっても変わることのない」という訳文からは原文の "amenable" が消滅している。この単語があるからには、DSM-5 の妄想の定義は「反証に対しても絶対に変わらない」のではなく、「変わりにくい」、「揺らぎにくい」といった意味あいのものである。

これも、臨床ではあまり問題とならない違いであるが、法廷では、被告人の述べる内容が妄想か否かが争いとなり、妄想の定義が重大なポイントになることが非常にしばしばある。この時、反証に対していかなる場合も「変わらない」ことを妄想の定義であると固執すると、精神医学的に誤った結論に導かれることになる。

また、統合失調症など多くの疾患の診断基準に共通する項目、「仕事、対人関係、自己管理などの面で1つ以上の機能が病前に獲得していた水準より著しく低下している」も法廷では深刻な問題を孕んだ訳文である。原文は次の通りである（下線は著者による）。

level of functioning in one or more major areas, such as work, interpersonal relations, or self-care, is <u>markedly</u> below the level achieved prior to the onset.

翻訳書で下線部の"markedly"にあてられた訳語が「著しく」である。"markedly"という単語は、文脈によっては「著しく」という訳語をあててもよいが、この診断基準項目では「はっきりした」、「明確な」という意味で用いられている。これも臨床では全く問題になり得ない些末な指摘だが、法廷においては、被告人の機能が「著しく」は低下していないから（たとえば、それなりに職についているから）、統合失調症の診断は誤りであるといったような、およそ臨床では考えられない荒唐無稽な判断が下されることがある。

このように、法廷に特有の訳語の問題は挙げていけばきりがないくらい豊富にある。したがってDSM-5を法廷で用いる場合は、原文の表現を確認することが必須であるとも言えよう。

3 精神鑑定のステップ

司法場面でのDSM-5使用にあたっては、ここまで述べてきた通り細心の注意が必要である。DSM-5にはさらに、精神医学的観点からも内在する問題は多数ある。しかしながら、DSMが現代では最も汎用されている診断基準である以上、司法場面でもDSMを使用することが最も適切であると言わざるを得ない。DSMの限界は、現代精神医学の限界なのである。したがって、司法場面に精神医学的知見を提供する場合、まずはDSM-5にしたがって診断を下すべきであるが、それはあくまでも第1のステップであって、DSM-5診断だけでは法的な要求には全く対応できない。上記1で述べた通り、DSM-5の診断

から法的判断までの間には、慎重な論考で埋めなければならないかなりのギャップが存するのである。この慎重な論考がステップ2である。それによってはじめて、最後のステップ3の法的問いへの回答が可能になる（図A）。

本書1章はステップ1の論に限定した章である。精神医学と法の接点として最も重要なのはステップ2の論考であるが、そのためには司法から如何なる問いが医学に発せられているかを把握しなければならない。本書においては、**2章 妄想の法学**で、刑事事件におけるこの問い（ステップ3）について述べ、ステップ2については最終章の**妄想の医学と法学**で論ずる。

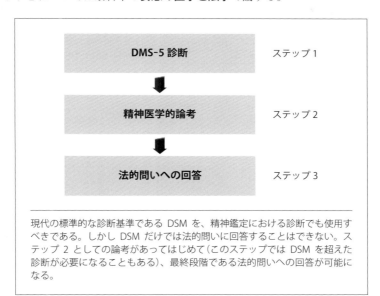

図A 精神鑑定のステップ

4 ICDとの関係

DSMと並んで広く国際的に用いられる診断基準として、WHOが作成したICD（International Classification of Diseases）があり、精神鑑定においてはICDに基づいて診断をつけることも妥当である。2016年現在、精神医療の臨床では第10版であるICD-10が広く用いられている。DSMとICDは、ある程度の対応関係があるように作成されており、DSM-5には各疾患名にICDのコードが併記されている。

最後に、本章の各ケースの DSM-5 と対応する ICD-10 の診断名を示す（表A）。

表A　DSM-5 と対応する ICD-10 の診断名

	DSM-5	ICD-10
(1) ハードクレーマー	295.90 統合失調症	F20.9 統合失調症
(2) 逃避行の終末	292.9 軽度／中等度または重度のアンフェタミン使用障害、アンフェタミン誘発性精神病性障害を伴う、中毒中の発症	F15.50 カフェインを含む他の精神刺激剤使用による精神および行動の障害、精神病性障害、統合失調症様のもの
(3) 尾行の影	297.1 妄想性障害	F22 持続性妄想性障害
(4) 拡大自殺	296.24 精神病症状を伴ううつ病（DSM-5）	F32.3 精神病症状を伴う重症うつ病エピソード

参考
1) 三國雅彦: 裁判官でも診断できる DSM-Ⅳなどの操作的診断. 精神神経学雑誌 112: 959, 2010.

第2章

妄想の法学

Case 5

階上に住む迫害者

心神喪失

殺人、傷害被告事件
神戸地方裁判所平成4年（わ）第370号
平成6年5月10日刑事第2部判決

心神喪失者の行為は罰しないと刑法に定められている。すなわち心神喪失＝無罪である。心神喪失とは、精神の障害により、「理非善悪を弁識する能力」、「その弁識に従って行動する能力」のうちの少なくとも1つが失われていることを指す。

かねてから階上の住人の騒音に腹を立てていた35歳の男性が、ついに怒りを爆発させ、路上でたまたま出会った際にその住人を刺殺した事件である。裁判所は心神喪失を認定し、したがって判決は無罪である。

事件

先行事情／動機の萌芽

〔1〕　平成2年4月8日、被告人は、甲野文化の1階東南端に入居し、その夜から西隣のM方に「壁を叩くな」と注意したり、2階の真上に居住するF子、同A方の音がうるさいとして、A方の床を階下から木刀のようなものでトントン突き、翌日、同女らに「ドンドン、バタバタ」音を立てて寝られないとして文句を言いに行ったが、同女らから物音をさせていないとして言い返えされ、口論となった。

　隣や階上などからの音がうるさいというのは、統合失調症や妄想性障害の症状としての被害妄想によくあるパターンである。但し、こうした騒音に悩まされるというのは、妄想でなくても現にあり得ることなので、当初は妄想であることがわかりにくいことが多い。当初どころか、妄想か否かどこまでも決めかねることもあるが、本件ではこの後の展開から、妄想であることが明らかになる。

発展

〔2〕　被告人は、次の夜からA母子が注意されたことを根に持ち、毎晩のように物音を立て、寝られないように嫌がらせをしていると思い込んで腹を立て、逆に、夜中になると自室の天井を棒か何かで突き上げて一家に嫌がらせを続け、A母子と何回も喧嘩をした。

　このように、被害妄想の対象に対して仕返しをするというのが、妄想を有する患者に起こり得る行動パターンの1つである。この仕返しが激しい攻撃であった時、刑事事件になる。次の如くである。

〔3〕被告人は、A母子が近所の人に被告人が故意に音を立てているように話していることを聞いて、A母子が自分の方に迷惑をかけながら、そのように言っていることに憤懣を抱いていたところ、同年7月、A方のクーラーの水が被告人方の玄関に流れ落ちたことで文句を言ったのに対し、A母子が非を認めなかったこともあって、同月11日、深夜、物音を立てたとして怒り、Aを木刀で殴打し、F子を手拳で殴打する傷害事件を起こした。

この傷害事件の発生は、本件殺人の約2年前である。

〔4〕同年9月18日、被告人は、右事件により、懲役1年、3年間保護観察付き執行猶予に処せられ、甲野文化に戻り、再び、トラブルを起こすまいと決心していたが、A母子が被告人の復帰に不満なのか、再び、2階で深夜に至るまでわざと音を立てているとして、音を出させなくするために棒切れで天井を叩く状態を続けていた。

傷害事件の原因は、A母子が立てる音。A母子がわざと音を立てているというのは被告人の被害妄想。したがって、治療しなければ何も改善しない。トラブルを起こすまいと決心してもそれは一時的なものにすぎない。なぜなら、また音で嫌がらせをされるから。その「嫌がらせをされる」とは、被害妄想であるが、本人の主観の中では事実なのである。したがって、A母子に対する怒りは強まる一方である。

〔5〕同3年9月3日、被告人は、自室の袋戸棚の天井のベニヤ板が割られ、自室にないガムテープが貼られているのを発見し、Aが天井のベニヤ板を破り盗みに入ったに違いないと決めつけて、110番通報をし、それ以降も、A母子が自室に侵入し、現金、印材、服地等を盗んだとして警察に数回被害届を提出したが、現場に来た警察官は、被害事実が全くないとして取上げなかった。

騒音の訴えだけの場合、それが被害妄想なのか、それとも実際に少なくともある程度の騒音があるのかの判断は客観的に難しいこともしばしばある。しかし、このように、「盗みに入られた」という訴えが出てくれば、被害妄想であることはもはや確実である。そして、警察に被害届まで出していることから、

妄想の確信は強度であることがわかる。治療を受けていないのだから、妄想の強度が増していくのは当然といえば当然である。

〔6〕それで、被告人は、自室の袋戸棚の天井にベニヤ板を張り、その他の天井板は、ガムテープを碁盤の目模様に張り巡らして、自室に入れないようにし、東西の壁には、縦または横に角材を打ち付け、2階からの震動による揺れを防止しようとしたが、今度は、留守中に、Aが、予備の鍵を盗み出して表入口の木製ドア（シリンダー錠付き）から侵入し、包丁、鋏など刃物の刃を削り、鍋底や蓋などに塗料や接着剤をつけるなどして様々の嫌がらせをしているとの確信を抱き、入り口のドアの錠を3回も取り替え、本件当時は、ナンバー錠2個、南京錠など合計5個の鍵を掛けていた。

被害妄想に対して、防御措置を取る。これも妄想を有する患者によく見られる行動である。窓にガムテープなどで目張りをする、ドアに南京錠をかける、などが典型的な防御措置である。**Case 2 逃避行の終末** でも類似の行動が見られていた。

〔7〕そして、被告人は、何とかA母子を現行犯人として逮捕しようと考え、同3年11月頃から本件に至るまで、昼の休憩時間を利用して、時々、仕事現場から自宅に戻り、あるいは、午前0時ころ、A方近くの物陰に隠れ、張り込みを続けたが、捕らえられないまま、本件犯行の前前日も、Aに侵入されたものと信じ込んでいた。

非はA母子にあると被告人が確信していることは明らかである。張り込みという行動に出ていることから、被害妄想は悪化していることが読み取れる。
そして犯行に至る。

動機の固定

〔8〕同4年3月14日、被告人は、南京錠の留め金の付け替えをしていないことを気にしてイライラしながら、工事現場で警備員として働き、午後6時ころ、勤めを終えて帰宅し、早速、被害状況を確認したところ、錠の留め金に細工がしてあり、包丁や剃刀の刃にやすり

で傷が入れられていたという。その後、風呂に行き、夜食などをとって戻り、翌15日午前0時ころから、玄関の錠が気になり、留め金を直していたところ、同じ甲野文化に住むBと一緒にAが通り過ぎるのを見かけ、被告人が一所懸命錠の修理をしていると知って、同人が酒に酔って冷かしに来て嘲笑したと思い激怒し、本件犯行に及んだものである。

ここまでの経過を振り返ってみれば、いつAに対する攻撃行動に出てもおかしくない状況であったと言えるが、直接の動機となったのは上記、通りかかったAが自分を嘲笑したと思ったことである。ここには **Case 2 逃避行の終末**と同様の色彩を見て取ることができる。

犯行

被告人は、予てから被害者のAが被告人方居室へ侵入し盗みを働いているなどとして憤懣を抱いていたところ（真実は被告人の妄想）、犯行当夜、これを防止するため、甲野文化の南側路上付近で、自室入口に改造した南京錠を取り付けているとき、Aが被告人の前を馬鹿にした顔付で通り過ぎたように思い激怒し、甲野文化の北側路上で、回り道をして戻ってきた同人に「Aやな。」と声をかけ、逃げ出した同人を5、6メートル追い、立ち止まり「何じゃい。」と向き直った同人に対し、刃体の長さ18.8センチの牛刀でその腹部を数回突き刺した後、仰向けに倒れた同人の傍らにかがみ込み、右牛刀を逆手に持って胸部を突き刺し、更に、ドライバーを右逆手に持って、数回頭上から振り下ろすようにして胸部、腹部を突き刺し、左前胸部刺切創（創口長約5.8センチ、創管全長約12.5センチ）、上腹正中部刺切創（創口長約5.5センチ、肝臓、胃、膵臓切損）、臍上部刺切創（創口長約5.3センチ、胃前後壁を貫く）などの傷害を負わせ、同人を心臓刺切創による失血死により死亡させたことが認められる。右の犯行の動機、態様、傷害の部位、程度等によれば、被告人が、本件犯行の際、Aに対し、確定的殺意を有していたことは明らかである。

倒れた相手に対し、その胸と腹を何回も突き刺すという残虐な犯行である。

裁判

精神状態と犯行の関係

　本件は3人の精神科医により別々に精神鑑定が行われ、いずれも犯行時に被告人はパラノイア（現代の診断基準に従えば、妄想性障害）であったと結論している。パラノイアとは、

内的原因から発生し、思考、意志、および行動の秩序と明晰さが完全に保たれたままに徐々に発展する、持続的で揺るぎない妄想体系

と定義されるのが一般的である[1]。統合失調症と区別される大きな特徴は、妄想以外の点については、思考、意志、行動について、秩序と明晰さが完全に保たれるという点で、より簡明に言えば、「妄想を別にすれば、全く正常」というのがパラノイアの特徴である。このような場合、責任能力はどのように判断されるのか。本件、裁判所は、「妄想に直接支配されて犯行に及んだか否か」を論の中心にすえている。端的に言えば、「妄想に直接支配」されたのであれば、「心神喪失」になるという論理である。これが多くの裁判に共通する、現代の一般的考え方である。判決文では「直接支配」以外に「完全支配」という表現が用いられることもある。

　本件における裁判所の具体的な論考は次の通りである。

> 被告人が、犯行当時、右の妄想に直接支配されていたかであるが、前認定のとおり、被告人は、真性妄想が発生して以後、Ａが密かに入室して来ては、物を盗んだり、部屋の中の生活用品に塗料をぬったり、日頃自分が使用しているありとあらゆる物に傷を付け、壊したりして悪戯をされていると確信し、幾度も警察に訴えたり、天井の一部にベニヤ板を張り、入口ドアに数個の鍵を付けるなど侵入防止策に没頭するようになり、犯行に至る前日も、錠前を気にしてイライラしながら仕事をし、帰宅後は嫌がらせの証拠を確認するなどしていたものである。これらによれば、Ｐ意見、Ｑ鑑定が示唆するように、被告人の被害妄想、迫害妄想、関係妄想は、妄想知覚によって益々強化され、被告人の精神生活を大きく支配していたの

で、被告人は、犯行直前、錠の留め金を直している時、たまたまＡが通りかかったのを見て、同人が留め金を修理しているのを知り、酒に酔って冷かしに来たと直観して激怒し、本件犯行に及んだのであって、犯行当時、被告人は、右の妄想に直接支配されていたと認めるのが相当である。

上記、妄想に「直接」支配されていたと裁判所が認定した根拠が示されている。これはまさに本事例を **Case 5 心神喪失** として提示することの主旨であるゆえ、重複をおそれずあらためて整理してみる。

第一は、犯行よりずっと前から：
Ａが密かに入室して来ては、
- 物を盗む
- 部屋の中の生活用品に塗料を塗る
- 日頃自分が使用しているありとあらゆる物に傷を付け、壊したりして悪戯をする

と確信していた。
そしてこれが「確信」であって、単なる疑いや勘繰りのレベルではないことは、
- 幾度も警察に訴える
- 天井の一部にベニヤ板を張る、入口ドアに数個の鍵を付ける

など侵入防止策への没頭によって裏づけられる。

第二は、犯行前日：
- 錠前を気にしてイライラしながら仕事をしていた
- 帰宅後は嫌がらせの証拠を確認するなどしていた

このように、犯行前日もそれ以前と同様の状態にあった。すなわち確信は持続していた。

第三は、犯行当日：
- 錠の留め金を直している時、たまたまＡが通りかかったのを見て、同人が留め金を修理しているのを知り、酒に酔って冷やかしに来たと直観して激怒し、本件犯行に及んだ。

このような経緯をもって、裁判所は本件犯行を「妄想の直接支配」によると認定している。
妄想が確固たるものであり、犯行前もその妄想に基づいた行動（妄想を前提

としなければ理解し難い行動）を取り続けていたこと、犯行がその妄想なしでは考えられなかったことが、「妄想の直接支配」の根拠であると読める。

　これに対し検察官は、次のように反論している。

　長年妄想を有していたことは疑いない。その妄想が本件犯行に関係していることも疑いない。しかし、前記の通り、本件犯行のきっかけは、被害者に嘲笑されたことである。すると、妄想の有無はともかく、結局は嘲笑が引き金なのであるから、それは健常者にみられる反応の極端なものにすぎないという論も成り立つ。

　検察官によるこの反論は、抽象的な論理としては正当なものだが、妄想を有する患者には症状としての「認知のゆがみ」がしばしば見られるという事実を看過している。本件被告人が被害者から「嘲笑された」と感じたのは、**Case 2 逃避行の終末**の被告人に犯行直前に認められたのと同様の現象である。本件裁判所は被告人の認知のゆがみを次の通り正確に認定している。

> 〔2〕　次に、検察官は、本件犯行の直接の引き金は、被告人の妄想内容である自室への侵入や窃盗行為に対する怒りではなく、被害者が被告人を嘲笑ったかのように被告人が思ったことにあり、妄想に直接由来したとまでは言い難いと主張する。しかしながら、Q証人は、被告人は、本件に至るまで、A母子が被告人方に侵入し、盗みや器物損傷などを繰り返し、自分を嘲笑っているとの思いを累積していたのであって、そのような一連の妄想が続いている中で、Aが被告人の目前で馬鹿にして、挑発的な行動に出たと知覚すれば、それを単なる嘲笑としてではなく、盗みなどと等しく自分の人間性そのものへの侵襲行為と受け止めるから、それが引き金になって、それまで鬱積されていた思いがそこに集約され、犯行に走ったと思う旨の説明をしているのであり、右説明によれば、被告人において、Aが嘲笑し挑発したと受け取ったのは、被告人が一連の妄想に支配されていたがために、Aの表情をそのように曲解し、妄想の中に取り込んだせいと認められ、本件犯行も、被告人の妄想に直接由来するものというべきである。

　嘲笑されたというのは曲解であるという認定である。ここで、「曲解」はいわば日常用語であって、精神医学的には、妄想の影響を受けた認知のゆがみと言うべきであろう。

妄想を有する患者では、見たり聞いたりしたことに妄想的な意味づけをすることがある。この時、見たり聞いたりしたというその知覚そのものが正常であって、しかしその正常な知覚に病的な意味づけをした場合には、「妄想知覚」と呼ばれる症状になる。他方、見たり聞いたりしたという知覚そのものが正常とは言い難い場合には、「認知のゆがみ」と呼ばれる症状になる。但し実際には、知覚そのものが正常か異常かの判断は難しいことも多く、妄想知覚と認知のゆがみの区別は困難であるが、それは用語上の困難さにすぎないのであって、重要なのは妄想を有する患者にはしばしばこうした症状があるという事実である。

　本件、裁判所は「曲解」と表現したが、用語はともかくとして、本件被告人のような妄想を有する患者が、他人の表情や言葉に独特の意味づけをするのは、妄想に直結した症状であるとするのが精神医学における優勢な考え方である。よって、裁判所の判断は精神医学的に適切であったといえる。

責任能力

　「妄想に直接支配」されていれば、責任能力はない、すなわち、心神喪失であるとするのが、我が国の裁判の通例であるものの、最終的に責任能力を決めるのは、犯行当時の被告人に、善悪の判断能力があったか、そして、その判断に従って自分の行動を制御する能力があったか、である。

　本件、検察官は、被告人に善悪の判断能力はあったと主張しているが、裁判所は退けている。以下の通りである。

〔3〕　また、検察官は、被告人は、公判廷において、犯行時、殺人が悪いことであると思っていた旨供述し、犯行直後も、110番通報もしているから、被告人は通常人程度の倫理観を持ち、自己がした行為の意味内容を十分理解していたと認められると主張する。しかしながら、Q証人は、被告人は、パラノイアに罹患しているため、A親子にかかわりがない限り、殺人も窃盗も悪いことだということを知っており、通常の倫理感を持ち合わせているように思えるが、A親子に関する限り、自分に敵対して痛めつけて来る敵であるから別であるとして、本件犯行も、追い詰められて自分の身を守るために止むを得ない行為に出たものとして正当化、合理化をしてしまうので、制御能力が弱められると考えられるとしたうえ、被告人は、一応敵

を制圧し目的を達成してしまうと、一般論で物事を考え出すから、非常に常識的というか、警察への通報もしてしまうけれども、Aに対し犯行に至った経過については、恐らく現在でも行為の正当化を主張するだろうし、反省の意識も余りないのではないかという旨の供述をし、被告人も、公判廷で、一応は悪いことをしたとは思うが、それ以外のことは別に何も浮かばない旨の右Q証言に沿うような供述をしているのであって、これらによれば、検察官の主張は、いささかパラノイアの病態から外れたものであり、当を得ないと言わざるを得ない。

　上記、Q証人（鑑定医）の見解を採用した形の論考だが、「**Q証人は**」から始まる一文には多くの情報が詰め込まれていてややわかりにくいので整理すると：
Q証人の見解
- 被告人は、A親子にかかわりがない限り、殺人も窃盗も悪いことだということを知っており、通常の倫理感を持ち合わせているように思える。
- しかしパラノイアという病気の性質上、A親子に関する限り、自分に敵対して痛めつけて来る敵であるから別であるとしている。
- そのため被告人は、追い詰められて自分の身を守るためにやむを得ない行為に出たものとして本件犯行を正当化、合理化してしまう（よって制御能力が弱まっている）。
- 被告人は、一応敵を制圧し目的を達成してしまうと、一般論で物事を考え出すから、非常に常識的というか、警察への通報もする。
- だがAに対し犯行に至った経過については、おそらく現在でも行為の正当化を主張するだろうし、反省の意識も余りないのではないと思われる。

そして法廷での被告人の供述も、上記見解に一致したものであった。
　すなわち、被告人の善悪の判断能力は、A親子以外の事項に関しては保たれているが、A親子にかかわる事項に関しては失われている。それがまさにパラノイアの特徴である。Q証人の見解はこのように要約でき、それはそのまま現代の精神医学の標準的な考え方であるといえる。裁判所はこれを採用した。

　　　〔5〕 以上の通り、検察官の主張する諸事情は、いずれも、被告人のAに対する犯行が、妄想に支配されていたことを否定するものとなるとは考えられず、被告人は、右犯行当時、妄想に直接支配されていた

ため、右犯行に関し事の理非善悪を弁識し、これに従って行動する能力を欠如していたから、被告人は、犯行当時、心神喪失の状態にあったと認められる。

被告人は犯行当時心神喪失の状態にあった。よって、無罪である。
心神喪失と認定したポイントは、上記結論部分の通りで、

①妄想に直接支配されていた
ゆえに
②犯行に関し事の理非善悪を弁識し、これに従って行動する能力を欠如していた

である。
①から②が導かれる論理は明記されていないが、それはすなわち、①であれば自動的に②が導かれると解されよう。「妄想に直接支配」されていれば、「心神喪失」とするのが、我が国の刑事裁判の定法であるといえる。

本件の先行事情から犯行に至る心理のフローチャートを図2-5に示す。

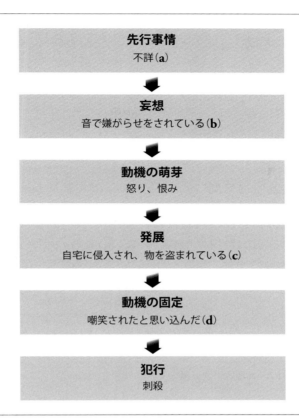

(a) 被告人は近隣からの音に悩まされ、怒っている。そのような音が全く事実無根なのか、あるいは多少なりとも（通常はさして気にしない程度の）音があったのかは不詳である。
(b) したがってこれが妄想であるかも不詳であるが、その後の経過から妄想であることが明らかとなる。
(c) 明らかに妄想である。
(d) 周囲の様々な出来事を妄想を軸に（妄想と結びつけて）解釈するという、妄想患者に特徴的な思考である。この「嘲笑された」という認知のゆがみが即座の犯行（殺人）につながった。

そして本件は「妄想に直接支配された犯行」として心神喪失と認定された。いわば、図の「妄想」から「犯行」までが真っ直ぐな一本の線で繋がっているという認定である。認定根拠として、妄想が確固たるものであり、犯行前もその妄想に基づいた行動を取り続けていたこと、犯行がその妄想なしでは考えられなかったこと、を挙げることができる。

図 2-5　Case 5：心理のフローチャート

刑事責任能力（1）

刑法39条には次のように定められている。

- ●心神喪失者の行為は、罰しない。
- ●心神耗弱者の行為は、その刑を減軽する。

しかしながら、心神喪失、心神耗弱の定義については法には記されていない。これら定義は、実地上、下記大審院の判決が用いられている。

1931年 大審院判決より
心神喪失ハ精神ノ障碍ニ因リ事物ノ理非善悪ヲ弁識スルノ能力ナク又ハ此ノ弁識ニ従テ行動スル能力ナキ状態ヲ指称シ心神耗弱ハ精神ノ障碍未タ上叙ノ能力ヲ欠如スル程度ニ達セサルモ其ノ能力著シク減退セル状態ヲ指称スルモノトス

この大審院の判決には、心神喪失について、3つのポイントが示されている。

心神喪失の定義（1931年 大審院判決に基づく）
①精神の障害がある。
　これが大前提である。その上で、次の②または③の状態であるとき、心神喪失と認定される。
②理非善悪の弁識能力が完全に失われている。
または
③その弁識能力に従って行動する能力が完全に失われている。

現代の裁判の実地では、「理非善悪」を「是非善悪」、「弁識能力」を「判断能力」と言い換えられることもしばしばある。また、②の「理非善悪の弁識能力」を単に「弁識能力」または「判断能力」、③の「その弁識能力に従って行動する能力」を「制御能力」または「行動制御能力」と簡略化していうこともよくある。このように用語法はやや混乱しているという実情があるが、本書では以下、原則として「弁識能力」、「制御能力」の語を用いる。

なお、心神耗弱は上記②、③が完全には失われていないが著しく損われてい

る場合を指す。

　現代の裁判員裁判では、裁判員に対する心神喪失・心神耗弱の説明は次のようにされることが推奨されている[2]。

> **心神喪失**
> 自分の行為の善悪を判断し、その判断に従って自分の行動を制御する能力が、精神障害のために全く失われている状態のこと。心神喪失の状態でなされた行為については、本人が責任をとることができないため、その結果が犯罪行為となった場合でも、本人を非難することはできません。したがって刑法上は無罪となります。
> ［同義語］責任無能力
>
> **心神耗弱**
> 自分の行為の善悪を判断し、その判断に従って自分の行動を制御する能力が、精神障害のために著しく損なわれてしまっている状態のこと。心神耗弱の状態で犯罪が行われた場合、本人に完全な責任があるとはいえないため、その刑罰は減軽されます。
> ［同義語］限定責任能力

　本事例では、鑑定医がパラノイアと診断し、さらに、本件犯行については善悪の判断能力は失われていたと判断し、裁判所はこの鑑定医の判断を採用した。但しそれは本事例ではそうだったということにすぎず、裁判所は鑑定医の判断を採用しないことがある。この点に関しては次の決定が根拠になっている。

> **昭和58年9月13日（最高裁第三小法廷決定より）**
> （窃盗被告事件　最高裁昭58（あ）753号）
> 被告人の精神状態が刑法39条にいう心神喪失又は心神耗弱に該当するかどうかは法律判断であって専ら裁判所に委ねられるべき問題であることはもとより、その前提となる生物学的、心理学的要素についても、右法律判断との関係で究極的には裁判所の評価に委ねられるべき問題である。

　すなわち心神喪失も心神耗弱も、法律判断であって、医学的に判断できるも

のではない。よって最終決定は裁判所が下す。ここでいう「生物学的、心理学的要素」とは、次の意味で用いられている。

> 生物学的要素：精神障害の認定
> 心理学的要素：弁識能力、制御能力

　精神障害の「認定」とは法律でしばしば用いられる表現であり、医学でいうところの精神障害の「診断」を指している。「診断」は純粋に医学の領域にあり、したがってそれを「認定」と言い換えたところで、裁判所が鑑定医の結論を覆すことができるとは通常は考えられない。だが、裁判では複数の鑑定医が互いに矛盾する診断を下す場合があり、すると、どちらの鑑定医の診断が正しいか、裁判所が判断を迫られるという事態が発生する。したがって、生物学的要素（精神障害の診断）についても最終判断は裁判所であるというのは妥当である。

　本事例では、

- 生物学的要素（精神障害の認定）：鑑定医の診断を採用
- 心理学的要素（弁識能力、制御能力）：鑑定医は「弁識能力なし、制御能力減弱」と結論し（前記鑑定人の証言からそのように読み取れる）、裁判所の結論も鑑定医と一致

という結果になっている。すなわち、生物学的要素と心理学的要素のいずれについても、鑑定医の結論と裁判所の結論が一致している。

参考
1) Emil Kraepelin "PSYCHIATRIE". Ⅷ. Aufl., Verlag von Johann Ambrosius Barth, Leibzig, 1913.（邦訳：E.クレペリン　パラノイア論　内沼幸雄、松下昌雄訳編　医学書院　東京　1976　134頁）
2) だれでもわかる精神医学用語集　―裁判員制度のために―　日本司法精神医学会裁判員制度プロジェクト委員会編　民事法研究会　東京　2010

Case 6

青物横丁医師射殺事件

心神耗弱

殺人・銃砲刀剣類所持等取締法違反被告事件
東京地裁平7合（わ）26号
平9・8・12刑5部判決

心神耗弱とは、精神の障害により、「理非善悪を弁識する能力」、「その弁識に従って行動する能力」のうちの少なくとも1つが著しく損なわれていることを指す。心神耗弱者ではその刑を減軽すると刑法に定められている。

被告人は30代男性。体の中に手術で異物を埋め込まれた、人体実験をされたという妄想に基づき、手術した医師を殺害した。本件は「青物横丁医師射殺事件」として知られている。

事件

先行事情

1 本件各犯行に至る経緯

被告人は、平成4年8月ころ、血尿が出たことから数か所の病院で診察を受けた後、同年10月3日、そけい部の痛みを訴え、都立台東病院で泌尿器科のA医師（以下「A」という。）の診察を受け、慢性前立腺炎と診断され、通院して治療を受けていたが、右そけい部にはれを感じ、平成5年5月25日、Aの診察を受け、そけいヘルニアと診断され、Aから手術を勧められた。そして、同年6月7日、台東病院に入院し、同月8日Aの執刀によりそけいヘルニアの手術を受けた。

そけいヘルニアとは、俗にいう「脱腸」である。そけいヘルニアの治療法は手術であり、ここまではごく一般的な医療の経過である。

被告人は、手術後、睾丸にはれと痛みを感じ、Aや看護婦らに対して、その症状や原因について何度も質問したり、説明を求めるなどし、さらに頭痛、不眠、手足のしびれ等の症状も訴えるようになり、同月12日には入院中外出して木村病院で診察を受けたりしたが、手術した医師でないと詳しいことはわからないなどと言われるにとどまった。しかし、被告人は、依然として体の不調が続くため、退院を数日延期してもらっていたところ、同月22日、Aや台東病院長Bらから退院するように求められ、手足のしびれ等を訴えて退院の再延期を求めたが聞き入れられず、半ば被告人の意に反して台東病院を退院させられることになった。

手術後に、手術した部位の周辺の腫れや痛みがあった場合、それを手術の影

響と考えるのは自然で、了解可能な心理である。上記の経緯からすると、医師の側は、検査した結果、彼の症状はもはや手術の影響とは考えられないと判断したのであろう。だが本人の主観としてはまだ確かに症状がある。それは十分にあり得ることであり、ここまでの経過からは、妄想であるなどとは言えない。この後、被告人は自分に納得のいく診断を求めて多数の病院を受診する。

> 被告人は、同年7月1日、外出中に倒れ、頭痛、手足のしびれ等の症状を訴えて、竹内病院に救急車で運ばれ、同月16日まで同病院に入院した後、台東病院、慶応義塾大学附属病院、山田胃腸科肛門科病院等十数か所の医療機関をまわり、腹部の腫脹感、頭痛、手足のしびれ、睾丸のはれ等主にヘルニア手術後に感じるようになった症状を訴えたが、被告人の身体に特に異常な点は発見されず、診察した医師からは手術した医師でないとわからないなどと言われ、いずれも被告人が納得できる説明を得られなかった。

どの病院での検査でも異常なし。しかしそれでも本人は納得せず執拗に検査を求める。主観的には症状があるのである。ここまで来ると異常という印象があるが、まだ妄想とまでは言い切れない。「心気的」というのが、このような状態を指す医学用語である。心気的とは、自分の健康や体の些細な不調に過度にこだわることを指す。

妄想の発生

> 被告人は、このようにそけいヘルニアの手術後体の不調が続き、医療機関で診察を受けてもその原因が明らかにならなかったことから、同年7、8月ころから次第に、腹部にぐるぐる回転するゴム状のものが入っており、それに皮膚の下にある糸状のものが引っ張られて血管や内臓を締めつけているなどと思い込むようになり、ヘルニア手術の際Aに人体実験をされたという妄想を抱くようになった。

「腹部にぐるぐる回転するゴム状のものが入っており」、そのような感覚が腹部にある。このような症状を体感幻覚という。体感幻覚が出現していれば、単なる「心気的」を一段超えた異常性があるとみなせる。そして被告人はさらに

「それに皮膚の下にある糸状のものが引っ張られて血管や内臓を締めつけているなどと思い込むようになり、ヘルニア手術の際Ａに人体実験をされた」という確信に至っている。「手術の際に人体実験をされた」という確信は著しく非現実的なものであり、この確信は妄想と言える。

動機の萌芽

　　　　　　被告人は、Ａに人体実験されたことを証明するため、本件各犯行に至るまでに、さらに数十か所の医療機関で150回以上の診察を受け、診察した医師らに対して、被告人が感じる異常な感覚の内容を執ように訴える一方で、台東病院に対しては、退院後9月ころまでたびたび同病院を訪れて手術後の症状を訴えたり、手術の内容等についての質問状を作成してＡにその回答を求めたりしたほか、同年8月には、自分の手術録を無断で持ち出してコピーするなどした。

　Ａ医師に人体実験をされたという妄想から動機が生まれたことは明らかである。そして、上記のような言動を見れば、妄想の確信がきわめて強いこともまた明らかである。訴えそのものが執拗であることに加え、徐々に異常性が明らかになってきている。

　　　　　　そのうち、被告人は、妄想に基づく自傷行為に及ぶようになり、同年10月3日、腹部に入っている異物を取り出そうとして、カッターナイフでへその上部を切ってはさみを押し込んだりしたため、救急車でいったん東京女子医大第二病院に運ばれた後、都立松沢病院に搬送されて同病院に同年11月30日まで入院した。同病院退院時の診断は、妄想性障害又は精神分裂病の疑いであった。

　こうした自傷行為は、妄想の確信度が強いことのさらなる証拠であると言える。**Case 1 ハードクレーマー** でも述べたように、妄想に基づいて行動に出ることは、妄想の重症度の指標であるとするのが精神医学の一般的な考え方である。事実、被告人はこの時点で、精神科で妄想性障害または精神分裂病（統合失調症）という診断名が示されている。

　　　　　　その後、被告人は、2月21日にも、糸のついた針を腹部に突き刺し

たまま 1 人で松沢病院外来を訪れ受診し、医師が針を取ろうとすると、腹にピアノ線をひっかけて見えるようにしてあるから、取るななどと言って暴れ出し、職員に押さえ込まれ、鎮静剤を注射されて眠らされたことがあった。

異常性はあまりに明らかになっている。

その後、被告人は、2 月 26 日からアヤメ病院等で精神科の治療を受け、精神分裂病と診断され、投薬を受けたりしたが、症状がかなり軽減したため、3 月 22 日から甲野株式会社に復職した。

治療を受けていったんよくなり、復職。1 章でも示した通り、妄想とは脳内のドーパミン系の異常と密接に関係する精神症状である。特に統合失調症の症状として妄想が現れている場合、薬を飲めばよくなることが多い。

妄想の発展

しかし、7 月ころから、腹の中に異物が入っていて違和感があり、手術の糸が溶けずに体の中を移動しているなどの妄想や異常な感覚が再び強く現われるようになった。そのため、7、8 月には、再び A らに対して、手術の内容や症状についての質問状を送って回答を求めたり、右足のしびれ等の症状や異常な感覚について訴え続けたりしたが、A らからそれは被告人の妄想であり、何らかの証拠を提出しない限り、今後そのような話には応じられないという対応をされた。

復職から 4 カ月後、妄想の再燃である。この記載からは、治療を継続していたのか、中断したのかは明らかでないが、一般的には、妄想をはじめとする精神病症状が再燃するのは、薬を飲まなくなったからという理由が最も多い。

動機の固定

このように、被告人は、多くの医療機関を訪れて診察を受けたが、A がそけいヘルニア手術の際自分の体に人体実験をしたことの証拠

を得られず、Ａらからも今後は話し合いに応じないという対応をされたことなどから、このままでは自分はＡの人体実験により体調が悪化して死んでしまうのではないかと思い込み、9月ころには、自分が死ぬ前にＡを殺そうと考えるに至った。なお、被告人は、同月25日、自分がこのまま出勤しないで会社にいることは会社に迷惑をかけるし、取引先のお客も困るだろうとして、甲野株式会社を自ら退職している。

妄想から殺人の決意が生まれている。「自分が死ぬ」という確信が、妄想と殺人を介在している。妄想を背景として自分の死を確信するという絶望感・追い詰められ感は、殺人や放火などに結びつきやすい。本件ではそれが妄想内容の原因としての（すなわち、自分は間もなく死んでしまうという確信の原因としての）手術をした医師への復讐という形を取っている。

そして犯行に及ぶ。犯行は周到に計画されたものである。

犯行：準備

2　犯行前の行動及び犯行状況

そこで、被告人は、9月初めころ、Ａを襲うためにスタンガン、ハンマー、包丁、スプレー式目つぶしを用意した上、Ａの帰宅経路である台東病院から鶯谷駅までの間でＡを襲おうと考え、さらに徒歩ではＡを追跡できないため、8月29日、9月9日、同月12日の3回にわたり、台東病院前路上にレンタカーを止めてＡを待ち伏せした。しかし、8月29日、9月9日はＡを見つけられず、同月12日、台東病院から出てくるＡを見つけて近づいたが、Ａが被告人の車に気づいてタクシーに乗り、結局信号待ちでタクシーを追跡できなかった。そのため、今度はＡの自宅から青物横丁駅までの通勤経路でＡをねらうことにした。そして、自分の今の体力からすると、包丁等ではＡに抵抗された場合殺害の目的を果たすことができないと考え、けん銃を使用して殺害しようと決意した。

殺人の実現に向けて合理的に考え行動している。確実に殺害するために被告人が選択した方法はけん銃であった。

そこで、暴力団員であればけん銃を持っているだろうと思い、同月12日、浅草のソープランドの従業員から乙山会丙川一家丁原組事務所と戊田会甲田会本部事務所を教えてもらった。翌12日、丁原組事務所を訪ね、Cに免許証を見せた上、けん銃がほしいので手に入らないかと頼んだが、Cからけん銃を入手できるかどうかわからないが考えておくと言われたため、自分の名前や電話番号等を記載した紙をCに渡した。この後、甲田会本部事務所を訪ねて、けん銃を売ってもらいたいと頼んだが、全く相手にされなかった。その約1週間後、被告人は、再び丁原組事務所に行き、Cにけん銃を譲ってほしいと頼んだところ、Cからけん銃を入手するためには現金を少し持ってくるように言われたので、2、3日後に現金30万円を用意して同事務所を訪ねた。しかし、一度に大金を渡しても本当にけん銃を譲ってくれるかわからないと考え、最初は5万円だけを渡そうとしたが、5万円ではけん銃が手に入らないとCに言われ、30万円を渡し、けん銃を探してもらうことになった。10月中旬ころ、Cから40万円から50万円用意できるか、今から取りに行くという電話があり、JR南浦和駅のホームで待ち合わせた。被告人は、50万円を持参していたが、やはり全額渡すと金だけ持って行かれてけん銃を渡されないことがあるのではないかと思い、Cには5万円しかないと言ったところ、Cからそれではけん銃を探せないから、銀行で引き下すように求められたので、銀行のキャッシュコーナーに行き、そこで金をおろしたふりをして持っていた40万円を銀行に備え付けられた袋に入れてCに渡し、その際Cの名前と携帯電話の電話番号を教えてもらった。同月18日、Cから今日けん銃を渡せるから70万円用意するようにという電話があり、車の中で70万円と引換えに回転弾倉式けん銃及び実包を手渡された。

　けん銃の入手にあたっての暴力団員とのやり取りである。もちろんこれ自体、犯罪行為であるが、「けん銃を入手する」という目的の達成に向けて合理的な行動を取っているといえる。

　　自宅でそのけん銃を確かめようとしたが、母親に気づかれてはまずいと考え、自宅近くの神社でけん銃等を確認すると、弾が弾倉に入らず、弾倉も回転しなかったため、Cにその旨電話して、翌日他の

けん銃と交換してもらうことにした。同月 19 日、丁原組事務所近くの裏通りで C から前日渡されたけん銃と引き換えに別のけん銃の入ったグレーのビニール袋を手渡された。タクシーで鶯谷駅に戻る途中、けん銃を取り出して見たところ、そのけん銃も偽物のように思われたので、いったんタクシーを降りて公衆電話から C の携帯電話に電話をかけて本物のけん銃かどうか確認し、このときけん銃の撃ち方も教えてもらった。そして、被告人は、昼間人気のない自宅近くの川口市営上谷沼運動場北側スタンド付近で、暴発してもけがをしないように家にあった角材にけん銃をビニールテープで固定し、引き金にくくりつけたビニールテープを引いてそのけん銃の試射をした。A を殺すには 1 発で十分だと考え、その余の弾丸がセットされたままでは危険であることから、C に弾丸を抜く方法を電話で尋ねたりした。

　暴力団からけん銃を入手し、慎重に試射もして万全の準備を整えた。そして射殺の実行に向けての行動を開始する。ここでも、被告人は、殺害という目的のために綿密な努力をしている。

　　同日夕方、青物横丁駅付近のケンタッキーフライドチキン 2 階で A を待ち、午後 6 時ころ A を見つけて追いかけたが見失った。翌 20 日、今後は A を追跡したり逃走するのに使うため、自宅で使っていた原動機付自転車（以下「本件スクーター」という。）を使用しようと考え、自宅用にもう 1 台スクーターが必要になったので、自宅近くのライダーズショップで、別のスクーターを購入した。翌 21 日午前 3 時 30 分ころ、けん銃を携えて青物横丁駅に行き、ミスタードーナツ青物横丁店、割烹「さしろ」と場所を変えながら青物横丁駅から出てくる A を待ち、6 時ころ A を発見し、急いで飲食代金の支払いを済ませ、店を出て追いかけたが、A を見失ってしまった。同月 22 日及び 23 日は土、日曜日であり、台東病院が休みなので A を待ち伏せしなかった。その間、スクーターを路上駐車して警察に駐車違反として撤去されるようなことがあっては困ると考え、青物横丁駅近くにスクーター駐車場を借りた。その後ライダーズショップに預けていたスクーターを引き取りに行き、青物横丁駅まで自宅で使用していた本件スクーターを運ぼうとしたが、体調が悪

かったので日暮里駅近くに本件スクーターを駐車させて帰宅した。

なかなか目的を達成できない。しかし被告人は冷静さを失わず、医師の通勤経路近くのホテルに泊まり、チャンスを窺う。

同月23日、本件スクーターを青物横丁駅前まで持っていった後、いったん自宅に戻り、けん銃を携えて大森駅近くのホテル「ニュー乙野」に泊まったが、チェックインする際宿泊カードには氏名を「D」と書き、住所及び電話番号も自宅とは関係のない住所及び電話番号を記載した。翌24日、ホテルをチェックアウトしてタクシーで青物横丁駅に行き、午前8時ころ改札口前広場にある公衆電話ボックスのところに立ってAを待っていたが、Aを見つけられなかったので、夕方再度待つことにして、大井町駅近くの東京丙山ホテルにチェックインしたが、その際宿泊カードには本名と自宅の住所及び電話番号を記載した。午後5時25分ころから、青物横丁駅前のケンタッキーフライドチキン2階でAを待っていたところ、午後6時ころAを見つけたが、店外に出たときすでにAの姿はなかった。本件スクーターでA宅まで行ったが何もせずに東京丙山ホテルに戻り、けん銃の弾倉に弾4発を込めてあるのを確認した上、いつでも発射できるようにスライドを引いた状態にしたが、その状態では操作を誤ってけがをするおそれがあると考え、フロントで青マジックを借りて、けん銃を入れた紙袋に銃口の方向がわかるよう矢印を書いた。

ここでも慎重な行動をしていることが読み取れる。この翌日が犯行日になる。

犯行：実行

翌25日、ホテルを出て、右けん銃入り紙袋を持ってスクーターで青物横丁駅へ向かい、午前8時ころ城南ブックサービス前でAを待っていたところ、出勤してきたAを見つけ、その後を追い、他の人を巻き添えにすることのないようその横にまわってAの顔を確認した上、至近距離から判示のとおり犯行に及んだ。

準備と忍耐を重ね、最後も慎重に確実に殺害の目的を達成した。
そして、けん銃を処分し、比較的巧妙に逃走する。

  3 本件各犯行後の行動

  本件各犯行後、被告人は、あらかじめ青物横丁駅近くに止めてあった本件スクーターに乗って逃走した後、タクシーに乗り換えて幕張本郷駅に向かい、途中で母Ｅ子に電話し、今友達のところにいる、昨日と一昨日自宅に帰らなかったことは言わないでくれなどと伝えた上、さらに幕張本郷駅からタクシーを乗り換えて京成大久保駅まで行った。その後、被告人は、同駅付近にある習志野市中央公園内の茂み等に実包3発の入ったけん銃1丁、実包2発及びけん銃を入れていた紙袋等をそれぞれ離れた場所に投棄した後、事件の報道を聞くため、同駅付近の電器販売店において、携帯ラジオ2台及び乾電池を購入した。体調が悪化したため先行長く生きられないかもしれないと考えた被告人は、本件各犯行に先立ち、8月29日に定期預金を解約して交際をしていたＦ子に750万円を渡していたところ、逃走資金が必要であることから、タクシーに乗ってＦ子の家まで行き、Ｆ子から現金約250万円を借りたが、Ｆ子には迷惑をかけたくなかったので、本件各犯行を犯して逃走中であることは話さなかった。その後、京成成田駅から八街駅まで行き、Ａを殺すときに着用していた服装では気持ちが悪く、また、捕まらないように別の服装にするため、ミヤマ八街店でシャツを買い、昼食を取った割烹「やまもと」のトイレで犯行時着用していたシャツと着替えて、脱いだシャツを民家の前に置いてあった自転車のかごの中に捨てた。そして、さらに、八街駅、西船橋、錦糸町駅とタクシーを乗り継ぎ、さらにバスで神田駅へ行き、そこから新宿東口、中野駅、品川駅、関内、伊勢佐木町までタクシーを乗り継いで、伊勢佐木町のホテル丁川に宿泊した。被告人は、同月26日、ホテル丁川近くの昭和スポーツ店でジャンバーを、ユニーイセザキ店でズボン及び靴をそれぞれ購入した上、犯行時着用していた靴をユニーイセザキ店階段踊り場に設置されたごみ箱に、ジャンバー及びズボンをそれぞれビルとビルのすき間の人目に付かない場所に捨てた。

逃走資金を手にする、服を替える、タクシーを乗り継ぐなど、よく考えて逃

走している。だが、事件の報道を見た結果とった次の行動は、妄想の強固さを裏づけるものであった。

> その後小田原、箱根湯本とタクシーを乗り継いで、箱根湯本の戌原本館に宿泊したが、その際宿泊カードには氏名を「G」、住所を「神奈川県緑区」と記載した。被告人は、戌原本館で、今まで聞いた本件についての報道ではAが人体実験をしたことが動機であることが正確に報道されていないとして、そのことを報道機関に伝えるため、報道機関にあてた文書を書いた。そして、翌 27 日、JR で小田原駅から平塚駅まで行き、平塚駅付近の八木商店で事件報道を知るために液晶テレビ及び乾電池を買った後、タクシーで横浜駅へ向かい、喫茶店エリーゼ、松坂屋のレストラン銀サロンで報道機関にあてた文書を書き、深夜バス停のベンチでその文書を書き終えた。

Aの人体実験について糾弾する文書を報道機関に書く。直前まで細心の注意を払って逃走してきたが、このように一転してわざわざ自分が捕まることにつながる行動を取っている。

> 被告人は、右文書をテレビ局に直接渡すため、タクシーに乗って新宿区歌舞伎町まで行き、コンビニエンスストアで文書をコピーした上、タクシーに乗って翌 28 日午前 3 時ころから午前 3 時 50 分ころにかけて、NHK、フジテレビ、日本テレビ、TBS をまわって警備員に文書を渡したが、このとき TBS の台本・書類等授受簿には依頼者「台東区《番地略》H」と記載した。午前 4 時過ぎころ、ホテル甲川にチェックインし、昼ころ目が覚めてテレビを見ると、自分が公開指名手配になっていたことを知って自首しようと考え、母に電話して JR 南浦和駅で待ち合わせをした。新宿からタクシーに乗ったが、途中池袋駅近くの郵便ポストで不要となった所持金約 280 万円を F 子宛に郵送したり、川口駅の公衆電話で日本テレビに報道内容が虚偽であるなどと電話した後、JR 南浦和駅で待っていた母親に会いに行って警察に逮捕された。

以上、自らの行動の正当性を複数の報道機関に伝えた後、逮捕となった。

裁判

精神状態と犯行

裁判所は次のように論じている。

1 まず、動機の点について、被告人は、従来より健康に人一倍気を使っており、そけいヘルニアの手術にもちゅうちょを覚えていたところ、そけいヘルニア手術後、睾丸のはれや痛み、頭痛や手足のしびれ等の症状が出現し、そのことを執刀医師であるＡらに訴えたが、被告人としては、十分に納得のいく説明が受けられなかったと考えて、その後何か所かの医療機関を回ったが、その原因が明らかにならなかったため、ますます不安をつのらせて心気症的となってやがて異常な感覚を覚えるようになり、それはＡがそけいヘルニア手術の際に人体実験をしたからであると思い込むようになった。そして、Ａによる人体実験を確認するため、その後も様々な医療機関で診察を受けたが、いずれも異常がないと診断された上、結局手術した医師でないとわからないと言われたり、精神科の受診を勧められたりしたことから、さらに被告人の不満、不安がつのり、他方、それと平行して、ＡやＢらに説明を求めても、納得のいく回答を得られないまま、最後は被告人の妄想であり、裁判にしてもよいと言われなどしたため、このままでは、Ａの人体実験の証拠を得ることができず、Ａの人体実験によりこのまま体調が悪化して死んでしまうかもしれないと考えて、自分が死ぬ前にＡを殺さなければならないと決意するに至ったというものである。右のような経緯に照らすと、被告人の体感異常を中心とするＡに対する被害妄想は、手術後の体の不調を契機として形成されたと考えられ、右妄想の内容自体は奇異で理解困難なものであるが、被告人がそのような妄想を抱くようになった経緯及び動機の形成過程は了解可能なものである。

ここで裁判所が言う「了解可能」とは、「手術後の体調不良」という「先行事情」から「手術時に人体実験をされた」という妄想が発生した経緯、そして手術した医師に復讐するという動機の形成過程の2点を指している。

このうち、後者すなわち医師への復讐は、妄想を前提とする限りにおいて了解可能である。
　しかしながら前者については、「手術後の体調不良」から導かれる了解可能な範囲は「手術で何らかのミスがあったのではないかという疑い」までであって、「人体実験をされた」はそこから一段飛躍しており、了解不能と言うべきである。

　2　さらに、犯行に至るまでの行動についても、自分の体調では勤務先に迷惑をかけると考え、自ら退職していること、Aを追跡するためにレンタカーを借り、凶器の包丁、ハンマー等を用意した上、Aを待ち伏せしていたこと、台東病院前での待ち伏せが失敗すると、待ち伏せの場所を青物横丁駅に変更し、通勤時間帯をねらってAを待ち伏せしていること、自らの体調が悪いことを考慮して確実にAを殺せるようにけん銃による殺害を計画したこと、暴力団員が実際にけん銃を譲ってくれるかどうかはっきりしないときには、金をだまし取られることがないよう金を小出しに渡していること、暴力団員が最初に渡したけん銃が正常に作動しないものとわかると、すぐ他のけん銃と交換してもらっていること、入手したけん銃が正常に発射するかを確認するために試射までしており、その際暴発してけがをしないように角材にけん銃をひもでくくりつけて試射していること、犯行後犯行に使用しなかった弾丸がセットされたままでは危険であると考えて、弾丸を抜く方法をCに尋ねていること、Aを追跡したり逃走するのに使用するため本件スクーターを用意し、そのための駐車場まで契約していること、犯行前宿泊したホテルの宿泊カードに偽名や虚偽の住所等を記載していること、スライドを引いたままの状態のけん銃を誤って発射させないように紙袋に銃口の方向を矢印で書いていたこと、Aを見つけるや他の人を巻き添えにすることのないようその顔を確認した上、至近距離でけん銃を発射させているなど犯行に当たっては沈着冷静に行動していることなどに照らすと、その行動はそれなりに合理的な判断に基づいたものである。

　以上、犯行時の被告人の行動のひとつひとつを取り上げ、いずれも合理的であり、そのひとつひとつを見る限り、特に精神病の影響は認められないという

指摘である。この指摘には誰も異論はなかろう。このように、被告人の言動から合理的な点を取り上げて列記することを、以下本書では、**合理性の列記**と呼ぶことにする。被告人が責任能力を有していることを裁判所が認定する際にしばしばとられる手法である。但し、上記の最後の一文が、「**それなりに合理的**」と「それなりに」が付されていることは意味深長である。以後の記載からその意味が見えてくる。

  3 また、犯行後の行動についても、逃走後再び東京に戻り、Aに人体実験されたことが動機であるという内容の報道機関あての文書を、自らテレビ局を回って警備員に手渡したり、報道の内容についてテレビ局に電話したりするなどの行動は、確かに犯行後逃走中の者の行動としては、奇妙な行動であることは否めないが、Aに人体実験されたという妄想を強く抱いていた被告人がそのことを世間の人に知ってもらおうと考え、右のような行動に出たというのもあながち不可解な行動であるということはできない上、

「あながち不可解な行動であるということはできない」とは、妄想を前提とすればあながち不可解ではない、という意味である。ではそれは被告人をより正常とみる事実か、それとも逆により異常とみる事実か。判決文のこの文脈では、より正常とみる事実であると裁判所は判断しているようである。

さらに、犯行後にとった合理的な行動が列記されている。

  本件犯行現場からすばやく逃走し、けん銃や実包等を本件犯行現場から離れた公園の茂みなど人目に付かない場所に投げ捨てていること、報道の状況を知るために携帯ラジオ等を購入していること、F子から逃走資金を借りていること、犯行時着用していた衣服や靴を着替え、それらを容易には発見できない場所に捨てていること、宿泊したホテルの宿泊カードやTBSの授受簿には偽名や虚偽の住所を書いていること、自首する前に所持金をF子に送り返していることなど、ある程度合理的と思える行動をとっているのであり、犯行後の被告人の行動も了解可能な行動といえる。

合理性の列記である。但しここでも「**ある程度合理的**」と、「ある程度」が

付されている。

　逃走という行動と、報道機関に連絡という行動は明らかに大きく矛盾している点などが、「ある程度」という表現につながったのであろう。

責任能力

　本件被告人については、2回の精神鑑定が行われた。1つはH医師によるもので、心神耗弱であったと述べており、もう1つはP医師によるもので、心神喪失であったと述べている。

　裁判所の結論は次の通り心神耗弱であった。

> 4　以上のような各事実及びH鑑定（再鑑定を含む。）を総合すると、本件各犯行当時、被告人は、体感異常を伴う被害妄想を中心とする妄想状態にあり、右妄想状態が精神分裂病によるものか妄想性障害によるものかは別として、物事の事理弁別を判断し、その判断に従って行動する能力が著しく減退している状態にあったとは認められるが、それらの能力を欠く状態にあったとまでは認められない。

　「**以上のような各事実**」とは、上述の、合理性の列記の内容を指している。「**を総合すると**」とは、実のところ曖昧な表現であるが、1つはH鑑定が心神耗弱を示唆していることを指していることは間違いない。もう1つは「**以上のような各事実**」すなわち合理性の列記の内容であり、いわば、「これだけ合理的な行動がある以上、心神喪失とは言えない」という論であると解することができる。心神喪失とは、「理非善悪の判断能力が完全に失われている、またはその判断に従って行動を制御する能力が完全に失われている」であり、「完全に」という文言がある以上、「行動に合理的な面がいくつも認められれば、完全に失われていたとまでは言えない」という論は正当なものと言えるかもしれない。

　本件の先行事情から犯行に至る心理のフローチャートを図2-6Aに示す。

　判決文における論考を再度整理してみる：
- 妄想の内容は、理解困難（精神病的であることを示唆）
- 妄想を抱くようになった経緯は、了解可能（正常な心理であることを示唆）
- 動機の形成過程は、了解可能（正常な心理であることを示唆）

事件全体を見れば、さらに、
- ●犯行とその前後の行動は合理的で、了解可能（正常な心理であることを示唆）

が加わる。
すると、裁判所の判断は次のように要約できる。

　了解可能な経緯で妄想が発生し、その妄想から、正常な心理によって動機が形成され、合理的に犯行が行われた。但し、妄想の内容だけは理解困難で精神病的である。

　これが、理非善悪の判断が著しく損なわれていた、または、その判断に従って行動を制御する能力が著しく損なわれていたという結論に如何にしてつながるかは明らかでない。明らかでないが、このような論法が、責任能力がかかわる現代の刑事裁判では一般的なものである。
　本件判決文の中に見られる**合理性の列記**は、心神喪失ではなかったことの根拠として裁判においてよく採られる判断手法の1つである。
　しかし、ここには互いに対極する2つの疑問が残る。
　第一は、いくら合理性が多数列挙されても、行動のそもそもの根本が妄想に基づく以上、それは直接支配と言えるのではないか、すなわち、心神喪失なのではないか、という疑問である。
　第二は逆に、合理性が多数列挙できるということは、弁識能力や制御能力が「著しく」損なわれていたとは言えないのではないか。すなわち、完全責任能力なのではないか、という疑問である。
　これら疑問は互いに相反するものであるが、どちらも明快に論破するのは困難である。
　現実問題としては、被告人が精神障害に罹患しており、一定以上の精神病症状があれば、心神耗弱である（完全責任能力でなく、心神耗弱である）とされるのが、我が国の裁判では一般的であると言うことができる。

```
          先行事情
     手術後の身体違和感(a)
            ▼
            妄想
     手術時に人体実験をされた(b)
            ▼
          動機の萌芽
       医師への怒り、恨み(c)
            ▼
            発展
       人体実験証明の試み(d)
       自分は死ぬと思い込む
            ▼
          動機の固定
      自分が死ぬ前に殺すと決意
        殺害の計画・準備(e)
            ▼
            犯行
     恨みの対象である医師を射殺(f)
```

(a) 手術後に身体違和感を自覚することは十分にあり得ることであるが、被告人における そのこだわり方は明らかに異常である。
(b) 裁判所は、「妄想の内容自体は奇異で理解困難、しかしかかる妄想を抱くようになっ た経緯は了解可能」としている。
(c) 裁判所は「動機の形成過程は了解可能」としている。
(d) 人体実験されたことの証明を求めるが受け入れられず、怒りが増幅するという悪循環 が発生している。
(e)、(f) 動機の固定から犯行実行までは一直線に繋がっているが、その過程の中から多 数の合理的な行動を裁判所は拾い上げ(合理性の列記)、被告人に責任能力あり(但し 心神耗弱)とする根拠としている。

図2-6A　Case 6: 心理のフローチャート

刑事責任能力 (2)

Case 5 で示した通り、刑事責任能力とは、最終的には専ら裁判所に委ねられるべき事項である。

だが裁判の実務では、鑑定医の判断は相当に重視されるというのが現実である。本件も、H 鑑定の心神耗弱という指摘が重視されたとみることができる。他方、裁判によっては、鑑定医の判断が不当ともいえる形で却下されることも散見されていた。こうした状況を受けて、最高裁判所は平成 20 年、次のように判示している。

> **最高裁平成 20 年 4 月 25 日判決より（最高裁判所第二小法廷平成 18 年（あ）第 876 号）**
> 生物学的要素である精神障害の有無及び程度並びにこれが心理学的要素に与えた影響の有無及び程度については、その診断が臨床精神医学の本分であることにかんがみれば、専門家たる精神医学者の意見が鑑定等として証拠となっている場合には、鑑定人の公正さや能力に疑いが生じたり、鑑定の前提条件に問題があったりするなど、これを採用し得ない合理的な事情が認められるのでない限り、その意見を十分に尊重して認定すべきものであるというべきである。

鑑定人の意見を十分に尊重しなければならない。この当然のことが、いわば再確認された判決である。

但しこの判決文は注意深く読む必要がある。

最高裁が十分に尊重すべきだと言っているのは、

① 生物学的要素である精神障害の有無及び程度
② これが心理学的要素に与えた影響の有無及び程度

である。すなわち、心理学的要素そのものではない。心理学的要素とは、Case 5 で述べた通り、弁識能力と制御能力を指す。つまりは責任能力そのものである。つまり心神喪失か心神耗弱か完全責任能力かという最終判断については、精神医学者の意見を尊重せよとは言っていない。責任能力とは法的事項であって医学的事項でない以上、当然のことと言えよう。あわせて、責任能力そのもの以外の点については鑑定人の意見を十分に尊重するのもまた当然のこと

と言えよう。

しかしこの翌年には、最高裁による精神鑑定への言及が再度なされる。上記平成 20 年の判決文にある、「……**鑑定の前提条件に問題があったりするなど、これを採用し得ない合理的な事情が認められるのでない限り、その意見を十分に尊重して認定すべきものであるというべきである**」を受ける形の記述となっている。

> **最高裁平成 21 年 12 月 8 日決定より（最高裁第一小法廷平成 20 年（あ）第 1718 号）**
> 専門家たる精神医学者の精神鑑定等が証拠となっている場合においても、鑑定の前提条件に問題があるなど、合理的な事情が認められれば、裁判所は、その意見を採用せずに、責任能力の有無・程度について、被告人の犯行当時の病状、犯行前の生活状態、犯行の動機・態様等を総合して判定することができる。そうすると、裁判所は、特定の精神鑑定の意見の一部を採用した場合においても、責任能力の有無・程度について、当該意見の他の部分に事実上拘束されることなく、上記事情等を総合して判定することができるというべきである。

すなわちこれは、平成 20 年の「鑑定人の意見を尊重せよ」に対し、「だが鑑定人の意見を採用しなくていい場合もある」と注意書きをつけたかのような判決文である。また、精神鑑定の意見の一部を採用し、一部を却下することもできるという最後の一文にも注目すべきである。

そして「鑑定人の意見を採用しなくていい場合」とは、「**合理的な事情が認められ**」た場合であるとされているが、何をもって合理的な事情とするかについての具体例は「**鑑定の前提条件に問題がある**」が挙げられているにすぎない。その他の事情については判例を通して見ていく以外にないであろう。

上記、平成 20 年最高裁判決、及び平成 21 年の最高裁決定、さらに 1931 年大審院判決を合わせると、最高裁が示す責任能力についての判断過程は、図 2-6B のように示すことができる。

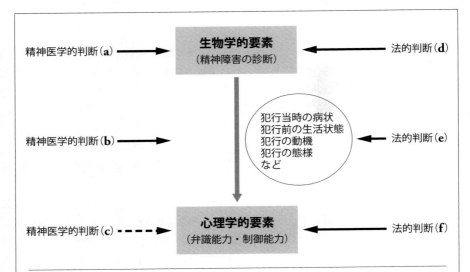

図 2-6B　最高裁が示した責任能力の判断構造

Case 7

一家皆殺しの企て

完全責任能力

現住建造物等放火、殺人、殺人未遂被告事件
水戸地方裁判所平成12年（わ）第736号
平成14年3月4日判決

妄想と犯行の関係が論じられる裁判で完全責任能力となるのは、(1) 妄想はあった。しかし犯行は性格に基づくもので、妄想とは無関係、または、(2) そもそも妄想は存在しないのいずれかと裁判所が認定した場合である。本件は(1)と認定された。判決は死刑である。

恨みの対象となっていた一家を皆殺しにしようとして夜間に放火。気づいて起きた人々にはガソリンをかけて焼き殺したという犯行である。

事件

先行事情

判決文には、まず、被告人が結婚して家族を持つまでの経緯が示されている。

> 被告人は、昭和22年、岩手県岩手郡 a 村で出生し、地元の小中学校を経て、盛岡市内の工業高校を卒業後、神奈川県内で約3年間会社勤めをしたが、実兄が茨城県日立市内に自宅を新築したのをきっかけにそこを退職し、同市に移り住み、実母及び兄弟と同居するようになった。被告人は、手に職をつけて独立しようと考え、同市内の職業訓練所で約1年間自動車塗装等の職業訓練を受けた後、多様な経験を積むため、同市内や横浜市内、東京都内の自動車板金塗装工場等で約6年間稼働した後、昭和51年12月ころ、肩書住居地に工場と家を建てて、「甲板金塗装」の屋号で自動車板金塗装業を営むようになり、まじめに稼働していた。ところで、被告人と同じ町内に住む漁師のAは、被告人に自動車の塗装修理を頼んだ際の印象やその仕事振りから、被告人がまじめで礼儀正しい人間であると感じ、昭和52年秋ころ、同人の妻Bの姪の乙子との縁談を持ちかけたところ、被告人は、これに応じて見合いをし、その後も数回会うなどするうち、自己が適齢期にあったことやお互いに好印象を持ったことから、同年11月、A夫婦の仲人で結婚式を挙げ、同年12月に乙子と婚姻した。

30歳で結婚。ここまで、特記すべきことはなかった。被告人は元々まじめな人物であった。

> 一方、A夫婦や乙子、その母の己らは宗教団体である丙会の会員としてその教義を信じ、これにのっとった生活をしていたところ、乙

　　　　子は、結婚後もその信仰を続けてゆきたいと考えていたものの、被告人が丙会員ではないことがその妨げになるのではないかと危ぐしていたことから、そのことを聞かれたＡは、被告人らが新婚旅行から戻った直後から、数日おきに被告人方を訪れては、被告人に丙会の教義を説き聞かせるなどして丙会員になるよう誘い始めた。

　結婚直後から、被告人に対し、入信の勧誘が始められる。

　　　　ところが、被告人は、勧誘を受けても丙会員になろうとしなかった亡父の影響や、入会すれば病気が治る、金が貯まるなどといった勧誘の言葉に対する反発から丙会を快く思っていなかったため、Ａから繰り返し勧誘を受けることを苦痛に感じ、次第に、仕事があるなどとして話を切り上げ、丙会員になろうとはしなかったため、Ａも無理強いはせず、昭和53年夏ころには、Ａが被告人方を訪ねて丙会の話をすることはなくなった。このようなこともあって、被告人は、乙子も丙会員であることを知り、良い気持ちはしなかったものの、いったん結婚した以上、乙子の信仰も尊重しようと考え、同女が丙会員でいることを了承した。

　被告人は入信を断った。丙会（宗教団体）への反感も持っていた。だが妻が信仰することは容認している。すなわち、自らが信仰する意思はないが、家族が信仰することは特に構わないという姿勢である。ごく自然、ないしは寛大とさえ言い得るものである。

　　　　ところが、乙子は、結婚して約１年たったころ、被告人が自宅の柱に貼った神社の御札が剥がれているのを認め、丙会以外の宗教は邪教であるとの考えから、これを無断で捨てたところ、これに立腹した被告人が同女を怒鳴りつけたことがあり、また、昭和54年ころ、乙子とＡが、被告人が使っている洋服だんすに丙会の信仰に用いる曼陀羅を安置したい旨言ってきたことから、被告人が、「なんでおれの洋服だんすを仏壇にしなければならないんだ。」などと激怒し、同女らにこれを断念させたことがあり、さらに、乙子が長女を妊娠した際、被告人の実母が成田山でもらってきてくれた安産祈願の御札を、乙子が前同様の考えから捨ててしまったため、被告人が憤慨

し、「もしお前が丙会を続けるというのなら、子供を堕ろして出て行ってくれ。」などと迫ったことから、乙子は、以後丙会の信仰はしないと約束したが、被告人は、乙子に対する不信感を払拭できないでいた。

被告人と妻の宗教の違いから、このようにいくつもの争いが発生するようになり、妻への不信感が成長してきた。妻は信仰の話はしないと約束したが。

そして、昭和 56 年ころ、丙会の方式で行われた親戚の葬儀に出席した際、被告人は、己が長女を膝に乗せて丙会の題目を唱えるのを見て、己らが長女を丙会に入会させようとしているものと思い込み、乙子に言わせてこれをやめさせたことがあった。

妻はもちろん信仰をやめたわけではない。丙会とそれを信仰する妻への被告人の反感は強まっている。

このような乙子ら丙会員との関わりの中で、被告人は、丙会に対する反感を強めるとともに、丙会では題目を唱えるよりも折伏して会員を増やすことが大事であるとしていることから、丙会員の勧誘は執ようであるとの考えを深め、子供らが無理やり丙会員にされないよう非常に警戒するようになり、そのころ、A家が日立市 b 町 c 丁目に引っ越しをした際には手伝いに行くなどしたものの、翌年に長男が生まれた後は、丙会員である乙子の親族らが子供らを丙会に引き込もうとしていると考え、親戚付き合いもあまりしなくなっていった。

丙会への反感・警戒心がどんどん高まっている。

昭和 58 年ころ、被告人は、乙子に性交を拒まれたことや、同女がカンジタ膣炎に罹患したことなどから、同女が浮気をして性病を移されたものと思い込んでその旨問いただし、これを強く否定されても聞き入れなかったことから、夫婦仲は次第に悪化していった。その後の昭和 61 年ころ、被告人が己の悪口を言ったため、乙子が被告人に殴りかかろうとし、これに対して被告人が乙子の顔面を平手

で殴打したことなどから、乙子が子供らを連れて実家に帰ったことがあり、昭和62年に入って、被告人が謝罪して再び同居するようになったものの、そのころから数年間、夫婦間での性交渉はなくなり、被告人は、乙子と離婚するしかないと考えるようになったが、子供のためを思い、長男が18歳になるまでは離婚せずに乙子らとの生活を続けることにした。

夫婦関係は冷め切ったが、離婚には至らなかった。
乙子の浮気が事実か否かは不明である。

平成7年に、被告人は、背中の痛み等のために入院したことを機に板金の仕事を辞め、数か月間千葉県内の不動産会社で営業員をした後、警備会社で稼働していたが、同年秋ころ、知人から、乙子が、同女の勤務先のゴルフ場関係者を駅まで送ったと聞き、乙子がそのゴルフ場関係者と浮気をしているなどとして同女を責めるようになり、平成8年秋ころからは、乙子に対し、その頭髪を引っ張り回したり、平手で顔を殴打したり、足をけったりするなどの暴力を振るうようになった。平成9年3月に、被告人が、浮気していることを白状させようとして乙子に対し、その頭部を多数回殴打するなどしたことから、これに耐えかねた同女が子供らを連れて被告人方を出て、茨城県日立市内のアパートで暮らすようになったが、同年5月ころには、被告人が、窓ガラスを割るなどして同女方に入り込み、乙子に暴力を振るうなどしたため、被告人の実母らを交えて相談した結果、子供らは乙子が引き取って被告人と乙子は離婚することとなり、不本意ながら、被告人は、同年9月、調停により離婚した。

離婚した。浮気の疑いが主因である。浮気が事実か妄想かは尚不明であるが、被告人の暴力的な行動は度を越しているというべきで、被告人の嫉妬妄想の疑いは濃厚である。

被告人は、離婚後、生活に張りがなくなり、警備会社の仕事を辞め、数百万円もあった預貯金を取り崩しながら、昼過ぎに起きてテレビを見たり、社交ダンスをしたり、深夜にドライブをしたりするなどして無為に過ごすようになった。

離婚後からこのように非生産的な生活を送るようになった。
　これを「**離婚後、生活に張りがなくなり**」ということの結果として了解可能とみるか否かは微妙である。

> 他方で、被告人は、子供らの様子が気になって、深夜、同人らが住むアパートのそばまで行き、子供らの様子をうかがうなどし、平成10年8月ころには、乙子に、長男の勉強を見てやろうなどと話したが、にべもなく断られたため、A方に行き、Aからも乙子に口添えをしてくれるよう頼んだが、Aにもこれを断られ、さらに、借金を申し込んでも、「お墓を買ったばかりで金がない。」などと言われて断られた。

子供を気にかける被告人。しかし、冷たくあしらわれている。

> そのころから、被告人は、不本意な離婚をした挙げ句、愛する子供とも別れなければならなくなったのは、丙会員であった乙子と結婚したためであり、事前に同女が丙会員である事実を告げないまま、これを隠して同女と結婚させ、被告人を丙会員にさせようとしたとして、A夫婦にだまされたと感じ、自分の結婚生活の失敗は、元をただせばA夫婦が原因であると考えるようになり、

　今の不遇の原因を、仲人のA夫婦と丙会に帰すようになる。これを単なる逆恨みや勘ぐりと見るか、それとも妄想と見るかは微妙だが、この後、かなりはっきりした妄想が出て来ている。

妄想の発生

> さらには、さしたる根拠もないのに、自らが丙会から監視されているように感じたり、被告人がプールの駐車場で他人とトラブルになったこと、警備会社の食堂で食事をした際に腹痛になったことや電話に雑音が入ることなどは、すべて丙会の嫌がらせであると確信したりするようになった。

被害妄想である。このように、自分にかかわるいくつもの不都合を、特定の

対象のせいであると考えるのは、正常心理の延長というレベルを超えており、妄想であるといえる。

　　　　　　　　　　平成 10 年 11 月ころ、被告人は、ヒッチハイクで茨城県下館方面に行った際、自動車を盗んで逮捕され、平成 11 年 1 月、窃盗罪により懲役 10 月、3 年間執行猶予の判決を受けたが、その後も前記のとおりの無為な生活を続け、

　元々はまじめだった人物が、無為な生活に陥り、刑事事件まで起こしている。この変化は、不幸な結婚生活の結果自暴自棄になったという正常範囲の心理的反応と見るか、それとも何らかの精神障害（すなわち脳の病気）が発症し、徐々に悪化することに伴う人格の変化と見るかは難しいところである。

　　　　　　　　　　平成 12 年 2 月ころには預貯金の残高も少なくなった上、それまでの自分の人生を振り返って自棄な気持ちが高じ、自殺を考えるようになった。

　この時点で被告人が考えているのは自殺であるが、この後、自分をここまで追い込んだ者たちに「一矢報いたい」と、殺害を考えるようになる。

動機の萌芽

　　　　　　　　　　そこで、被告人は、自分が死んだ後の子供たちの生活のことを考え、同月 9 日付けで、子供らあてに、財産の処分や学費の手当て等のほかに、「丙会をやらないで俺が死ぬのもその為なのだから元気で生きて行ってください。」などという記載のある遺書を作成した。このように、自殺について思いめぐらすうち、被告人は、乙子や A 夫婦を始めとする乙子の親族に人生をめちゃくちゃにされたのに、自分一人が自殺するのでは悔しいと考え、自殺するにしても同人らに一矢報いたいと考えるようになり、当初は乙子を道連れにしようと考えたが、子供たちから母親を奪うのは哀れであるとして、更に考えをめぐらすうち、乙子よりも同女を操っている丙会や、被告人をだまして乙子と結婚させ、丙会に引き入れようとした A 夫婦が諸悪の根元であるから、自殺の道連れとして同夫婦を殺害しようと考

えるようになり、同人方にガソリンを撒いて火をつけて、Ａ夫婦のみならずその娘夫婦や孫らをも道連れにして自分が焼死してしまえば、騒ぎが大きくなって、世間に丙会やＡ夫婦らが自分に対してどれだけひどい仕打ちをしてきたかがよく分かってもらえるなどと考えるようになった。

　このように、犯行によって、自分の苦しみと、その苦しみの原因である相手の悪事を人々に知らせようという意図は **Case 6　青物横丁医師射殺事件**と同様で、妄想が関連する犯行にしばしば伴う動機である。

妄想の発展

　被告人は、かなりの期間にわたって丙会から嫌がらせを受け続けていたと述べている。次の通りである。

> 被告人は、捜査段階において、板金工場から何度もスプレーガンがなくなったこと、空気を送り込む塗装用ブースを作った際、逆に送風装置からワックスの粉が降ってきてうまく塗装ができなかったこと、町内の旅行会で幹事をしていた際、参加しなかった人に積立金を返金したのに、受け取っていないと言われて騒ぎになったため、自腹を切って支払わざるを得なくなったこと、本件直前、Ａ方付近で、深夜、自動車が壊されたことがあったが、その犯人が被告人であると疑われたことを挙げ、さらに、公判廷においては、結婚して半年か１年くらいしたころ、防錆管理士や危険物取扱資格の証書がなくなっていたこと、車を乗り替えるとすぐにラジオが壊れてしまうこと、板金作業用のつなぎのポケットの同じ場所に度々穴が空いたこと、プールの駐車場で駐車をめぐって他人とトラブルになったこと、友人との電話が盗聴されていてしばしば雑音が入ったこと、警備会社の食堂で食事をすると腹痛が起きたこと、夜間、治療中の歯が痛んだこと、丙会員に終始監視されていたことなどを挙げる。

　このように自分の身の回りの多くのことを妄想に結びつけて考えるのは、妄想を有する患者に典型的な思考である。但し後述するように、裁判所は上記について「妄想」という言葉を避け、「思い込み」と表現している。

動機の固定

平成 12 年 2 月 29 日深夜、被告人は、乙子方の様子を見に行った帰りに、大型トラックにパッシングをされたり、クラクションを鳴らされたことから、これも丙会による嫌がらせであると考え、それまでの丙会に対する反感が高じるとともに、自暴自棄な気持ちから、もう死んでもいいと思い、自殺を決意するとともに、その道連れに A 夫婦らを殺害して一矢報いようと決意した。

すべてが丙会への妄想につながるという様相を呈している。これまでのケースと同様、妄想を有する患者に特有の心理である。

犯行

帰宅後、被告人は、母親らにあて、迷惑をかけることを詫びる書き置きをし、乙子あてに、「恨みがどんな物か教えてやる特に逆恨みを見ろ丁と戌は丙会にするなよ、だからお前も丙会はできないと言うことだ」とのメモを書いた。その後、被告人は、補助燃料やごみを燃やす際の着火燃料にするためのガソリンをペットボトルに入れて車庫内の流しの下に入れてあったことから、そのペットボトルのうち、500 ミリリットル入りのもの 4 本を赤色ショルダーバッグに入れ、1500 ミリリットル入りのもの 6 本を二重に重ねたビニール袋に入れると、下着をはき替え、これを他の汚れた下着とともに買い物袋に入れ、着火に用いるためのライターを 10 個用意し、乙子あてのメモをシャツの胸ポケットに入れた。被告人は、前記バッグを首にかけ、前記ビニール袋等を持って車庫に行くと、これらを自動車に載せ、A 方に入る際に使用するため、バール 2 本を持ち出して自動車に積み込んだ上、同年 3 月 1 日午前 3 時 15 分ころ、被告人方を出て、e 川にかかる橋上から前記下着を投棄した後、乙子方に立ち寄って郵便受けに前記メモを差し込むと、A 方に向かった。

ガソリン。ライター。バール。準備万端整え、犯行に向かう。

そのころ、A 方においては、西側寝室において B とその孫の E が、

東側寝室においてA夫婦の養子のC、同夫婦の一人娘でCの妻のD、同夫婦の孫のFがそれぞれ就寝していたが、Aは出漁中で不在であった。同日午前3時30分ころ、被告人は、A方付近路上で自動車を降りると、前記バッグを首にかけて袈裟がけにし、前記ビニール袋とバール2本を持ち、A方敷地北側の出入口を経て勝手口に至り、バール2本を使って勝手戸をこじ開けると、前記ビニール袋に入れたガソリン入りのペットボトル6本を勝手場に置き、そのうちの1本を取り出し、前記バッグを首にかけた状態で、A夫婦の寝室を探し、西側寝室に向かった。被告人が西側寝室の戸を開けると、頭を南側に向けて布団が2組敷かれていたので、A夫婦が寝ているものと思い、これらの布団にガソリンをかけて火を放ち、一家全員を皆殺しにするとともに同人方を焼損しようと決意した。

　仲人のA夫婦のみならず、その家族を皆殺しにしようという確信的な決意である。
　犯行は次の通り。

　　　罪となるべき事実
　　　被告人は、前記経緯から、茨城県日立市b町c丁目f番g号所在のA方居宅（木造瓦葺平家建・床面積約163.68平方メートル）に放火して現在するその家族全員を殺害しようと企て、平成12年3月1日午前3時30分ころ、B（当時71歳）、C（当時45歳）、D（当時40歳）、E（当時13歳）及びF（当時11歳）が現在する前記居宅の西側寝室において、殺意をもって、就寝中のB及びEが使用している掛け布団にそれぞれガソリンを撒いた上、所携のライターでその掛け布団2枚に点火し、前記居宅仏間において、畳にガソリンを撒いて前記ライターで点火するなどして火を放ち、次いで、前記居宅の西側寝室において、起き出してきたBの背後から、その着衣にガソリンを浴びせかけて同室内で炎上中の火を燃え移らせ、前記居宅の居間において、起き出してきたCの背後から、その着衣にガソリンを浴びせかけて同室内で炎上中の火を燃え移らせ、さらに、前記居宅中央勝手場において、鉢合わせしたDの正面からその着衣にガソリンを浴びせかけて同室内で炎上中の火を燃え移らせ、よって、そのころ、Aほか5名が現に住居に使用し、かつ、Bほか4名が現在

する前記居宅を全焼させて焼損するとともに、同年4月3日午後5時8分ころ、同市h町i丁目j番k号所在の株式会社△△総合病院において、Bを全身熱傷による多臓器不全により死亡させて殺害したが、Cに全治不明の顔面・背部・両上肢・足部熱傷の、Dに加療約6か月間を要する顔面・左上肢・左胸部熱傷の、Eに加療約6か月間を要する顔面・両手熱傷の傷害をそれぞれ負わせたにとどまり、また、Fは戸外へ逃れたため、同人ら4名を殺害する目的を遂げなかったものである。

　火事に気づいて起き出してきた人々には、ガソリンを浴びせかけて火をつけるという、残虐な犯行である。結果、1人を殺害、3人に重傷を負わせている。
　犯行直後の被告人の言動は次の通りであった。

　　　被告人は、犯行後、A方において、ペットボトルのガソリンを自らの頭にかぶり、焼身自殺をしようとしたが、あまりの熱さに耐えきれず、戸外に駆け出し、もう一度屋内に入ろうとしたが、熱さのため中に入ることができず、そのまま、髪や服がくすぶった状態で、呆然とA方勝手口付近に立ちつくしていたところ、近所に住むHやIがこれを認め、被告人を道路脇まで連れて行き、「こんなことやったら死刑だぞ。」などと問い詰めたところ、被告人は、「分かってる。死刑覚悟でやったんだ。恨みがあるからやったんだ。」などと言い、その後、救急車が到着してBがこれに乗り込もうとして被告人のそばを通ろうとした際、同人に襲いかかろうとしてIらに取り押さえられた。

裁判

　弁護人は次のように主張した。心神耗弱の主張である。

　　　弁護人は、本件犯行当時、被告人は、妄想性障害（いわゆるパラノイア）に罹患しており、事理を弁識する能力に欠けるところはなかったものの、乙子の浮気や丙会の嫌がらせ等の妄想を抱いていたため、その弁識に従って行為する能力が著しく減退していたから、

心神耗弱の状態にあった。

　これを受けて裁判所は、被告人が丙会から受けていたと称する嫌がらせ（上記 **妄想の発展** に記した、板金工場から何度もスプレーガンがなくなった〜丙会員に終始監視されていたこと）について、次のように述べている。

　　　　以上の事象に丙会が関与していたことをうかがわせるに足る証拠は全く見当たらない上、被告人が指摘する事象の多くは、被告人自身のミスであったり、日常生活上、頻繁に起こり得るものであることからすると、以上の事象に丙会が関与していたとの事実は認められず、いずれも被告人の思い込みにすぎないものといえる。

　身の回りに起こった多くのことを、妄想に関連づけて考える。すべては、自分の確信内容（妄想）が正しいことを裏づけると考え、その結果さらに妄想の確信が強化されるという悪循環である。明らかに妄想である。だが裁判所はこれらを「思い込み」と表現している。「妄想」という語を避けた意味深長な表現であり、この表現を取った理由は後に明らかになる。

　　　　なお、被告人自身も、これらの点につき、丙会の嫌がらせであると認めるだけの証拠はなかった旨繰り返し述べていることからすると、被告人は自らの主張の根拠が薄弱であることを自覚しながらも、自らの考えに固執しているものと認められる。

　上記には、第一に精神医学の、第二に裁判の、重要な事項が1つずつ凝縮されている。
　第一は、妄想を有する患者は、こういう言い方をすることがしばしばあるという点である。すなわち、自分の確信内容には、証拠はない、根拠はない、ということを自ら述べる。だがいくら根拠が薄弱でも、または、根拠がなくても、本人は正しいと確信している。それこそが妄想なのであって、根拠が薄弱なことを認めていることが、病識があるということにはならない（これについては **Case 9 宮古島の砂** で詳述する）。
　第二は、判決文には、こういう書き方がしばしばされるという点である。証拠がない、根拠はない、ということを自ら述べている。それはすなわちある程度の病識がある、換言すれば、妄想の確信度はそれほど高くないことを示して

いる。裁判所はそのように判断することが多い。
　裁判所の結論は次の通りである。

> 以上の事実を前提に、本件犯行当時の被告人の精神状態について、以下、検討する。まず、被告人は、本件犯行に至る経緯、動機、犯行態様、犯行後の行動等について、おおむね前判示のとおりの内容を詳細かつ具体的に述べており、犯行前後の意識も清明で、記憶もよく保たれていると認められる上、その内容は他の客観的な証拠によって裏付けられている。

　犯行とその前後の思考や意識が正常であったことをまず指摘している。

> また、前記3記載の被告人主張の各事実については、それらが丙会の嫌がらせであるとする点は別として、スプレーガンがなくなったことやプールの駐車場で駐車をめぐり他人とトラブルになったこと等の事実自体は、客観的な裏付けはないものの、被告人の供述内容が具体的かつ自然であり、その存在を疑わせるに足りる事情もないから、被告人が現実に体験、認識したものと認められるとともに、本件犯行当時、被告人が幻覚、幻聴を覚えていなかったことが認められる。

　被告人の主観の中では、現実に体験、認識したことは確かである。だが、そのことと、客観的に存在したか否かは別である。別であるが、反証がないこと、及び、「**被告人の供述内容が具体的かつ自然**」であることに基づき、これらが事実であったと裁判所は認定している。この手法は、裁判所による事実認定の定法である。

> また、被告人は、本件犯行が及ぼす社会的影響までをも考慮して被害者を選択し、放火という犯行態様を決め、周到な準備をしていること、犯行の約1か月前には子供らの将来に対する配慮から、周到な内容の遺書を作成し、犯行当日にも、実母らに迷惑をかけることを考えて書き置きを残したり、自宅に汚れた下着を残すのをはばかってこれを投棄したりするなど、本件犯行当時も合理的な思考、活動をしていたことからすれば、本件犯行当時、被告人の人格に特

段の破綻はなかったと認められる。

「**被告人の人格に特段の破綻はなかった**」。その通り。妄想性障害ではそれが普通である。妄想性障害では、人格に特段の破綻はきたさない。ここが統合失調症との大きな違いであるというのが精神医学における一般的な考え方である。

しかるに法律的な観点からは、判決文のここまでの流れ、すなわち、「思考や記憶は正常」、「幻覚はない」、「人格に破綻はない」という、被告人の正常な部分の列記は、責任能力ありという結論に導く序曲であると言える。

> 次に、被告人は、前記3記載のとおり、丙会から監視されるなど種々の嫌がらせを受けていた旨供述している上、A夫婦は、被告人を丙会に引き込む目的で、乙子が丙会員であることを隠したまま、被告人に結婚を勧めたのであり、その後、被告人が度重なる勧誘にもかかわらず丙会員にならなかったことから、乙子が浮気をしたり、被告人の子供らを丙会に引き込もうとしているなどと考えるに至っているのであるが、被告人がこのような被害妄想ともいうべき考えに至った背景には、実父の影響もあって元来丙会に対して反感を抱いていたこと、結婚するまで乙子が丙会員であることを知らされていなかったこと、結婚生活が始まると、Aが数日おきに被告人方を訪ねては丙会の教義を説くなどして入信を勧誘したこと、乙子が安産祈願の御札を被告人に無断で捨ててしまったこと等の事情が認められ、一応、現実的な裏付けがあるというべきである。

被告人が妄想を持つに至るまでの経緯である。そこには現実的な裏付けがあると指摘している。但し「**一応**」現実的な裏付けがある、と「**一応**」がついている。

> また、被告人は、昭和58年ころから乙子が浮気してると確信しており、いわゆる嫉妬妄想を抱いていたと認められるが、これについても、同女がカンジタ膣炎に罹患したことを契機にそのような妄想を抱くようになったという点で一応現実面において裏付けがあったというべきである。

再度、「一応」である。

> 他方で、被告人の人格、思考が前記の被害妄想や嫉妬妄想に支配されていたとすれば、被告人としては、自己の信条を曲げてでも丙会に入会することも、あるいは逆に、早々に乙子と離婚して丙会員である同女やその親族と縁を切ることも十分可能であったと考えられるが、

Case 5 で述べた通り、妄想との関係で責任能力を論ずる場合には、その妄想に「支配」されていたか否かが重要なポイントになる。判決文の上記部分は、本件被告人は妄想に支配されていなかったことの根拠を述べようとするものである。すなわち、「**被害妄想や嫉妬妄想に支配されていたとすれば**」から始まる内容は、「これこれの事実がもしあれば、支配されていたといえる」という記述であり、逆にそれら事実がなかった以上、支配されていない、という結論が導かれる。

本件被告人において、妄想に支配されていたとすれば、離婚して縁を切ることも可能であったという指摘はともかくとしても、丙会に入会するという手段があったという指摘はどうかと思うが、とにかく裁判所は、そのような方法も十分可能であったと述べている。もちろん被告人は丙会に入会せず、離婚もしばしば思いとどまっている。

> 被告人は、丙会へ入会することもなく、また、長男が 18 歳になるまでは離婚しないとの考えから、子供のためを思って平成 9 年 9 月まで乙子との結婚生活を継続していたとの事実が認められることに加え、嫉妬妄想を抱くようになった後も、平成 8 年ころまでは、この妄想に基づいて乙子に暴力を振るうといったこともなかった上、離婚後の平成 10 年 8 月ころ、A 方に行き、A に、長男の勉強を見てやりたいのに乙子に断られたとして、乙子へとりなしをしてくれるよう頼み、さらに、借金を申し込むなど、自ら、反感を抱いているはずの A と話をしていることからすると、

以上、妄想が強固でなかったことを裏付ける根拠であると裁判所が考える事実の指摘である。そして結論はこうである。

> 被告人が、些細な事象を取上げて、これが丙会による嫌がらせであるなどと考えたことは、訂正不能な誤った観念という意味では一応妄想というべきものであるが、その妄想によって被告人の思考や行動が支配されていたとは認められないから、本件犯行当時、被告人には、その人格を支配するほど強度な妄想はなかったというべきである。

また「一応」が出ている。「**一応妄想というべき**」とは、妄想だと言っているのかいないのか曖昧であるが、「妄想と認めることには気が進まないが、認めざるを得ない」というニュアンスが読み取れる記述である。そして上記に列記した事実は、「**その妄想によって被告人の思考や行動が支配されていたとは認められない**」ことの根拠であるという指摘である。ここから「**本件犯行当時、被告人には、その人格を支配するほど強度な妄想はなかったというべき**」という結論が導かれている。

さらに、被告人の性格に言及している。

> このことに加え、被告人の元来の人格、特に、まじめで、物事を機械的に考え、自らの考えに固執しがちな被告人の性格や信条からすれば、被告人自身がかねてから丙会に対して強い不快感や敵意を抱いていたことの投影として、丙会からの敵意を感じ、嫌がらせを受けていると感じるようになることや、本件犯行は恨みに基づく犯行であると被告人なりに正当化しようとして、被告人に不都合なことをことごとく丙会の嫌がらせであると主張するに至ることも、十分理解できるところである。

この記載から、裁判所は、性格を妄想とは別の次元にあるものとしていることが明らかである。そして、性格に基づく行為であれば、それは精神障害によるものではなく、よって、責任能力に問題はないとするのが裁判の定法である。

そして直後に次の文が続く。

> そうすると、被告人が、本件犯行に及んだのは、被害者らが被告人に嫌がらせ等を行っているという妄想に支配されたことが原因であるとは認められない。

この「**そうすると**」はやや飛躍があるものの、論理としては、「性格の影響が大きい以上、妄想に支配されたことが原因とはいえない」という判定は、この判定だけを取り出してみればそれなりに明快である。妄想をめぐる先のまとめ、すなわち「一応妄想というべきであるが、その人格を支配するほど強度な妄想ではなかった」は、相対的に性格の影響が強いという結論に導く布石であったと言えよう。

　一方、被告人の精神鑑定を行った鑑定医は、被告人を妄想性障害と診断し、責任能力については完全責任能力であると述べている。裁判所は上記認定と鑑定医の意見をあわせ、「本件犯行自体は、妄想を動機として決意されたものではなく、前記の通り了解可能な動機、経緯から敢行されたもの」であるとし、完全責任能力であったと結論している。

　被告人は、裁判においても法廷で、自己の被害者に対する恨みが正当なものであるという考えを声高に主張し続けた。裁判所はこの態度について、被告人自身の性格に由来するものであると述べている。

> 被告人は、公判廷において、自己の行為を真摯に反省悔悟する態度を見せることも、被害者らに対し心からのお詫びの言葉を述べることもなく、不合理な弁解や自己正当化に終始しているのであり、それが改まる可能性は乏しいことからすると、今後も被害者らに対する慰謝に努めることはおよそ期待できない。これらが妄想性障害や拘禁反応に基づくものであるとしても、その妄想は被告人自身の元来の性格に由来するものであって、同情の余地はなく、被告人の反省の念の乏しさを示しているものというべきである。

　判決は死刑である。

　本件の先行事情から犯行に至る心理のフローチャートを図 2-7 に示す。

先行事情
妻とその実家との不仲
丙会への反感
まじめ・機械的・固執しがちな性格（a）

妄想
丙会から監視されている、嫌がらせされている（b）

動機の萌芽
怒り、恨み（c）

発展
様々な出来事を丙会の嫌がらせと解釈する（d）

動機の固定
自暴自棄、自殺の決意。道連れに被害者らを殺害すると決意し、計画・準備

犯行
放火と殺人

(a) 裁判所は被告人の性格を重視した。この性格から動機が生まれたと認定している。すなわち本図のような妄想の介在を裁判所は認定しなかった。
(b) 裁判所はこれらを「一応妄想と言うべき」としつつ、「その妄想によって被告人の思考や行動が支配されていたとは認められない」としている。
(c) 一家への怒り、恨みは被告人の性格に基づくものであって、妄想に基づくものではないと裁判所は認定した。すなわち、(b)はスキップし、(a)から(c)が生まれたという認定である。
(d) 「被告人にとって不都合なことをことごとく丙会の嫌がらせによると主張するに至ることも十分理解できる」とし、これら発展は妄想ではないと認定している。前記性格の影響のほうを重視しているのである。先行事情から犯行までは一直線であるが、先行事情としての「性格」が根本的原因と認定された瞬間、被告人に責任を減免される余地はないということになり、完全責任能力とされた。

図 2-7　Case 7：心理のフローチャート

刑事責任能力 (3)

　裁判では、性格と病気は明確に一線を画する概念として扱われる。犯罪が発生した時、それが性格に基づくものであれば、被告人は100％非難される。しかし病気に基づくものであれば、非難の程度は減ずる。減ずる程度は様々であるが、時には0％にまで減ずる。0％とはすなわち心神喪失である。判断能力なし、または、制御能力なし。そのレベルに達した場合が心神喪失である。但しあくまでも病気が原因でそのレベルに達した場合である。先に引用した大審院の判示、

心神喪失ハ精神ノ障碍ニ因リ事物ノ理非善悪ヲ弁識スルノ能力ナク又ハ此ノ弁識ニ従テ行動スル能力ナキ状態……

　の冒頭の「精神ノ障碍ニ因リ」という語句が、そのまま現代も生きている。そして、性格の偏りは、それがいかに著しいものであっても、「精神ノ障碍」(精神の障害)には、含まないというのが、我が国の法廷での一般的な姿勢である。
　丙会をめぐる本件被告人の思考は、精神医学的には間違いなく妄想である。裁判所は「一応妄想というべき」などの曖昧な表現を取っているが、判決文から読み取れる限り、裁判所は躊躇しつつも妄想と認定しているとみるべきであろう。
　だが本件の責任能力判断の決め手となっているのは、被告人の思考が妄想か否かではない。犯行自体が、むしろ性格の影響が大きいという認定である。妄想ありと認めている以上、妄想の影響を否定しているとまでは言えないが、性格の影響が混入していればその時点で心神喪失は否定され、性格の影響が一定以上大きければ、心神耗弱も否定されるというのが論理というものであろう。かくして本件は完全責任能力、死刑判決となっている。

司法からみた「妄想」

　心神喪失者の行為は、罰しない（刑法39条Ⅰ項）。すなわち、心神喪失と認定されれば、犯罪行為がいかなるものであっても、無罪である。
　心神耗弱者の行為は、その刑を減軽する（刑法39条Ⅱ項）。すなわち、心神耗弱と認定されれば、科される刑は軽くなる。どの程度軽くなるかについては規定はない。
　心神喪失とは、「弁識能力」または「制御能力」が完全に損なわれていることを指す。
　だが、「弁識能力」とは何か。「制御能力」とは何か。いずれについても定義はない。定義はないから、どのような場合に「完全に」損なわれているかについても、確固たる決まりはない。
　心神耗弱とは、「弁識能力」または「制御能力」が著しく損なわれている（但し完全には損なわれていない）ことを指す。
　ここにも心神喪失と同様の問題がある。「著しく損なわれている」については、「著しく損なわれてはいないが、相当に損なわれている」という場合とどう違うのかという問いも発生するが、これについても明確な答えはない。
　これらを抽象的に追究すれば、言葉の使い方の問題に解消してしまうことは明らかである。そこで実際には、裁判の実務でどのように判断されているかを検討していくのが、有意義な手法ということになる。
　2章では、心神喪失、心神耗弱、完全責任能力について、それぞれ1判例ずつを挙げた。
　いずれも被告人は犯行時に妄想を有しており、基本的には各ケースにフローチャートとして示した通り、

　妄想　→　動機の萌芽　→　発展　→　動機の固定化　→　犯行

というパターンを取っている。
　しかしながら、責任能力の認定は3つに分かれている。なぜか。ポイントを

振り返ってみる。

Case 5 階上に住む迫害者 —— 心神喪失 ——

　Case 5 は、かねてから階上の住人の騒音に腹を立てていた 35 歳の男性が、ついに怒りを爆発させ、路上でたまたま出会ったその住人を刺殺した事件で、犯行は**妄想に直接支配されていた**という認定であった。
　ここで「直接」支配されていたという裁判所の認定根拠は次の通りである。

　真性妄想が発生して以後、A が密かに入室して来ては、
- 物を盗んだり、
- 部屋の中の生活用品に塗料を塗ったり、
- 日頃自分が使用しているありとあらゆる物に傷を付け、壊したりして悪戯をされている

と確信し、
- 幾度も警察に訴えたり、
- 天井の一部にベニヤ板を張り、入口ドアに数個の鍵を付けるなど侵入防止策に没頭するようになり、

犯行に至る前日も、
- 錠前を気にしてイライラしながら仕事をし、
- 帰宅後は嫌がらせの証拠を確認するなど

していたものである。
　これらによれば、被告人の被害妄想、迫害妄想、関係妄想は、妄想知覚によって益々強化され、被告人の精神生活を大きく支配していた。被告人は、犯行直前、錠の留め金を直している時、たまたま A が通りかかったのを見て、同人が留め金を修理しているのを知り、酒に酔って冷やかしに来たと直観して激怒し、本件犯行に及んだのであって、犯行当時、被告人は、右の妄想に直接支配されていたと認めるのが相当である。

　裁判所はこのように被告人の異常性を列記することで、「直接支配」という認定を導いている。

Case 6 青物横丁医師射殺事件 ── 心神耗弱 ──

　Case 6 は、体の中に手術で異物を埋め込まれた、人体実験をされたという妄想に基づき、手術した医師を殺害した事件で、裁判所は「合理性の列記」などに基づき心神耗弱を認定した。本件についても裁判所の認定根拠を再掲すると、

- 妄想の内容は、理解困難（精神病的であることを示唆）。
- 妄想を抱くようになった経緯は、了解可能（正常な心理であることを示唆）。
- 動機の形成過程は、了解可能（正常な心理であることを示唆）。
- 犯行とその前後の行動は合理的で、了解可能（正常な心理であることを示唆）。

以上、了解可能な経緯で妄想が発生し、その妄想から、正常な心理によって動機が形成され、合理的に犯行が行われた。但し、妄想の内容だけは理解困難で精神病的である。

　裁判所の判断はこのように要約できる。
　これが、心神耗弱、すなわち、理非善悪の判断が著しく損なわれていた、または、その判断に従って行動を制御する能力が著しく損なわれていたという結論に如何にしてつながるかは明らかでない。明らかではないが、このような論法が、責任能力がかかわる現代の刑事裁判では一般的なものである。
　Case 5 の心神喪失と Case 6 の心神耗弱を分けたポイントは、Case 5 では妄想の影響の列挙、Case 6 では合理性の列挙である。
　これは一見すると合理的な論考方法のようだが、重大な問題を孕んでいる。
　いかに裁判で精密に検討しようとしても、およそ人間の言動のすべてを検討することはできない。また、検討した事項のすべてが判決文に記されているわけではない。すると、Case 5、6 に限らず、判決文に記されている内容は、被告人についての言動の一部にすぎない。換言すれば、取捨選択がなされている。**Case 5 階上に住む迫害者**において、被告人に合理的な言動が一切認められなかったということはあり得ない。判決文に記されなかった合理的な言動に目を向ければ、心神耗弱の判断に、さらには完全責任能力の判断にさえ傾くであろう。逆に、**Case 6 青物横丁医師射殺事件**において、列挙された合理的な言動が、もし判決文に記されず、妄想の影響だけが記されれば、心神喪失の判断に

傾くであろう。

　それが判決文であれ、科学論文であれ、記載されているデータが、実際に得られたデータの一部であれば、記載の前になされる取捨選択により結論は如何ようにも動く。

　かかる問題はどこまでも残るものの、かといって被告人についてのすべてのデータを検討せよという要求は非現実的である。一方、証拠裁判主義を採る以上、裁判所に証拠として提出されないデータは決して検討されない。したがって、検察官の立場に立てば、いかに「合理性の列挙」の元となる証拠を提出するかは大きなポイントとなろう。他方、弁護人の立場に立てば、「妄想の影響」を、犯行そのもののみならず、被告人の言動全体にいかに多く見出し証拠として提出するかが大きなポイントとなろう。さらに双方とも、互いに反対当事者（検察官にとっての弁護人；弁護人にとっての検察官）の提出した証拠が、同反対当事者の主張の根拠となり得ないことを示すことがこれに加わることになろう。

Case 7　一家皆殺しの企て ── 完全責任能力 ──

　Case 7 は、恨みの対象となっていた一家を皆殺しにしようとして放火し、起き出した人にはガソリンをかけて焼き殺したという犯行で、裁判所の認定は、被告人は一応妄想は有していたが、犯行は性格によるというものであった。「犯行は妄想に基づかない。性格に基づく」という認定がなされることで、上記 **Case 5、6** のような検討は論理上不要になり、完全責任能力がストレートに導かれることになる。これは、抽象的な論理としてはすっきりしているが、「妄想に基づくか、それとも性格に基づくか」という鑑別は、実際的には容易でない。

　以上、**2 章　妄想の法学**では、妄想を有する対象者（被告人）について、図A（1 章末　精神医学からみた「妄想」も参照）のステップ 3「法的問いへの回答」に強くかかわる事項である心神喪失、心神耗弱、完全責任能力の認定手法について、それぞれ判例に基づき述べた。

　いずれの判示も精密なものであるが、そもそも心神喪失、心神耗弱の定義が細部までは定められていないという基本的な問題が残されていることなどから、「法的問い」とは実のところ何であるか、すなわち、精神鑑定において鑑定医が裁判所に回答することを求められている問いは具体的に何であるかは曖

昧である。

　他方、精神医学的事項であるステップ 1 の診断についても、現代の精神医学には多くの問題が残されていることは 1 章で述べた通りである。

　妄想については、このように、精神医学の側にも司法の側にも未解決の深刻な問題が残されている。だがそれでも日々の実務は進行している。未解決の問題がいかに深刻であっても、解決されるまで結論を保留することはできない。医学と法学が出会うステップ 2 は、そんなカオスの渦中にある。本書のメインである **3 章 妄想の医学と法学**は、カオスの中を歩む試みである。

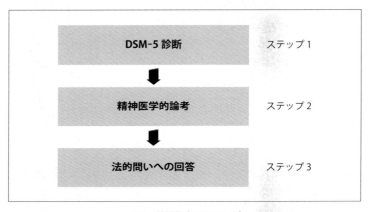

図 A　精神鑑定のステップ

第3章

妄想の医学と法学

Case 8

高校恩師殺害事件

妄想性障害／心神耗弱

殺人、銃砲刀剣類所持等取締法違反被告事件
甲府地方裁判所平成 18 年（わ）第 119 号
平成 19 年 7 月 19 日判決

動機形成過程での打算的・功利的な考え方、実行までに見られた逡巡、犯行後の罪の意識の吐露、これらに基づき、善悪の判断能力は、著しく損なわれていたものの失われてはいなかったと裁判所は認定した。

高校時代の恩師を殺害した事件である。裁判所は次のように動機を記している。

> 被告人は、かねてから自分は高校時代の担任教師であったA（当時59歳。以下「被害者」という。）によって人工的に精神病にさせられたなどと思い込み、被害者を恨んでいたが、平成18年3月1日ころ、当時投与を受けていた精神病薬の量が既に致死量に達し、自分は間もなく死亡してしまうなどとも思い込むようになったことから、自分が死亡するにもかかわらず被害者が生き続けるのは許せないなどと考え、被害者を殺害することを決意した。

自分は人工的に精神障害にさせられた。そして自分は間もなく死ぬ。自分だけが死ぬのは許せない。だから殺す。それが犯行の動機である。そして、恩師の家の近くの路上で、殺害を実行した。

上記要約だけですでに、本件犯行は妄想に影響されたものであることが明確に読み取れる。

精神鑑定の結果、被告人は妄想性障害と診断され、裁判所による責任能力認定は心神耗弱であった。すなわち、「妄想性障害により、弁識能力または制御能力が著しく損われていた。但し完全に損われてはいなかった」が裁判所の結論である。この結論に至った論考が、被告人の精神症状のかなり詳細な記載とともに判決文に記されている（以下、特に年号の記載のない日付については平成18年のものである）。

事件

先行事情

(1) 被害者に人工的に精神障害にさせられたなどと考えるまでの経過

被告人は、中学校卒業後、昭和54年4月にC高校に進学したが、同校の卒業式を控えた昭和57年2月ころから独りごとや不眠の症状が出現し、同月下旬ころには、学生服を刃物で切って川に流したりするなどの奇行に及ぶようになった。被害者は、当時被告人のクラスの担任教師であり、卒業式の前日も被告人を自宅に泊め、被告

人の相談に乗るなどしていた。被告人の症状は卒業式当日も改善せず、その後、同年3月6日、被告人は、精神分裂病（統合失調症）と診断され、精神科の病院に入院した。

　独り言。不眠。そして奇行。統合失調症の典型的な発症パターンの1つである。**Case 1 ハードクレーマー** では、漠然とした不調や引きこもりが初発症状で、以後、徐々に幻聴や被害妄想が明らかになってくるという形であった。統合失調症の発症は、そのような漠然とした徴候から始まる場合もあれば、本件のように、独り言、奇行など、かなり初期の時点で精神病を思わせる症状が見られる場合もある。

　但し精神鑑定の結果は前述の通り妄想性障害であって統合失調症ではない。妄想性障害という診断名の中には、**Case 3 尾行の影** に既述の通り、かなり統合失調症に近いものから、単なる疑ぐり深い性格との区別が難しいものまで、非常に幅広いものが含まれている。本件は妄想性障害の中でもかなり統合失調症に近いものであると見るべきであろう。このようなケースでは、医師によって診断は分かれることがしばしばあり、本件は統合失調症と診断されても矛盾はないケースであったと思われる。

　本件でこのような異常の一端が最初に認められたのは高校卒業の頃である。後に被害者となる高校担任教師は、親身に相談に乗っていた。その後本人は、精神科病院で入院治療を受ける。

妄想の発生／動機の萌芽

　被告人は、同病院に約3か月弱の間入院した後に退院し、以後は通院を続けるようになったが、昭和59年10月ころになると、C高校の教師に対する恨みを口にするようになり、昭和61年11月には、木刀を持ってC高校に押しかける事件を起こすなどした。そして、そのころから、被告人は、自分はC高校によって精神障害にされた、卒業式の前日に被害者宅に泊まった際、被害者から何らかの方法で人工的に精神障害にさせられたなどと考え、被害者に恨みを抱くようになった。被告人は、その後も、被害者の転任先の高校に押しかけるなどしたり、被害者を相手に精神病の治療に協力することを求める調停を申し立てたりするなどしていた。

「教師によって精神障害にさせられた」というこの被告人の妄想は、「医師によって体に異物を埋め込まれた」という **Case 6 青物横丁医師射殺事件** の被告人の妄想と共通する色彩がある。但し、青物横丁事件では、現にその医師から手術を受けたという事実がきっかけであり、本件は何のきっかけもないという違いがある。

妄想の発展／動機の固定

　　(2)　被害者に対する殺害動機を形成するまでの経過
　　　　被告人は、昭和57年の入退院の後も、精神科の病院への通院を続け、精神病薬の投与を受けていたが、平成18年3月1日、主治医から抗精神病薬を注射してもらった際、これまで感じたことのない強烈な体の重苦しさやだるさを感じた。被告人は、自分が投与された抗精神病薬の量は、かつて書物で読んだことがある量を上回っているのではないか、もはや自分は死亡してしまうのではないかなどと勝手に解釈し、さらに、前記のとおり恨みに思っていた被害者について、自分が死んでしまうのに自分を精神障害にした被害者が生きているのは許せない、自分が生きている間に被害者を殺してやろうなどと考えるようになった。

　薬に対する被害妄想は、統合失調症や妄想性障害の患者に時々見られるものである。精神科の臨床では、このような妄想は治療拒否のきっかけの1つになることもあれば、医師への不信や敵意・攻撃につながることもある。本例ではそうはならず、「だから自分は死ぬ」となり、「それなら原因となった高校教師を殺す」という発想につながった。妄想から動機が生まれたのである。

　　(3)　殺害動機形成後、殺害を実行するまでの経過
　　　　被告人は、被害者の殺害を思い立つと、確実に殺害するためには刃物を使うのがよいなどと考え、3月3日ころ、本件凶器となるサバイバルナイフを購入した。また、被害者の家族を巻き添えにしないようにするとともに、被害者の家族に制止されないようにするため、被害者の家に押しかけるのではなく、携帯電話で被害者を家の外に呼び出した上、殺害する方法をとることとした。さらに、被告人は、3月3日ころ、殺人事件を起こせば勤め先に迷惑がかかって

しまうなどと考え、当時アルバイトをしていたパチンコ屋をやめ、3月5日には、当時社員として勤務していたホテルについても退職した。このような被害者殺害に向けての準備を進める一方、被告人は、実際に人を殺すのは怖い、自分が投与された抗精神病薬の量でも死なずにすむ可能性があるなら、被害者を殺すのは止めようなどと考えたことから、3月8日ころ、抗精神病薬の致死量について複数の医師に電話で問い合わせるなどした。

あれこれ、かなり計画的に考えている。つまりこのような思考能力は十分に残っており、本件犯行の実行に至るまでの思考過程には、このような合理的なものがかなりある。しかし、

問合せを受けた医師らは、いずれも被告人が尋ねた程度の量で死亡の危険が生じるなどとは回答しなかったが、被告人は、医師らからの回答を曲解し、自分は近いうちに確実に死んでしまうなどと思い込み、被害者を殺害する意思を強くした。

というふうに、不合理な思考もある。ここでは「曲解」と表現されているが、これも妄想が関連した思考である。このように、妄想が直接関連した事項についての思考は不合理であるのに対し、妄想と直接関連しない事項についての思考はかなり合理的（時には完璧といえるほど合理的）であるのが、妄想を有する患者の思考の特性である。一般にこの傾向は、妄想性障害では顕著であり、統合失調症では妄想以外の事項にまで不合理な思考が及ぶ場合が多い。

なお、上記のように、医師の説明を曲解し絶望的になるのは、**Case 4 拡大自殺** とも共通点がある。さらにいえば、周囲の出来事すべてを妄想と結びつけて解釈するという、**Case 2 尾行の影** などで指摘した妄想を有する患者の思考の特性というくくりで考えることもできる。妄想の訂正不能性の現れということもできよう。

殺害の意思を強くした被告人は、計画を実行に移そうとする。しかしその後も以下のように逡巡を繰り返している。

犯行

3月9日の昼間ころ、被告人は、被害者の殺害を実行に移すため、

サバイバルナイフを隠し持って被害者宅へと向かった。しかし、再び人を殺すのが怖くなったことからしばらく被害者宅周辺をさまようなどし、同日午後6時ころ、被害者を呼び出すために携帯電話で被害者宅に電話をかけたが、被害者の家族から、被害者が不在で午後10時ころになるまで帰らないと告げられたことから、その日は被害者を待つことはせず、帰宅した。

　という経緯で、犯行に一歩一歩近づいてきた。ここで、いったん躊躇したことは後に注目されている。この後も、逡巡を経て実行に至っている。

3月11日（土曜日）の午前中、被告人は、サバイバルナイフを隠し持って再び被害者宅へと向かったが、被害者宅付近に到着すると、この日も殺害を実行するかについて迷った。被告人は、その後昼過ぎころに被害者宅の様子をうかがったところ、若い男性（被害者の長男）が洗車をしていたことから、被害者を殺害しようにもその男性に取り押さえられ失敗してしまうなどと考え、殺害を断念して帰宅した。3月12日（日曜日）、被告人は、午前4時ころに目を覚まし、その後、夕方ころまでかけて、被害者の殺害を実行するかどうかについて迷い続け、結局、同日午後6時30分ころ、被害者は日曜日であれば家にいるであろうし、次の日曜日まで自分の命が持つかどうかは分からないなどと考え、被害者を殺害するためにバイクに乗って被害者宅へと向かった。被告人は、被害者宅から少し離れた神社にバイクを止めると、まず近くのラーメン屋で食事をとったが、その際、自分の家族のことを考えるなどして再び殺害を実行するかどうかを迷い、同日午後7時20分か30分ころ、ラーメン屋を出てバイクが止めてある神社に戻り、サバイバルナイフを腰に付けるなどして被害者宅へと向かってからも、再び迷いが生じて20分か30分ほど被害者宅の周辺をうろつくなどした。その後、被告人は、被害者を呼び出すべく携帯電話をかけようと被害者宅の近くの街灯の下へと移動したものの、なかなか電話を掛けることができず、しばらくの間、その場に座るなどしていた。

　このように、殺害を決意してからも逡巡があり、なかなか実行に移せないまま、被害者宅の周辺をうろつくなどしていた。それを不審に思った近隣の住人

が被害者に連絡する。

　　　　　すると、同日午後8時50分ころ、被告人の様子を見かけて不審に思った近所の人からの電話連絡を受けて、被害者が、被害者宅から出てきて、被告人に声を掛けてきたことから、被告人は、体格や声などから被害者であることを確認し、今、被害者を殺すしかないなどと被害者に対する殺意を固め、本件犯行に及んだ。

被害者から声を掛けてきたことが、殺害実行の直接の契機となった。

　　(4)　殺害状況等
　　　　　被告人は、被害者を殺害する決意を固めると、立ち上がりざま、腰に付けたサバイバルナイフを鞘から抜き、「なぜ、俺を精神障害にした。」などと叫びながら被害者に近づき、被害者の腹部を狙ってサバイバルナイフを思いきり突き刺し、その後も繰り返し腹をめがけてサバイバルナイフを数回突き刺した。そのうち、被害者が逃げるように離れたことから、被告人は、被害者を追いかけ、路上に倒れた被害者に対し、とどめを刺すべく何度もその体をサバイバルナイフで突き刺した。被害者は、被告人に刺されながら、自宅のほうから見ていた家族に対し、「警察を呼べ。救急車を呼べ。」などと叫んでいたが、そのうち両手で頭を抱えたまま血だらけになって動かなくなったので、被告人は、被害者が死んでしまったか、生きていたとしてももう助からないだろうと考え、その場を離れた。

　犯行前まではかなり逡巡があったが、ひとたび犯行に及ぶと、ためらいなくきわめて残虐な行為をなし、殺害という目的を達成している。

犯行後

　　(5)　犯行後の行動
　　　　　被告人は、現場から立ち去る際、不要になったサバイバルナイフを犯行現場に面した民家の庭に投げ捨て、警察に自首をしようと考えて携帯電話で110番通報をした。しかし、うまくつながらなかったことなどから、近くのガソリンスタンドに赴いて110番通報を要請

し、駆けつけた警察官に逮捕された。

目的を達成した後にはこのようにあっさり自首して逮捕されている。

裁判

犯行時の精神状態

起訴前と起訴後のそれぞれに精神鑑定が行われ、いずれも診断は妄想性障害であった。

> (6) 被告人の犯行当時の精神状態
> P医師作成の鑑定書及び同人の証言（以下、それぞれ「P鑑定」、「P証言」といい、両者を合わせて単に「P鑑定」ということがある。）や捜査段階で行われた簡易鑑定結果（甲26）、被告人供述等によれば、被告人は、本件犯行当時、妄想性障害に罹患していたと認められるほか、被告人が長年にわたって被害者によって人工的に精神障害にさせられたなどと思い込んでいた点や、3月1日ころに抗精神病薬の投与量が致死量に達し、自らの死が間近いなどと思い込んだ点は、いずれも妄想性障害に基づく妄想であったと認められる。

前述の通り、本件では診断が妄想性障害か統合失調症かは微妙であるが、裁判では妄想性障害に確定している。これはもちろん2人の鑑定医の診断がいずれも妄想性障害であったことによるが、それよりも、診断そのものが特に裁判の争点となっていなかったことが直接の理由である。診断に限らず、精神医学的にはかなり議論を要する問題点があっても、争点になっていない以上はあっさりと通過するのが、裁判の通例である。

責任能力

裁判所は次のように論考している。

> 以上の各事情及びP鑑定を総合し、被告人の責任能力について検討

する。
(1) 前記のとおり、被告人は、妄想性障害に基づき、被害者に人工的に精神障害にさせられたという妄想や、自らの死が間近いなどという妄想などを生じ、これを前提として被害者に対する殺害動機を形成したものと認められるところ、この殺害動機の了解可能性を検討すると、恨みの原因となった人工的に被害者に精神障害にされたとの認識を持つに至った思考過程は、通常人からみるとまったく了解ができないものである。

妄想発生までの思考が、全く了解できないという指摘である。ここに、性格の関与についての言及はなく、したがって、性格とは全く別次元のものとして妄想が発生したという認定である。

　　　また、自らの死が間近いとの認識を持つに至った思考過程について見ても、確実な根拠もなく、精神病薬に関する断片的な知識等を元に自己診断をした結果、精神病薬が致死量に達しているなどと勝手に解釈し、信じ込んだというものであって、理解しきれるものではない。

形式上は、ここに2つの妄想がある。第一は自分が人工的に精神障害にされたという妄想。第二は投薬によって自分は死ぬという妄想である。裁判所は、第一については前記の通り「全く了解ができない」として完全に病的であるとし、第二については「理解しきれるものではない」とややトーンが落ちているが、病的であるという認定をしていると解釈できる表現をとっている。

そして本件のポイントとなる、妄想の犯行への影響についての論考に入る。

　　　そして、被告人が、そのような不自然・不合理な思考過程を経て形成された動機の下、執拗性や残忍性という面で常軌を逸している本件犯行に及んでいることをみれば、被告人は、当時罹患していた妄想性障害に基づく妄想に強く影響された結果として本件犯行を敢行したと認められる。

動機の発生過程（**不自然・不合理な思考過程を経て形成された動機**）と、犯

行の態様（**執拗性や残忍性という面で常軌を逸している本件犯行**）を合わせての認定である。

妄想から動機が生まれ、そして執拗・残忍な、常軌を逸した犯行が生まれた。裁判所に認定されたのは、このように1本の線で繋がった因果関係である。そして「**妄想性障害に基づく妄想に強く影響された**」という認定となっている。

ここで、「強く影響された」という表現は、文言上は、心神喪失・心神耗弱・完全責任能力のいずれも特定されていないと理解される。つまりこの段階では、少なくとも形式上は、裁判所が責任能力をどう判断しているかは読み取れない。

これに続く次の記載が、責任能力への直接の言及である。

> このようにみれば、被告人は、犯行当時、是非善悪を判断する能力やそれに従って行動する能力が相当減退していたと言わざるを得ない。

「**相当減退**」は、著しいか、著しくないか、どちらとも取れる表現である。このように言うと無意味に言葉尻にこだわっているようだが、実地の裁判ではこのようなこだわりは現にしばしば行われている。言葉尻と見えるものが量刑を決める。時には有罪と無罪の分かれ目にさえなる。

> （2） もっとも、弁護人が主張するように被告人が犯行当時心神喪失の状態にまで陥っていたかどうかについてみると、P鑑定も指摘しているとおり、責任能力の存在をうかがわせる事情として以下の点を指摘することができる。

上記からは、裁判所は完全責任能力の可能性はすでに棄却していることがわかる。すなわち、「相当減退」は、少なくとも本件裁判においては、「著しくない」は除外した表現であることがわかる。

その結果、問いは「心神喪失か、心神耗弱か」の二者択一に絞り込まれている。裁判所の結論は心神耗弱である。その認定に至る手法は、**Case 6 青物横丁医師射殺事件**では「合理性の列記」であったが、本件では被告人の「判断能力」に直接言及するものとなっている。次のア、イ、ウの3点の指摘である。

ア　殺害動機を形成する過程で、自ら打算的・功利的な考え方をしている
　　イ　殺害動機を形成した後、最終的に殺害を実行するまでの間、繰り返し逡巡するなどしている
　　ウ　犯行後も罪の意識を持ち合わせていることをうかがわせる行動をとったり、反省の言葉を述べている

3点それぞれについての裁判所の論考は以下の通りである。

　　ア　殺害動機を形成する過程で、自ら打算的・功利的な考え方をしている

　妄想から動機が発生したことに疑いはない。しかし、「動機の固定化」の過程で（本判決文の表現に従えば、「**動機を形成する過程**」で）、「**打算的・功利的な考え方をしている**」と指摘されている。「打算的・功利的な考え方」とは、言い換えれば、妄想の影響ではない合理的・健常な思考という意味である。これを裁判所は次のように具体的に説明している。

> 　前記のとおり被告人は、妄想性障害に基づく妄想に強く影響されて殺意を形成し、本件犯行に及んだものではあるが、被告人が、殺害動機を形成する過程に関し、「自分が死ぬと思ったからやった。」、「（自分が死ぬと思う以前には）、被害者を恨んでいたが、殺してしまうと自分の身が破滅すると思ったので、殺すことまでは考えていなかった。」、「今回の事件を起こすまでは、自分の将来があるから被害者を殺そうとは考えなかった。死ぬと思ったからやった。」などとも述べていることからすれば、妄想のみから直接的かつ自動的に被害者に対する殺意が導かれたのではなく、被告人において、妄想を前提として自分なりの価値判断を行い、最終的に自分が死ぬから被害者を殺すという打算的・功利的な考え方をした結果、被害者に対する殺害動機を形成したものとみることができる。そのような限度において、被告人は、人を殺してはならないという規範の問題に直面していたと見ることができるのである。

　「妄想の影響ではない、合理的・健常な思考」が、この判決文では「**自分な**

りの価値判断」と表現されている。さらに「人を殺してはならないという規範の問題に直面していた」という点が責任能力判定上は重要で、これはすなわち「善悪の判断能力」が維持されていたという指摘にほかならない。

　　　イ　殺害動機を形成した後、最終的に殺害を実行するまでの間、繰り返し逡巡するなどしている

　前記「犯行」の中に、繰り返し逡巡する様子が描写されている。換言すれば、まさに犯行にあたって、殺人という行為の重さについて判断能力が駆動されていたということになる。裁判所は次のように具体的に指摘している。

> また、被告人の犯行直前の行動等をみると、前記のとおり被告人は、3月1日に被害者を殺害しようと思い立ってから、3月12日に被害者の殺害に及ぶまでの間、被害者を殺害することについて繰り返し逡巡しており、犯行当日の行動をみても、早朝に目覚めて以降、夕方までかけて殺害を実行するかどうかを悩み、実行を決意した後も、なかなか実行に移すことができず、結局、被害者の方から声を掛けてきたことをきっかけに犯行に及んだという経過が認められる。このような経過からは、犯行当時、被告人の被害者に対する恨みなどの妄想自体は、被告人に強く固着し、訂正不可能な状態に至っていたとみることができるが、被害者に対する殺意については、本件犯行の直前になるまで固定化・確定化しておらず、被告人において、まさに犯行の直前の段階まで、殺人罪に関する規範の問題に直面し、葛藤し続けていたものとみることができる。

　前述の通り、本件は、「**被害者を呼び出すべく携帯電話をかけようと被害者宅の近くの街灯の下へと移動したものの、なかなか電話を掛けることができず、しばらくの間、その場に座るなどしていた**」ところ、「**被害者が、被害者宅から出てきて、被告人に声を掛けてきた**」ことが契機となって実行されている。裁判所はこの事実に着目し、逡巡は「**殺人罪に関する規範の問題に直面し、葛藤し続けていた**」ものであると理解した。善悪の判断能力に直結する判定である。以下も同様の意味を有する認定である。

　　　このことは、被告人自身が、殺害行為に及ぶことを逡巡した理由と

して、「殺人者になってしまうことが怖かった」、「犯行に及ぶことにより家族に迷惑がかかると思いました。親は地元にいられなくなると思いました。妹は、勤めていた会社を首になってしまうのではないかと思いました。自分のやろうとする罪が最大の罪であると思って、迷っていました。」などと繰り返し供述し、自らが行おうとしている行為が殺人罪という犯罪に当たることはもちろん、それが重罰に値し、自分自身や親族等の関係者に対しても大きな影響を及ぼす問題に発展することが相当程度分かっていたことを認めていることによっても裏付けられている。これに加え、被告人は、前記のとおり、被害者を殺害しようなどと考えた後、実際に犯行に及ぶまでの間、凶器として殺傷能力の高いサバイバルナイフを購入したり、殺害方法として被害者を家の外に呼び出して殺害する方法をとることを考えてみたり、被害者の息子が在宅する日には殺害の実行に及ぶのを避けてみたり、サバイバルナイフを外からみえないようにすべくコートを着用して被害者宅に向かったり、不審に思われないように被害者宅から離れた場所にバイクを止めたりするなど、被害者の殺害を確実に遂行できるように慎重かつ合目的的な行動をとっている。また、犯行に先立ち、迷惑を掛けるとよくないなどと考え、当時勤めていた職場等を退職するなどしている。これらの行動も、被告人において、自らが行おうとしている行為が罪に問われることを十分に認識していたことの裏返しであると言え、本件犯行当時、被告人が罪の意識等を有していたことをうかがわせる事情となっている。

結局のところ、「イ 殺害動機を形成した後、最終的に殺害を実行するまでの間、繰り返し逡巡するなどしている」も基本的には上記「ア 殺害動機を形成する過程で、自ら打算的・功利的な考え方をしている」と同様の指摘である。前提として善悪の判断能力を持っているからこそ、逡巡があったという論理になっている。

　　　ウ　犯行後も罪の意識を持ち合わせていることを窺わせる行動をとったり、反省の言葉を述べている
　　　　同様に、被告人は、本件犯行直後、自ら警察に110番通報をするなどして自首をしている。この点も、被告人自身が「罪は罰で償おう

> と思って、自首しました。」などと述べている通り、被告人が犯行当時から罪の意識等を持ち合わせていたことを示している。

　これも同様、善悪の判断能力が維持されていることの指摘である。悪いことをしたとわかっているからこそ自首をしたのである。但し論理としては、自首は犯行後の行動である以上、「やってしまってから悪いことをしたと思ったにすぎないのであって、やったときに悪いと思っていたかどうかはわからない」という指摘があり得るが、裁判所はそこはぬかりなく、「**被告人が犯行当時から罪の意識等を持ち合わせていたことを示している**」と述べている。

> また、被告人は、本件犯行後、捜査や公判の段階で、被害者の遺族や自分の家族に申し訳ないことをしたと述べるなどしている。自らの死が間近に迫っているという考えが思い違いであったことを犯行後に認識した上での発言であって、深い反省に基づくものとは言いがたいが、被告人が本件各犯行について一定程度の罪の意識や反省の態度を示しているものであり、犯行当時の罪の意識等の存在を推認させる一事情と言える。

　これも犯行後の言葉であるが、「**犯行当時の罪の意識等の存在を推認させる一事情**」として取り上げている。
　以上、裁判所は、責任能力の構成要素である「善悪の判断能力」に直接焦点を絞って詳細な論考を展開している。そしてこの論考を礎に、責任能力についての結論を導く。

> (3)　これらの事情をも合わせ見れば、本件は、妄想性障害に基づく妄想に強く影響された了解不能な動機の下に行われた犯行であって、本件当時、被告人が是非善悪を判断する能力やそれに従って行動する能力が著しく減退していたと見るべきではあるものの、未だ妄想によって思考や行動を完全に支配された状態にまでは陥っていなかったのであって、本件犯行当時、被告人に是非善悪を弁別し、それに従って行動する能力が全く欠けていたとはいえず、被告人は、心神の喪失の状態にはなかったと認めるのが相当である。

　この記載の論理は単純化すれば次の通りである。

「妄想に強く影響された了解不能な動機の下に行われた」
　　　　ゆえに
「本件当時、被告人が是非善悪を判断する能力やそれに従って行動する能力が著しく減退していた」

　ここで、「……**著しく減退していた**」は心神耗弱を示す文言であるが、「**妄想に強く影響された了解不能な動機の下に行われた**」から導かれるのは厳密には「**心神耗弱または心神喪失**」であろう。そこでさらに裁判所は「**未だ妄想によって思考や行動を完全に支配された状態にまでは陥っていなかった**」という一文を追加して、心神喪失を否定している。この一文追加の根拠は前記の、

　　ア　殺害動機を形成する過程で、自ら打算的・功利的な考え方をしている
　　イ　殺害動機を形成した後、最終的に殺害を実行するまでの間、繰り返し逡巡するなどしている
　　ウ　犯行後も罪の意識を持ち合わせていることをうかがわせる行動をとったり、反省の言葉を述べている

であるといえる。すなわち、「判断能力」が少なくともある程度は維持されているという認定により、心神喪失を否定したのである。
　対して弁護人は、ア、イは「見せかけのものにすぎない」という趣旨の反論をしているが、裁判所から以下の通り却下されている。

> （4）弁護人は、被告人の逡巡や功利的な考え方は見せかけのものにすぎず、責任能力の根拠とはならないなどと主張している。しかし、前記のとおり被告人が殺害動機を抱いた後、何度も繰り返し犯行に及ぶことを逡巡していることや、その当時の心境等について被告人自身が明確に記憶、説明できていることなどに照らすと、実際に被告人が殺人罪の規範の問題に直面できていたとみるべきであって、これらの逡巡が見せかけのものであるなどという見方が適当でないことは明らかである。また、弁護人は、被告人の行為は、急性の錯乱状態等による犯行の場合と差異がないなどとも主張している。しかし、前記のとおり被告人が被害者に対する殺意を抱く過程で自分なりの価値判断をしていることや、被告人が被害者に対する殺意を抱いた後、実行に至るまでに繰り返し逡巡している事実に着目すれば、本件を、急性の錯乱状態等の下で妄想等に直接支配されて犯行

に及んだような事例と同列に扱うことが適当でないことも明らかである。よって、弁護人の主張は採用できず、被告人は、犯行時判示のとおり心神耗弱状態にあったものと認定した。

　逡巡や功利的な考えは被告人に確かにあった。だがそれらは見せかけのものにすぎない。これが弁護人の呈示した論理である。これを否定する裁判所の論理は次の2点、すなわち、第一に、逡巡が1度ではなく繰り返されていること、第二に、当時の心境などについて明確に記憶、説明できていることである。
　また弁護人は、本件は「**急性の錯乱状態等による犯行の場合と差異がない**」とも主張しているが、裁判所は「**殺意を抱く過程で自分なりの価値判断をしていること**」と「**繰り返し逡巡している事実**」を挙げ、これも否定している。

　先行事情から犯行に至る心理のフローチャートを図3-8に示す。

先行事情
妄想性障害への罹患（**a**）

妄想
被害者によって精神障害にさせられた

動機の萌芽
恨み、怒り

発展
薬を過剰に投与されたので自分は死ぬ（**b**）

動機の固定
自分が死ぬなら、その原因を作った被害者を殺す（**c**）
計画、準備

犯行
逡巡の末、殺害を実行（**d**）

(**a**) 妄想性障害への罹患以外に先行事情はない。
(**b**) 「精神障害にさせられた」という妄想と論理的つながりはあるが、それとは全く別の妄想であり、病気の悪化を反映していることは疑う余地がない。
(**c**) この思考について裁判所は、「打算的・功利的な考え方」であるとし、したがってこれは「妄想を前提として自分なりの価値判断」をしているのであって、「妄想のみから直接的かつ自動的に被害者に対する殺意が導かれたのではない」から、「人を殺してはならないという規範の問題に直面していた」として、心神喪失ではなく心神耗弱であると認定した。端的に言えば、「妄想」に加えて「自分なりの価値判断」があった以上、妄想に完全に支配されてはいなかったという認定である。
(**d**) 逡巡したことも弁識能力残存ありと認定する根拠の1つとなった。

図 3-8　Case 8: 心理のフローチャート

医の観点

　精神障害の診断において、DSM-5 は必要だが十分ではない。

　1 章末の**精神医学からみた「妄想」**で解説した通り、DSM-5 はあくまでも操作的診断基準である。操作的診断とはすなわち、一定の基準項目を満たすかどうかを判定することにより診断を決定するという手法である。これだけでは法からの複雑な問いに答えることは到底できない。法からの問いに答えられないということは、社会からの問いに答えられないということである。社会からの問いに答えられないということは、診断としては全く不十分ということである。

　診断としては全く不十分であるが、それでも DSM-5 は大きな意義を持っている。何より、標準化された基準であることの意義は大きい。公平性が要求される司法場面ではこの意義は特に大きい。DSM-5 による診断が、十分ではないことは認めつつ、それでも必要であるということの理由はそれである。ステップ 1 として DSM-5 診断がある。ステップ 2 はこの診断と司法を結びつける論考である。3 章はこの論考の章であり、本書の中心となる章である。法的

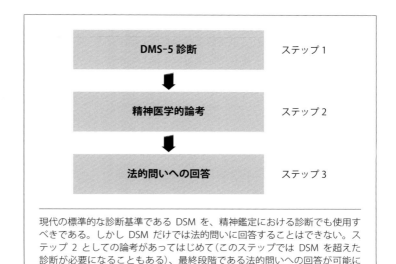

図 A　精神鑑定のステップ

問いに答えるステップ3のためには、ステップ2としての精密な論考が必要なのである（図A）。

ステップ2のような論考は、法的問いに答えるという目的のためだけに必要なものではない。どこまでも患者本人のための仕事である精神医学の臨床においてももちろん必要である。だが昨今では、精神医学的診断を症状の羅列に解消しようという風潮がある。これは主としてDSMの誤用に基づくところが大であるが、「わかりやすい診断」、「説明しやすい診断」という美名の下、精神症状の精密な観察・分析を省略する口実になっている感がある。結果として精神科診断学は堕落しつつある。本書のテーマである妄想1つをとってみても、「妄想あり」、「妄想なし」といった単純な手法では診断として不十分なことは、各ケースを精密に検討すればあまりに明らかである。

そもそも、DSM-5だけによる診断は、わかりやすい診断でもなく、説明しやすい診断でもない。それは、裁判所がDSM-5診断だけでは全く納得しないという事実からも明らかである。だから裁判所はさらに踏み込んだ詳細な検討を行うのが常である。それは判決文に表れている。被告人の成育歴。家族関係。精神障害発症当時の状況。犯行という行為に向けての心理の動き。精神医学的診断、そして精神症状の理解のために本来必須なこれらについて、裁判所は注意深く検討を加えている。現代の精神医学は、判決文に学ぶべき点が多数ある。特に妄想という、その人の全人生をも規定し得る精神症状の理解については、多くの判決文に記されている精密な分析が必須である。司法という観点を別にしても、判決文という優れた症例報告を通して妄想という精神症状を再考することもまた本書の大きな目的である。

法の観点

責任能力の判定において、判断能力・制御能力の概念についての知識は必要だが十分ではない。

たとえば本ケースは心神耗弱であるが、同じく心神耗弱の **Case 6 青物横丁医師射殺事件** と比較すると、裁判所の認定手法は大きく異なっている。**Case 6** は合理性の列記とでも言うべき手法により、判断能力が残されていたことを指摘しているが、本ケースは、「ア　動機形成過程における打算的・功利的考え方」、「イ　犯行前に繰り返した逡巡」、「ウ　犯行後の言動に基づき、自分の行為が悪であることを認識できていた、すなわち判断能力が残されていた」と指

摘している。つまりは、責任能力の判定法についての定跡は存在せず、事件ごとに裁判所が苦心しているのである。

そもそもの責任能力の定義からして、明確なものとは言えない。Case 5 に記した通り、心神喪失については、定義上は判断能力・制御能力が完全に失われた状態であるが、そのような状態が、抽象的にはともかく実際にあり得るかということがそもそも疑問である。そこで法学者から次のような説が提唱されている。

心神喪失と心神耗弱との差は程度上の相違である（大判昭 7. 11. 21 集 11. 1647）。心神喪失はその能力（著者注．是非善悪を弁識し、その弁識に従って行為することのできる能力）が「ない」ことであり、心神耗弱はその能力が「著しく低い」ことであると説明してもよい。現に草案では、そのように表現してこれを規定し、「心神喪失」・「心神耗弱」の用語は法文に出ていない。しかし、「ない」といっても絶無とは限らないから、「著しく低い」のが心神喪失で、それほどでないのが心神耗弱だともいえる。要するに、心神喪失は通常人の人格からかけ離れた精神状態で、通常人の思考にとって「了解可能」の限界を逸脱しているものなのである。心神耗弱は異常の程度がそれほどではないが、その精神状態からみて、通常の刑事責任能力を負わせるのが酷であると認められるものである[1]。

通常の社会生活を営むにつき格別の支障をもたない人格というものを標準類型とし、それから見て、或る行為がその人格から流出し行為と見得るか、その人格のあらわれと見られないような行為であるかによって区別する。前者を「人格相即」、後者を「人格無縁」と呼ぶこととしよう。この人格相即ならば心神喪失とはいえないが、人格無縁ならば心神喪失であるといってよい。あくまで基準になるのは、本来の人格である[2]。

本書のテーマである妄想を有する代表的な疾患である統合失調症の責任能力については、次のような記述がある。

責任能力が問題となる事案で最も多いのが、統合失調症のため、病的異常体験の中で、自らの置かれた状況や周囲の状況を正しく認識する能力に障害が存在していた場合である。
①動機が被害妄想等に導かれたものか、②自己の行為が「悪いこと」である

ことを認識していたか、③病識および病感の程度、④意識は清明であったか、記銘能力に欠けることがなかったか等を考慮しつつ、⑤幻覚、妄想に完全に支配され、他の行為を選択することができないような精神状態で行われた犯行といえるかを中心に、本来の人格傾向から全くかい離した行為といえるか否か、責任無能力とするか否かが決定される。そして、被害妄想に強く影響され、被告人の是非善悪の判断能力及びその判断に従って行動する能力が欠ける場合、すなわち他の行為が選択できなかったような事情が認定できる場合に、心神喪失とされるのである[3]。

このように、責任能力については諸説が提唱されているが、どれも提唱（ないしは学説）にすぎず、裁判実務を規定するものではない。

かかる状況の基礎にあるのは、責任能力概念の曖昧さである。すなわち、Case 5 に記した通り、心神喪失は次のように定義されている。

心神喪失の定義（1931 年大審院判決に基づく）
①精神の障害がある
　これが大前提である。その上で、次の②または③の状態であることが心神喪失の必要条件である。
②理非善悪の弁識能力が完全に失われている
　または
③その弁識能力に従って行動する能力が完全に失われている
　（②と③の「完全に失われている」を「著しく損われている」とすれば、心神耗弱になる）

定義としてはこの通りであるが、この定義の中の個々の語（すなわち「精神の障害」、「理非善悪の弁識能力」、「弁識能力に従って行動する能力」）についての定義は、法律では明確にされてない。ましてや精神医学的に定義することも困難であるし、仮に定義できたとしても、それが法律の領域にそのまま適用できるというものではない。

したがって、心神喪失にしても心神耗弱にしても、これらについての法律の文言に基づき抽象的に論じても限界は明らかで、具体的な個々のケースでどのような観点に基づき心神喪失や心神耗弱と認定されたかという判例を検討することのみによって有効な論考とすることができる。それがまさに 3 章の主眼である。

文献
1) 小野清一郎 監修　ポケット注釈全書（1）　刑法　第三版　昭和55年　有斐閣　東京　p.159
2) 植松正　責任能力　刑事法講座第2巻　日本刑法学会編　昭和27年　有斐閣　東京　p.289
3) 前田雅英　刑法総論講義　第5版　東京大学出版会　2011　p.424

Case 9

宮古島の砂

妄想性障害／心神耗弱

殺人被告事件
福岡高等裁判所那覇支部平成21年（う）第25号
平成22年3月9日刑事部判決

一審の完全責任能力という認定が高裁で覆され、心神耗弱とされた。一審が大きく依拠した鑑定の問題点を、高裁は事実の精密な検討によって指摘した。妄想とは何かという、精神医学的にも難解な問題を、見事に論じた判決文である。

宮古島で発生した、隣人を斧で殺害した事件である。「砂を盗まれた」が被告人の語る動機であった。

事件

先行事情

(1) 被告人は、昭和 a 年 b 月 c 日、沖縄県宮古郡 d 村（現在の沖縄県宮古島市 d）において出生し、地元の小学校に通ったが、家の手伝いのため学校に行くことが困難となり、小学校 5 年生のころからは登校しなくなった。被告人は、20 歳のころから、八重山地方、沖縄本島、静岡県などで働き、その後は、d 島に戻った。被告人は、e 歳くらいまでは、主に漁師として働き、その後は、漁業と農業を営み、畑でサトウキビ、芋、野菜等を作っている。被告人は、自分やその妻が所有する 2 反の畑と、借りた 6 反の畑とで農作業をしていたが、3、4 年前、借りていた 6 反の畑を返し、残る 2 反の畑で農作業をしていた。

被告人は、昭和 f 年に妻の A と婚姻し、2 男 6 女をもうけた。そのうち 1 人の子は早くに死亡したが、7 人の子は、中学校や高校を卒業した。被告人の子らは、いずれも独立しており、被告人は、本件犯行当時、妻と 2 人で生活していた。その生活費は、農業、漁業による収入と、被告人及びその妻がそれぞれ受け取る年金とで賄っていた。

農業と漁業で生計を立て、8 人の子供を育てあげた。宮古島のごく平凡な住人であったと言える。

但し、隣人との間には、次の通り長年の確執があった。

妄想の発生

(2) 被告人方と本件の被害者である B（以下「被害者」という。）方とは隣り合っているところ、被告人は、本件犯行当時までに、被害者に

対して、次のような認識を持っていた。

 ア 被害者は、20年も30年も前から、被害者方の庭で髪の毛を切っていた。そのため、風に飛ばされた髪の毛が、自分の家に入ってきた。この点、被告人は、原審及び当審の公判廷において、被害者が、自ら切った髪の毛をわざと被告人方の方へ飛ばしたとも述べている。

 20年も30年も前から。つまり、ずっと以前から、被害者は自宅庭で髪を切り、被告人の家に向けて飛ばしていた。到底あり得そうにない。だが被告人はそう確信していた。妄想と言ってよい確信である。
 同じ頃から、隣人は次のようなことをしていたと被告人は主張している。

 イ 被害者は、20年ないし30年前から、被告人方の塀の外の空き地の、雑草が生えた所に、小さい魚の頭や魚のはらわたを捨てていた。そのため、被告人方は、いつも魚の腐ったにおいがしていた。

 ずっと前、20年も30年も前から、魚を捨てられて迷惑していたのだという。これも妄想かもしれない。

 ウ 20年くらい前、家を建てた時に、余った砂を入れていた袋を取られた。その時はだれが取ったか分からなかったが、今考えれば、被害者が取ったと思う。

 ずっと前、20年くらい前から、砂を取られていた。「**今考えれば**」それは被害者が取ったのだという。

 エ 被告人方の敷地と被害者方の敷地との境界線にペンキを塗った大きな石を置いていたが、10年くらい前、これがなくなった。また、被告人は、同じ境界線に、赤い印を付けたブロックも積んでいたが、その赤い印も削り取られた。そのため、被告人方の敷地が狭くなった。なお、被告人は、医師C（以下「C医師」という。）に対しては、「土地の境界に自分がブロックを立てた。被害者は、その境界も自分の土地だと言ってくる。被害者は、ブロックを積む時には文句を言わないのに、後で、自分の土地だと言って、ブロックの周辺に手

を入れている。自分の家にいてブロックの下から侵入して取っていく。」などとも話している。

　ずっと前、10年くらい前から、家の境界について不当なことをされていたという訴えである。
　以上、髪。魚。砂。石。すべてを妄想であるとまで断言はできない。但し、「ずっと以前から被害者に迷惑なことをされていた」という恨みが募っていたとまでは言える。これが動機形成の背後にある。直接の動機形成は、これら訴えの延長線上にあると解されるものであった。「砂」である。

動機の萌芽

　（3）本件犯行の動機が形成される過程は、次のとおりである。
　　ア　被告人が居住するd島のg地区には、「h祭事」と呼ばれる祭事がある。h祭事は、旧暦9月に行われる五穀豊穣、航海安全等を祈る祭事である。平成19年のh祭事は、10月17日に行われた。h祭事の際、g地区の住民は、浜から砂を取ってきて、自宅の門口や門から玄関までの間にまく。それは、神を家の中まで迎え入れるためのものであり、あるいは、神が来たことを知るためのものである、と言い伝えられている。現在、g地区は、港や護岸が整備されたため砂浜がないが、g港の近くに砂の集積所がある。g地区の住民は、そこから自由に5、6kgの砂を持ち帰り、自宅の門口などにまくことができる。

　このように、砂はこの土地では大きな意味を持っていた。この砂にかかわる妄想が発生する。

　　イ　被告人は、次のとおりの考えを持つようになった。すなわち、被告人がh祭事の際に自宅の玄関付近にまいた砂が、7、8年前に初めて取られた。そのころから、被告人の畑のサトウキビがよく枯れるようになった。初めは、だれが取っているのか分からなかった。

　「砂がなくなった」、「そのころから自分の畑のサトウキビが枯れるようになった」。

精神科的に見れば、いかにも妄想を思わせる訴えである。そして、次の通り、砂を取ったのは隣人であるという確信に至る。

妄想の発展

しかし、平成19年のh祭事の日には、被害者が砂を盗んでいるのを見た。被害者が、被告人方の玄関から門までの間にまいてあった砂を手で集め、これを被害者方に持ち帰り、その玄関にまいていた。h祭事の砂が取られると、それから1年間は、サトウキビが枯れて収入がなくなり、家族が飢え死にしなければならなくなる。7、8年前から、被告人の畑のサトウキビは、よく枯れるようになっており、他方で、被害者の畑のサトウキビはよくできていたが、これは、被害者が被告人のh祭事の砂を取っていたためである。

宮古島には広大なサトウキビ畑がある。農家の多くはサトウキビを主たる収入源としている。そのサトウキビが枯れることは生活の根幹を揺るがす事態である。被告人の畑のサトウキビが枯れた。それは神聖な砂が盗まれたからだ。取ったのは隣人だ。これが被告人の思考の流れである。この思考の流れは明らかに妄想の影響を受けている。だが被告人の中では事実である。すると、隣人に対する怒りの激烈さは理解できるところである。

「被害者が砂を盗んでいるのを見た」というのは幻視か、または認知のゆがみによる誤認であろう。妄想を有する患者では、このように、幻覚や認知のゆがみが妄想の確信を強めることもしばしばある。だが実のところは、幻覚や認知のゆがみも妄想も、どちらも病気の症状として現れたもので、どちらからどちらが生まれたとは言えないのが真実と思われる。

動機の固定

ウ　被告人は、上記2．アないしエのような認識を持っていたことから、被害者に対して不快感を持っていたが、被告人なりに我慢していたところ、被害者がh祭事の砂を取ったと考えて、被害者に対する憤懣を募らせた。被告人は、被害者がそのうち被告人に謝罪するかもしれないと考えたが、被害者が被告人と会っても何も言わないため、一層被害者に対する憤懣を募らせ、もはや被害者を殺害するほ

かはないと考えた。

というように動機が形成され、犯行に及ぶ。

犯行

　被告人は、平成19年11月17日の早朝、被害者が畑に出掛けるのを見掛け、被害者方の近くでは被害者を殺害することができないことから、被害者の畑で被害者を殺害しようと決意した。そして、被告人は、自分の畑の小屋へ行って斧を持ち出し、被害者の後を付けた。被告人は、被害者の畑（原判示の本件犯行場所）において、被害者に対し、「あんたなんで僕の砂を取ったか。」と言った。これに対し、被害者が「どんな砂か。」と答えたところ、被告人は、被害者がh祭事の砂を取ったことについて知らない振りをしているものと考えて激昂し、持っていた斧で、被害者の頭部、顔面を多数回切り付け殴打して、被害者を殺害した。被告人は、被害者を殺害した後、被害者の死体を引きずって動かした。その結果、被害者の死体は、その頭部が、農道と畑の境にある仏桑華の垣根近くに見える状態となった。また、被告人は、その後、被告人の畑に戻り、斧を洗って袋に入れ、小屋の中にしまった。

　斧で多数回切り付けるという残虐な犯行である。そして翌日。

　被告人は、本件犯行の翌日、被告人方の近くに住んでいる長女のE方を訪ねた。そこで、被告人は、Eの子のFに対し、「隣のオバー（被害者のこと）が亡くなった。」と言った。これに対し、Fが冗談で、「オジー（被告人のこと。以下同じ）がやったのか。」と言ったところ、被告人は、「お母さんに聞いたら。」と言った。また、Fが、被告人のためにアイスコーヒーを作って出す際、再度、「オジーがやったのか。」と被告人に尋ねたところ、被告人は、何も答えなかった。そして、被告人は、Eにも被害者が亡くなったことを話し、Eから、「まさかオジー、やってないよね。」と尋ねられたが、「うん、やってないよ。」などと答えた。被告人は、本件犯行の翌々日、被告人方において、Fから、再び、「オジーがやったのか。」と尋ねられ、

何も答えなかった。Ｆは、被告人が前日に行方不明となったこともあり、被告人の様子がおかしいと思い、この際は、まじめに尋ねたものであった。

　以上、出発点は「砂を取られた」による恨みであり、そこから「砂を取られたからサトウキビが枯れ、家族が飢え死にする」と発展し、ついには「殺害するしかない」という動機の固定が形成され犯行に至ったという経緯である。

　だが、本項冒頭に記した通り、本件の一審では完全責任能力が認定されている。一審裁判所は、被告人の上記思考を妄想ではないと判定したのである。二審でこの判定は覆された。高裁は被告人の精神状態を以下の通り論考している。事実の精密な検討がその基礎にある。次項「裁判」は二審を指している。

裁判

精神状態

まず本件についての被告人の供述である。

> （7）　被告人の供述状況
> 　　　被告人は、捜査段階から公判段階にかけて、被害者がｈ祭事の砂を取るのを見たか否かやその回数については一貫しないものの、そのほかの点では一貫して、上記3.のとおり本件犯行の動機を供述している。また、被告人は、上記4.のとおり本件犯行及びその前後の状況を供述している。そして、被告人は、本件犯行について、おおむね、被害者がｈ祭事の砂を取ったために殺害することはやむを得なかった、と振り返っている。もっとも、被告人が、本件犯行について悔悟の気持ちを表すこと、すなわち、「被害者がｈ祭事の砂を取っていた事実はあるが、殺さなければよかった」と述べることはあった。しかし、「被害者がｈ祭事の砂を取っていた事実はなかったから、殺すべきでなかった」という考えを述べたことはない。かえって、被告人は、当審公判の最終段階に至るまで、被害者にも非があるのに被告人の行為だけが非難されるとして、不満を述べている。

上記、あまりに理屈っぽいという感を禁じ得ない記載ではあるが、被告人の思考が妄想と言えるか否か、また、妄想と言えるとしたらそれはどの部分であるか、の論考としては非常に重要な部分である。この記載から、被告人の主観的思考内容について裁判所は、「被害者が砂を取ったことについては、被告人は 100％確信している」と認定し、他方、「殺すことが適切だったか否かについての確信度は、それに比べるとやや後退している」と認定していることがわかる。

　この認定を前提として、裁判所は精神状態に照らした本件動機などの論考に入る。結論が対立する 2 つの精神鑑定、すなわち一審で行われた Q 医師による精神鑑定（完全責任能力を示唆）と二審に提出された P 医師による意見書（心神耗弱を示唆）の比較検討が論考の中心である（判決文には Q 鑑定と P 意見と表記されているが、ここでは「鑑定」という呼び方に統一する）。

　　（1）本件犯行の動機について
　　　　被告人によれば、本件犯行の動機は、「被害者は、被告人方の玄関付近にまいてあった h 祭事の砂を盗んだが、h 祭事の砂がなくなれば、自分の畑のサトウキビが枯れて収穫できず、収入がなくなって、自分や家族が生活できなくなるから、被害者を殺害した」というものである。この点、h 祭事は、g 地区の住民にとって神聖な祭事であり、また、これに用いる砂は、必要であれば集積所から持ってくることができるから、被害者が被告人方の玄関付近にまいてあった砂を盗んだ事実があったとは考えられない。そして、自宅の玄関付近にまいた砂は、時間の経過により風に飛ばされたりしてなくなるものであるから、h 祭事の砂がなくなった原因について、隣人がこれを盗んだと考えること自体、通常の範疇の思考とはいえない。

　前述の通り被告人は、被害者（隣人）が砂を取ったと 100％確信している。ではこの確信は妄想と言えるか否か。その検討が上記である。第一に、被害者が砂を盗んだという事実があるとは考えられない。そして第二に、そもそも砂がなくなったのは盗まれたからだと考えること自体、通常の範疇の思考とはいえない。高裁はそのように述べている。

　　　　そうすると、上記の動機は、そもそも、h 祭事の砂を盗まれたという通常起こり得ないことを想起した点において、了解が困難という

べきである。

すなわち、被害者（隣人）が砂を取ったという被告人の確信は、了解困難。つまり病的な思考であるという認定である。

> そして、被告人は、本件犯行の2年くらい前に、8反あった畑のうち、6反を貸主に返しており、残る2反の畑仕事と漁業による収入のほか、年金により生活しているのであって、仮にサトウキビが枯れても、被告人や家族の生活が直ちに窮地に陥るとは考えられず、そのように考えたことも了解が困難である。

これは「盗まれた」から派生する思考についての判断である。砂を盗まれた結果、サトウキビが枯れたとしても、生活が直ちに窮地に陥るとは考えられない。よって被告人がそう考えたことも了解困難、つまり病的な思考であるという認定である。

> 他方、自宅の玄関付近にまいたh祭事の砂がなくなれば、自分の畑のサトウキビが枯れるという思考は、科学的根拠のないものではあるけれども、被告人が小学校に通うのを途中でやめ、科学的な教育を十分に受けていないことや、g地区におけるh祭事の重要性、殊に、g地区の住民は程度の差はあれh祭事を執り行わないとサトウキビが不作になるとの思いを抱いていることにかんがみると、一応了解が可能であるといえる。

以上の認定を整理すると、被告人の確信のうち、
- 「被害者（隣人）が砂を取った」
- 「サトウキビが枯れると自分の生活が窮地に陥る」

の2点については了解困難（＝病的な思考）
- 「砂を盗まれたら自分の畑のサトウキビが枯れる」

は「一応」了解可能、ということになる。

そして、責任能力にかかわる考察は次の通りである。

責任能力

(2) 本件犯行の手段、態様について

被告人は、h祭事の日の約1か月後である本件犯行当日の早朝、被害者を見掛けた時、これを好機と考え、被害者の畑で殺害に及んだ。このことからすると、被告人は、本件犯行までの間、被害者が謝るのを待ちつつ、徐々に殺意を固めるとともに、殺害を決意してからは、人目に付かない場所で殺害する機会を狙っていたものと見ることができる。そして、本件犯行は、その機会を的確にとらえて行われたものであるから、本件犯行には、深い計画性までは認められないものの、一定の計画性や合理性を認めることができる。また、被告人は、被害者に対する殺意を固めるまでは、被害者が謝るのを待ち、殺害の直前にも、被害者との間で砂を取ったことについて問答をしており、一定の冷静さは保っていたものといえる。そして、被害者の頭部や顔面を多数回にわたり斧で切り付け殴打するという犯行態様は、被害者を殺害するという目的を達するために行われたものであるが、残虐極まりないものであり、被害者に対する恨みの強さや殺意の強固さが窺われる。

「**一定の計画性や合理性**」、「**一定の冷静さ**」は、責任能力判定の文脈では、「合理性の列記」の一環として位置づけることができる。そして最終的には、ついに斧で何回も切り付ける、殴打する、という残虐な殺し方をなす。残虐さは、「**被害者に対する恨みの強さや殺意の強固さ**」の証左であるとしている。

(3) 本件犯行後の状況について

被告人は、本件犯行後、被害者の死体を動かしているが、その動かした先が、必ずしも人に見付かりにくい場所とはいえないことからすると、これを罪証隠滅行為と見ることは適当ではない。また、犯行後、斧を洗った行為については、血痕等を落とすために行ったものと考えられる。斧を隠匿することに特に支障はなかったことからすると、これを直ちに罪証隠滅行為と見ることは困難であるが、少なくとも、被告人の冷静さを窺わせる行為であるとの評価が可能である。他方、被告人は、本件犯行後、子や孫から、被告人が被害者を殺害したのかと問われて、これを否定したり、あえて答えなかっ

第3章 妄想の医学と法学

たりしており、本件犯行の違法性を認識していたものと判断される。

　違法性の認識。すなわち、法にそむく行為であることはわかっていた。善悪の判断能力ありと認定する布石となる記述である。また、「**斧を洗った行為**」が「**血痕等を落とすために行った**」という指摘は「合理性の列記」の1つと見ることができる。

　　　（4）　被告人の記憶、供述の状況等について
　　　　　被告人は、本件犯行当時の記憶をよく保持している。また、被告人の本件犯行の動機に関する供述は、細部において変遷が見られるものの、大筋においては一貫している。

　記憶が保たれていた。これはしばしば犯行時の精神状態が相対的に正常であったと裁判所が判断する根拠として指摘される。広義には「合理性の列記」の一環であるといえよう。

　　　（5）　被告人の平素の人格との比較について
　　　　　被告人は、近所の者から、弱い女子供には強く出るタイプなどと評され、ふだんから粗暴な言動に及んでいたものであるから、本件犯行をその粗暴性の発現と見ることもできないではないが、むしろ、本件犯行の残虐性は、それまでの粗暴性とは全く異質のものと評価するのが妥当である。

　上記、「**ふだんから粗暴な言動に及んでいた**」とは、次のような事実を指している。

　　　（6）　被告人は、これまで、次のような言動に及んだことがあった。
　　　ア　平成19年10月末ころ、被告人方のすぐそばのブロック塀で、子供が立ち小便をしたところ、その子供に石を投げつけた。その子供の親が、被告人に対し、「なんで子供たちに石を投げるか。」と言ったところ、被告人は、怒った表情で、「小便が臭い。悪魔の子供は殺してやる。」などと怒鳴った。

確かに粗暴な行為である。もっとも、「小便が臭い。悪魔の子供は殺してやる」という言葉は、単なるたとえとして言っているのか、それとも妄想が背景にあるのか、慎重に吟味する必要があるが、この記載だけからは判然としない。

　　　イ　何年か前、被告人方の門の前に銀紙が落ちていたところ、近所の女性がわざと置いたと考え、「自分の家族を呪っている。」などと言って、その女性の腕を棒で強くたたき、怪我をさせた。

銀紙が落ちていた。これは事実であってもおかしくない。その銀紙は、近所の女性がわざと置いたものだ。これは事実ではなかったとしても、あり得ないことではない。するとこれは勘繰りとみるべきか。それとも妄想とみるべきか。自分の家族を呪っているから、彼女が銀紙を置いた。これはあり得ないと言えそうである。そして傷害に及んだ。勘繰りからの行動にしては度が過ぎている。妄想の可能性ありと見るべきであろう。

　　　ウ　平成17年ころ、近所の女性が被告人方の前の路地を歩いていると、その女性に対し、「お前は、なんで俺を呪って殺そうとしているか。俺の家の前を通るな。」などといい、暴力を振るった。被告人は、その後も、その女性に対し、「自分の家の前を通るな。殺すぞ。」などと言って追い掛けたりした。

再び、「呪い」にかかわる他人への攻撃である。

　　　エ　何年か前、近所の女性に対し、その女性方の庭に植えてある木について、「葉っぱが飛んできてる。葉っぱをこっちによこすな。」と怒って文句を言った。

葉っぱが飛んでくる。先の「髪を飛ばされている」と共通点がある。

　　　オ　平成19年の夏ころ、被告人方の北側のブロック塀のそばにビニール袋に入った生ごみが置かれていたところ、これを手に取り、近所の者の家に向けて投げ捨てた。
　　　カ　Fと飲酒していた際、突然怒り出し、Fを鋸で突き刺そうとした。

この2つは、単に非常に怒りっぽく、すぐに手を出す人物という印象を与えるエピソードではある。

　被告人は、以上のような言動から、近所の者から、弱い女、子供に対しては強く出るタイプなどと評されていた。確かに上記のような行動が、怒りっぽい、手を出す、弱い者に強く出る、などと周囲からは認識されるのは自然であるが、そのような言動の基礎に妄想があるケースもしばしばあり、本件被告人においては、「砂が盗まれた」という妄想とあわせて、これら粗暴な行動は妄想を反映したものとみるほうが、精神医学的にはむしろ適切であると思われる。

　しかるに裁判所は、そのような論考はせず、「**本件犯行の残虐性は、それまでの粗暴性とは全く異質のものと評価するのが妥当である**」とあっさり述べている。その妥当であることの理由説明は判決文になされていないので推定する以外にないが、ここまでの流れからすると、動機の根本は明確な妄想に基づいているという点が、普段の粗暴さとは異質という判断につながったのであろう。

　短く、ある意味さりげなく書かれているが、この判断は量刑を大きく左右する重大な判断である。残虐さが性格に基づくと判断されれば、非難の程度は大きく強まり、量刑を重くする事情になる。逆に残虐さが妄想に基づくと判断されれば、非難の程度は弱まり、量刑を軽くする事情になる。そして、犯行が残虐に行われた場合、それが性格に基づくか、妄想に基づくかの判断は容易でない。**Case 8 高校恩師殺害事件** においては、残虐な行為の理由として妄想以外には見当たらないので、妄想に基づくという判断に異論が生まれる余地はあまりない。しかし本件のように、元々が粗暴な性格であった場合、残虐さは性格に基づくという判断も当然に生じ得る。だがさらには、「元々が粗暴な性格」と見えていても、客観的には粗暴と映る行為が、実は妄想に基づいていたということもあり得るので、これまで粗暴な行為がしばしば見られたとしても、それが性格に基づくか否かの判断もまた容易でない。

　このように、残虐さの理由については非常に複雑な問題があるが、本件において裁判所はその論考に立ち入ることは避け、あっさりと「**本件犯行の残虐性は、それまでの粗暴性とは全く異質のものと評価するのが妥当である**」という判断を下している。判決という目的からすれば、むしろ適切な判断手法と言えるかもしれない。

　そして前述の通り、本件ではP、Qの2つの精神鑑定が行われている。P医師は被告人を持続性妄想性障害と診断している。この診断名はICD-10にある

診断名で、先に紹介した DSM の妄想性障害（**Case 3 尾行の影**、**Case 8 高校恩師殺害事件**）とほぼ同一の意味である。高裁が採用したのはこのP鑑定である。

> P意見は、本件犯行の動機の了解が困難であることや、被告人が、そのような妄想というべき動機に基づいて強固な殺意を形成し、極めて残虐な行為に及んだことを合理的に説明するものとして、採用するに足りるものといえる。そうすると、被告人は、本件犯行当時、持続性妄想性障害に罹患しており、このため、「被害者は、被告人方の玄関付近にまいてあったh祭事の砂を盗んだが、h祭事の砂がなくなれば、自分の畑のサトウキビが枯れて収穫できず、収入がなくなって、自分や家族が生活できなくなる」という妄想に陥り、この妄想に支配されて本件犯行に及んだものであって、被告人の上記疾病が事理弁識能力又は行動制御能力に強い影響を与えていたとの疑いがあるものといえる。

「**強い影響を与えていたとの疑いがある**」は、一瞬誤読しそうな表現だが、「強い影響を与えていなかったとは言えない」すなわち「強い影響を与えていたかもしれない」といった意味である。

もう1点、「**妄想に支配されて本件犯行に及んだ**」。細かいことだが表現に注目する必要がある。「支配」である。「直接支配」や「完全支配」ではない。すると、「**上記疾病が事理弁識能力又は行動制御能力に強い影響を与えていたとの疑い**」はあっても、それらが完全に失われていたという結論にはなりそうにない表現であると見るのが、責任能力にかかわる判決文の通常の読み方である。本件もその通りで、以下、**責任能力の程度**と題する論考で、「完全には失われていなかった」という結論が導かれている。

8　責任能力の程度

> もっとも、他方で、上記5．(2) ないし (4) において検討したとおり、本件犯行の態様に一定の計画性や合理性を認めることができ、また、被告人が、本件犯行当時、一定の冷静さを保っていたと見られること、被告人が本件犯行当時の記憶をよく保持していること、被告人が本件犯行の違法性を認識していたと見られることなどからすると、被告人が、本件犯行当時、事理弁識能力又は行動制御能力を欠いた状態にはなかったことが明らかである。

先の「合理性の列記」がここで生きてくる。**Case 6 青物横丁医師射殺事件**と同様、「妄想の影響はあった」という認定により、責任能力減免の方向に論は傾くものの、「合理性の列記」により、それを責任能力ありの方向に引き戻す。裁判所が心神耗弱を認定する場合にしばしば採られる手法である。

　本件の先行事情から犯行に至る被告人の心理のフローチャートを図3-9に示す。

先行事情
隣人は昔から庭で髪の毛を切っていた(**a**)
被告人は怒りっぽい性格(**b**)、精神遅滞

⬇

妄想
切った髪の毛が飛んできていた(**c**)
魚のはらわたを捨てられていた(**d**)
砂を取られていた(**e**)

⬇

動機の萌芽
恨み、怒り

⬇

発展
砂を取られたためサトウキビが枯れるようになった(**f**)
そのため家族が飢死にする(**g**)
にもかかわらず隣人は謝ろうとしない(**h**)

⬇

動機の固定
怒りが募り、殺害するほかはないと考えるようになった

⬇

犯行
問答の後、斧で殴打して殺害(**i**)

(**a**) 隣人である被害者が長年にわたり庭で髪の毛を切っていたことだけが客観的な事実である。
(**b**) 被告人は「怒りっぽい人物」と評されていたが、その基礎には被害妄想があったことが窺われる。但し裁判所はこの点には言及していない。
(**c**) 到底あり得ないと裁判所は認定した。
(**d**) (**c**)と同様の被害妄想の色彩がある。
(**e**) そのように考えることは通常の範疇の思考とは言えないと裁判所は認定した。また、被告人の言葉のうえでの訂正は真の訂正可能性ではないとし、これを妄想であると認定した。
(**f**) 砂とサトウキビの関係についての思考は、宮古島の文化的背景及び被告人の知能から理解できると裁判所は認定した。
(**g**) そのように考えることは理解できないと裁判所は認定した。
(**h**) 被告人の怒りを助長した。妄想と現実の間に生まれた悪循環である。
(**i**) 犯行直前に被害者と問答があったことを裁判所は重視している。これは被告人に一定の冷静さがあったことの証であるとして、心神耗弱の根拠とされている。

図 3-9　Case 9：心理のフローチャート

法の観点

本件ではP、Qの2つの精神鑑定が行われ、一審地裁がQ鑑定（被告人は妄想を有さないと結論）を採用し完全責任能力としたのに対し、二審高裁はP鑑定（被告人は妄想を有しており、犯行は妄想に支配されてなされたと結論）を採用し心神耗弱とした。

判決文には、P鑑定については次のように簡潔に要旨が記されている。

> P意見の要旨
> 被告人に対する診断は、持続性妄想性障害であり、副診断として、軽度精神遅滞を認める。
> 被告人は、本件犯行当時、被害妄想に支配されていた。その程度は、「被害者を殺さなければ、自分たち家族が飢えて死ななければならない」という重篤なものであった。

高裁はこのP鑑定を採用し、Q鑑定を排斥したのである。2つの対立する専門的見解を、裁判所は如何に検討し、一方を信頼できるとし、他方を排斥したのか。精神鑑定が精神医学の専門家によって行われたものである以上、それを信頼できるとする判定は比較的ハードルは低いと思われるが、逆に排斥するのは容易でないはずである。本件、如何にしてQ鑑定が排斥されたか、判決文に詳細に記されている。キーワードは「前提事実の認定」である。

> Q鑑定の要旨
> まず、精神遅滞については、知能指数だけからすると、中度から重度の精神遅滞ということができるものの、動作性の知能指数は軽度の精神遅滞を示しており、また、被告人がきちんとした教育を受けておらず、読み書き計算ができないことや、社会生活、経済生活ともに問題なく送り、生活能力を有することを考えると、刑事責任能力を低下させるような状態ではなかった。そして、妄想性障害については、被告人の被害者に対する被害感情が妄想であるとすれば、妄想性障害の可能性もある。しかし、被告人の長女、6女によると、髪の毛のこと、境界線のトラブルは以前からあった。また、被告人の長女によると、生ごみが捨てられていることがあった。砂袋がな

くなったことは、事実かどうか確認できない。しかし、今回のh祭事の砂が盗まれる事件までは、被告人はあきらめることで対処しており、妄想としての発展は認められないため、妄想性障害とは診断できない。また、鑑定入院中に、被告人に対し、繰り返し、h祭事の砂がまかれている道を腰をかがめて通れば、砂を取っているように見えることを説明したら、被害者が砂を取ったのではなかった可能性もあるという反応であり、被告人の思考は訂正可能であったから、妄想ではない。その他の精神疾患については、いずれも否定される。被告人は、かなり以前から、被害者に対して、髪の毛を飛ばされたり、生ごみを捨てられたりするとして、被害的な意識を持つようになったが、これらを被害者に注意しても取り合わないため、我慢することにより対処してきた。しかし、被告人は、被害者がh祭事の砂を取っているのを見るに至り、サトウキビが枯れて収入が減っていた原因が被害者の行為にあると考えて、我慢が限界に達し、本件犯行に及んだ。被告人は、本件犯行当時、刑事責任能力に影響を与える可能性のある精神疾患には罹患していなかった。

以上の通りQ医師は、被告人に妄想はなく、精神障害には罹患していないと結論している。上記からその根拠を次の通り抽出することができる。

ア　ⅰ）髪の毛のこと、ⅱ）境界線のトラブル、及び、ⅲ）生ごみが捨てられていることは以前からあった事実である。
イ　上記アに対して、これまではあきらめることで対処しており、妄想としての発展は認められない。
ウ　本件犯行の直接のきっかけは、サトウキビが枯れて収入が減ったことである。
エ　被告人の思考は訂正可能であった（この判定は、鑑定入院中の医師からの説明に対する被告人の反応に基づく）。

一審裁判所がこのQ鑑定を信頼できるとしたのに対し、二審高裁は排斥した。高裁の論考は事実を精密に検討して上記ア、イ、ウを論難したもので、精神医学的にもきわめて妥当なものである。むしろ精神医学のほうが学ぶべき点も多い、優れた判示であると言える。次の通りである。

6 Q鑑定の検討
(1) 被告人のこれまでの被害的な思考を裏付ける事実について
　　Q鑑定は、被害者が梳いた髪の毛が被告人の家に飛んできたこと、被告人と被害者との間に境界線のトラブルがあったこと、被害者により生ごみが捨てられていること、本件犯行前、実際に被告人の畑のサトウキビが枯れて収入が減ったことを、その鑑定の前提としている。しかし、まず、髪の毛の件について、被告人の思考に符合する客観的な事実は、被害者が自宅の玄関付近で髪の毛を梳いていたという事実だけである。被害者が梳いた髪の毛を故意に被告人方に飛ばすとは考え難く、また、被害者方から被告人方へ風が吹くことが多いとはいえ、被告人方が被害者方より高い位置にあることからすると、被害者が梳いた髪の毛が常に被告人方へ飛んでいくなどということも考え難い。そして、被告人は、被害者が自ら梳いた髪の毛を被告人方の方へ飛ばしたと述べているけれども、被害者が自宅の玄関付近で髪の毛を梳くことと、被害者がその髪の毛を被告人方の方へ飛ばすこととの間には、大きな隔たりがあるといわなければならず、被害者が自宅の玄関付近で髪の毛を梳くという事実があったからといって、直ちに、被害者が髪の毛を被告人方へ飛ばすという被告人の思考が妄想でないと解することは困難である。

　高裁はまずアｉ)、髪の毛について検討を加えている。被告人は隣人（被害者）が、「自宅付近で髪の毛を梳いていた」、「その髪の毛を自宅の方に飛ばしていた」と憤慨しているが、このうち事実として認められるのは前段だけであり、後段については考え難いとしている。このことから「**被害者が髪の毛を被告人方へ飛ばすという被告人の思考が妄想でないと解することは困難である**」という第一の結論が導かれている。

　　　　また、境界線をめぐるトラブルの件については、被告人や被害者の家族の中にこれを裏付ける話を聞いた者はなく、被告人の思考内容も突飛なものであって、土地の境界にブロック塀が作られていることや、被害者らが境界の石積みやブロック塀の下に溝を掘っていた事実があることだけでは、被告人の思考が妄想でないことの根拠として不十分であるというほかはない。さらに、本件犯行前、実際に被告人の畑のサトウキビが枯れて収入が減ったとの点について、Q

鑑定人は、Eから、サトウキビがねずみに食われて枯れたと聞いたと供述するけれども、Eは、検察官調書（原審甲22）において、「私は、オジー（被告人のこと）がサトウキビ畑を持っていて、サトウキビを育てていることは知っていましたが、私自身は、その畑には、30年以上前に1回だけ行ったことがあるだけで、その詳しい場所は覚えていませんし、畑の状況についても全くわかりません」と供述しており、Fも、警察官調書（当審弁4）において、平成17年に被告人の畑からサトウキビを収穫する手伝いをし、平成18年の夏にサトウキビを植える手伝いをしたことを供述しながら、サトウキビが枯れたことを供述していないから、Q鑑定人の上記の供述は、直ちに採用しにくい。

アⅱ）境界線について、及びウ サトウキビが枯れたとすることについての論考である。これも事実であるという証拠が認められない。さらに、Q鑑定人がウの認定根拠とする「Eから、サトウキビがねずみに食われて枯れたと聞いた」が、他の証拠に基づき崩されている。

また、本件犯行当時は、被告人の畑は既に2反となり、被告人の家族の生活費としては他に年金もあったが、Q鑑定は、この事実を前提としていないものと考えられる。そのため、h祭事の砂が取られることにより、サトウキビが枯れて収入が減り、生活ができなくなるという思考の了解可能性の検討が適切にされていない。

サトウキビが枯れたとしても被告人の生活が困窮するわけではないことは前述の通りである。

なお、生ごみの件については、Gの当公判廷における供述によれば、被害者又はその家族が、魚をさばいた後のごみを被告人方との境界付近に置くことがあったと認められるから、被告人の被害的な思考の基になる客観的な事実があったといえる。

このように、被告人には妄想がなかったと結論するQ医師の判断根拠のアについては、ⅲ）だけは事実であるが、ⅰ）、ⅱ）は事実ではない、また、ウも根拠がない、すなわち被告人には妄想があるというのが高裁の認定である。事

実を冷徹に検討した正確な認定であると言える。

そして、Q鑑定は、被告人の被害的な思考が妄想として発展しなかったことを妄想性障害を否定する根拠としているから、その被害的な思考自体が客観的な根拠のない妄想である可能性があるのであれば、Q鑑定の前提が欠けることとなる。

上記イについての検討である。アが妄想でないという判断があってはじめてイは意味を有するものであるが、そもそものアが妄想である以上、イは意味をなさない、すなわち、「Q鑑定の前提が欠ける」ということになる。

以上の前提事実の認定の誤りは、Q鑑定の信用性を検討するに当たり、看過することのできない誤りであるというべきである。以上のとおり、Q鑑定には、前提とすることができない事実をその前提とし、あるいは、前提とすべき事実をその前提としなかった点で、疑問がある。

このように高裁は、**Case 6 青物横丁医師射殺事件** に記した平成20年最高裁判決で、鑑定を「採用し得ない合理的な事情」として具体的に挙げられていた事項である「鑑定の前提条件に問題」がQ鑑定にはあったと指摘した。裁判所が鑑定を排斥する場合に最も多い手法が、このように、「前提事実の認定が裁判所の認定とは異なる。よって、鑑定は全体として信用できない」とするものである。

さらに高裁は、上記エ、訂正可能性についても述べている。高裁のこの論考は、妄想というものの本質を正確に理解したうえで、それを本件被告人の思考内容にあてはめて分析した、精神医学的にも優れたものである。逆に言えば、Q鑑定の論考が甘いということになる。

(2) h祭事の砂に関する思考の訂正可能性の点について

Q鑑定人は、鑑定入院中に、被告人に対し、繰り返し、h祭事の砂がまかれている道を腰をかがめて通れば、砂を取っているように見えることを説明したところ、被告人が、被害者が砂を取ったのではなかった可能性もあるという反応をした、と供述する。この供述には、ある程度の具体性があり、これに沿う事実の存在は窺われるも

のの、重要な事実であるにもかかわらず、鑑定書に記載がないため、被告人の反応の具体的状況が明らかでない。また、これ以外の場面において、被告人が、被害者にh祭事の砂を取られたという思考を訂正した形跡はない。この点、Q鑑定人は、自分や病院の職員が鑑定入院期間を通じて被告人にとって受容的な環境を築いたから、上記の反応を得られたのであって、被告人は、環境が変わり、周囲が敵に思えるような環境になれば、頑なな態度を取ったり、誇張をしたりするから、同じ反応を得られない、と供述する。

「被告人の反応の具体的状況が明らかでない」というのは、きわめて的確な指摘である。Q医師の鑑定診察の過程において、「**被告人が、被害者が砂を取ったのではなかった可能性もあるという反応をした**」のは事実なのであろう。だがそれだけでは被告人の思考が「訂正可能」であるとは言えない。被告人の「反応」とは具体的にどのようなものであったのか。医師からの説明に対して心から納得した様子で、しかもそれが持続したのか。あるいは、説明の勢いに押されるような形で曖昧にうなずいたのか。このような具体的状況についての情報がなければ、被告人が自らの確信を真に訂正したか否かは不明と言うほかはない。妄想の端的な定義は「訂正不能の誤った確信」であるが、実際の統合失調症や妄想性障害の患者は、たとえば「こんなことを言ったらおかしいと思われるでしょうけど」、「根拠がないのはわかっていますが」、さらには「妄想ですけど」などと自ら述べることさえある。表面的な言葉のうえでは、妄想を訂正することが十分にあり得るのである。特に、Q鑑定のように「**繰り返し、h祭事の砂がまかれている道を腰をかがめて通れば、砂を取っているように見えることを説明**」すれば、迎合のような形で同意することはしばしばある。訂正不能か否かは、表面的な言葉よりも、本人の言動全体を観察することではじめて判定できる性質のものなのである。したがって、第一に、被告人の「訂正」が、表面的な言葉だけかどうかを検討することがまず必要で、その意味で高裁の「**被告人の反応の具体的状況が明らかでない**」という指摘は至当である。そしてさらに重要なのは第二、本人の言動全体の観察である。高裁はこれも次の通り精密に行っている。

しかしながら、そもそも、被害者にh祭事の砂を取られたというのは、本件犯行の動機の核心部分であり、仮にその点の思考が幾らかでも訂正されたのであれば、当然、被告人自身の本件犯行に対する

評価が大きく揺らいでしかるべきものといえる。ところが、被告人は、本件犯行について悔悟の念を述べることはあっても、ついに、現在に至るまで、「被害者がh祭事の砂を取っていた事実はなかったから、殺すべきでなかった」という考えを持つには至っていない。かえって、被告人は、当審公判の最終段階においても、被害者にも非があるのに被告人の行為だけが非難されるとして、不満を述べているのであり、被告人の被害者に対する被害的な思考は依然として極めて強固なものである。そうすると、Q鑑定人の上記供述に沿う事実の存在は窺われるものの、それは、被告人が、その場でQ鑑定人の説明に迎合するなどしたもので、真に自分の思考を訂正したものではないと見るのが相当である。

たとえ本人が思考内容を「訂正」したとしても、それが表面的な言葉の上だけなのか、それとも真の訂正なのか、これを判定する手段として、1つは訂正が持続するか否かを見極める、もう1つとして訂正したという意思が他の言動に反映されているか否かを見極める、という手法を挙げることができる。上記高裁の、「**仮にその点の思考が幾らかでも訂正されたのであれば、当然、被告人自身の本件犯行に対する評価が大きく揺らいでしかるべきものといえる**」はまさにこれに沿ったものであり、犯行から裁判の最終段階に至る被告人の言動に基づいて、「被告人の訂正は真の訂正ではない」と判定した高裁の論考は、妄想の本質を理解し、かつ、事実の正確な観察・分析に基づいた優れたものである。

したがって、被告人の思考に訂正可能性があることから、これが妄想でないと判断したQ鑑定には、疑問がある。以上によれば、Q鑑定には、払拭できない疑問があるから、これに依拠して被告人の責任能力を判断することはできないものといわざるを得ない。そして、被告人の被害的な思考に、その基礎となる事実があったとも考えられること、被害者がh祭事の砂を盗んだという被告人の考えに若干の変化が見られ、訂正不可能な病的な妄想とは異なると考えられたことなどを根拠として、Q鑑定の信用性を肯定し、これに依拠して被告人の完全責任能力を肯認した原判決も、また失当というほかない。

このようにして、Q鑑定は排斥された。すると次なる問いは、心神耗弱かあるいは心神喪失かということである。これについては前述の通り比較的あっさりとした論考で心神耗弱という結論が導かれている。

医の観点

　妄想の端的な定義は「訂正不能の誤った確信」であるが、実務上は、ある思考内容が妄想であるか否かをこの定義だけに基づいて手軽に判定することは不可能である。本件を例に取ってみれば、「訂正不能」については、Q鑑定にあるように、説得によって被告人は自己の思考を訂正する言葉を述べているが、そのような言葉だけでは、彼の思考が妄想であることは否定できない。「誤った確信」については、「h祭事を執り行わないとサトウキビが不作になる」は迷信であり確かに誤った確信ではあるが、被告人の知能と宮古島という文化背景に照らしてみれば、妄想には合致しない思考であると言える。

　このような事情は本件に限ったことではない。いかなる思考内容も、厳密に検証しようとすればするほど、端的な定義には合致させにくい点が浮上してくるものである。「訂正不能の誤った確信」という定義は、妄想という難解な概念の定義としては端的にすぎるということもできる。

　精神医学は古来から、「妄想とは何か」という問いについて様々な議論を重ねて来た。おそらく最もよく知られているのはカール・ヤスパースが挙げた、「並々ならぬ主観的確信」、「訂正不能性」、「内容があり得ないこと」という3つの特徴であろう[1]。妄想の端的な定義「訂正不能の誤った確信」は、これら3つのうちの2つ「訂正不能性」、「内容があり得ないこと」から構成されていると見ることができる。確かに定義として記載するうえでは、「訂正不能」と「誤った確信」は一見わかりやすく、それに対し「並々ならぬ主観的確信」は輪郭が曖昧な印象を受ける。だが妄想という症状の最も本質的な特徴は、「訂正不能性」でも「内容があり得ないこと」でもなく、この「並々ならぬ主観的確信」であるとする立場もある。

　それは換言すれば「主観と客観の混同」とも言うべき症状であり、妄想だけでなく、精神病性の症状（統合失調症や妄想性障害の症状）に共通する根本的な特徴であると見ることもできる。

　この線にそった妄想の定義として、シュピッツァーは次のように記載している[2]。

> 形式的には自己の心的状態に対する陳述のごとく話されるが、内容的には間主観的（客観的）に接近可能な事実についての陳述

　ややわかりにくい定義であるが、言わんとするところは、「客観的な現象について、主観的な現象と同じ確信を持って述べる」ということである。主観的な現象とは、たとえば歯痛である。歯痛があるかないかは、専ら本人の主観によって定まる。決定権は本人以外にない。本人が痛いと言えば、それは間違いなく痛いのである。それが上記定義の「自己の心的状態」の例である。シュピッツァーのいう「形式的には自己の心的状態に対する陳述のごとく話される」とは、たとえば自己の歯痛についての陳述のごとく話されるということである。歯痛について話すのであればそれは正当な陳述であるが、歯痛について話すのと同等な確信性を持って、客観的な現象について話せばそれは異常であって、これがシュピッツァーによる妄想の定義である。本件を例に取れば、「隣人が切った髪を自宅の方に飛ばす」という客観的な現象（間主観的に接近可能な事実）について、あたかも自己の歯痛の有無であるかのごとく確信性を持って話されるということである。ヤスパースのいう「並々ならぬ主観的確信」も同様のことを意味していると解することができる。「訂正不能性」もそこから派生している。但しヤスパースが挙げる「内容があり得ないこと」という特徴は、シュピッツァーは挙げていない。内容があり得るか・あり得ないか、言い換えれば内容が誤っているかどうかということは、シュピッツァーによれば重要ではなく、主観と客観の混同こそが妄想の本質的な特徴ということになるのである。これは、本章にも後述する嫉妬妄想の判定などにおいて重要な指摘であると言える。

　このように見てくると、DSM-5 に記されている妄想の定義の秀逸さが明らかになる。DSM-5 の妄想の定義は、本書 1 章に既述の通り、「反証があっても変わりにくい確信　fixed beliefs that are not amenable to change in light of conflicting evidence.」である[3]。ここには、内容が誤っているか否かへの言及がなく、反証への抵抗性があるのみである。その抵抗性も「変わりにくい not amenable to change」という卓越した文言によって、「絶対に訂正不能とまでは言えない」という、妄想の臨床的特徴を見事に表現している。シュピッツァーらに代表される、精神医学界で重ねられてきた妄想についての議論を短い言葉に集約した、画期的ともいえる定義である。

　一方で、短くない言葉で妄想の特徴を述べておくことにも、実務上も理論上も有意義であると思われる。その意味で最も優れた記述は、笠原嘉による「妄

想の定義のまとめ」であろう[4]。次の7項目が記載されている。

> (1) 平均人の確信に比しはるかに強いなみなみならぬ確信、比類のない主観的確信性
> (2) 他人の合理的説得によっても、また彼自身のこれまでの人生経験などに照らさせてみても、絶対に訂正不能であること。一見訂正しうるかにみえることがあっても長続きしないこと。これまでの体験世界や客観的に他者と共有のこの現実と相容れぬことを知りながら、無媒介の明証性を理由に訂正を拒否すること
> (3) その内容に多少とも現実にありうべからざる側面を含むこと
> (4) 例外的な場合(たとえば folie á duex)を除いて、その確信も内容も他者と共有されぬこと。つまり妄想とは"一人での精神病"であること
> (5) 時間的には多少とも持続的であり、かついわゆる妄想加工を核心の周辺に必ずもつこと
> (6) 原則として他の葛藤的体験から反応的に全く導き出されぬか、導き出されるとしてもせいぜい一部であって、全部を他の体験から了解しつくすこと、導出しつくすことはできぬこと
> (7) そのような誤謬の成立を説明するに足る意識、知能、情緒の障害を背景にもたぬこと

上記についてごく簡潔に説明を加える。
(1)は、ヤスパースもシュピッツァーも挙げる、妄想についての第一の特徴である。「並々ならぬ確信」、「比類のない主観的確信性」は、実際の妄想に最もよくあてはまる表現であるといえる。
(2)では「絶対に訂正不能」と第一文に述べられているが、直後の「一見訂正し得るかにみえることがあっても長続きしない」が見落としてはならない重要な記述である。本件でも、Q鑑定において一見訂正し得るかにみえたが、長続きしていないことが確認されている。
(3)は司法場面でしばしば誤解されている点で、妄想とは決して「荒唐無稽のあり得ない内容」に限定されない。かといって逆にごくごく日常的な内容は妄想とは言い難い。「多少とも現実にありうべからず側面を含む」とは曖昧なようであるが、妄想というものの実態を捉えた表現である。
(4)で言及されている folie á duex とは、妄想内容を他者と共有する例外的

な病態である．これはまさに例外であって，妄想とは原則として本人一人の主観の中だけにある症状である．

（5）の通り，持続性を欠くものは妄想とは呼ばない．健常者でもごく一時的には妄想と同等の観念を持つことがあり得るが，それは妄想とは呼ばない．妄想加工とは，**Case 2 逃避行の終末** に記した通り，現実の出来事を妄想体験と結びつけ，患者の主観の中では論理的に矛盾のない体系を作り上げることを指す．

（6）は本書の各ケースに示した「心理のフローチャート」に照らせば，「先行事情」との関係性である．妄想の発生は，先行事情が皆無とは限らない．本件でも，「隣人が自宅近くで髪を切っていた」という事実はあるが，被告人の妄想の全部をこの事実から了解しつくすこと，導出しつくすことはできない．

（7）はいわゆる内因性精神病についての記述で，意識や知能や情緒の障害から発生する思考は妄想から外している（但し司法場面では，これらを妄想から外さなければならない理由は希薄である）．

　妄想の例を挙げることはやさしい．だがそれらの例すべてに共通する定義を言葉にするのは非常に難しい．精神科の臨床では，通常，そんな難しい作業は不要である．妄想を言葉で定義できなくても，妄想の診断はできる．
　しかし司法場面においてはそうはいかない．
　妄想を定義し，被告人の思考がその定義に合致するか否かを判定しなければならない．その結果次第で，被告人の運命は死刑から無罪まで，両極端に揺れることになる．本件の高裁判決文に見られる，あくまでも事実に基づいた分析は，妄想を厳密に診断するための1つの究極の手法であると言える．
　精神医学の側から見れば，この手法はいわばデジタルに過ぎるという印象はある．より全人的な手法を採らなければ，妄想の真の診断には到達できないと主張したくなる．だが，では具体的にどのような手法なら優れるのかと問われた時，精神医学は言葉に詰まる．経験に基づく名人芸的な診断なら可能かもしれない．だがその診断の正当性の証明は困難である．不可能に近い．上記笠原による「妄想の定義のまとめ」は優れたものであっても，あくまでも「まとめ」であって定義そのものではなく，したがってこれを厳密に参照したからといって妄想の診断が100％正確にできるわけではない．精神医学は高裁の手法を見習うべきであろう．見習ったうえで，より正確で洗練された精神医学的診断手法の確立を目指すことが，司法から，ひいては社会から，求められている．

参考
1) Jaspers, K. Allgemeine Psychopathologie. Julius Springer, 1913.（邦訳　精神病理学原論　西丸四方訳　みすず書房　東京　1971）
2) Spitzer, M. Ein Beitrag zum Wahnproblem. Nervenarzt　60: 95-101, 1989.
3) DSM-5　Diagnostic and Statistical Manual of Mental Disorders Fifth Edition. American Psychiatric Association, Washington D.C., 2013.
4) 笠原嘉　妄想論　みすず書房　東京　2010　pp.30-31

Case 10

わが子の病に
　絶望した母 ［千葉］

妄想性障害／心神喪失

殺人被告事件
千葉地方裁判所平成元年（わ）第 415 号
平成 2 年 10 月 15 日刑事第一部判決

妄想性障害では、妄想が唯一の症状であることがしばしばある。すると妄想以外の点は正常で、一般的な精神障害のイメージとは異なっており、したがって妄想と犯行の関係について特に慎重な検討が必須である。本件の判決文はそれを具現した秀逸なものである。

長男が重大な病にかかっていると確信し、心中目的でまず長男（当時6歳）を殺害、しかし自らは死にきれなかったという形で、拡大自殺（**Case 4 拡大自殺** 参照）に分類される殺人事件である。

事件

先行事情

被告人は昭和56年6月に結婚、翌昭和57年7月に長男Sが誕生した。妊娠出産後の経過は順調で、母体の梅毒反応も陰性であった。

この母（被告人）に不安が生まれるのは、長男1歳6カ月の時である。

> 2　被告人は、千葉市の保健婦が指導していた「親子で遊ぶ会」に、1歳6か月のSと参加したが、その際、保健婦から、Sには、落ち着きがなく、言葉の発達の遅滞があり、話をするとき視線を合わそうとせず、呼び掛けても無視するなどの異常があるとの指摘を受けたため、Sが普通の子供と違うのかもしれないと思うようになった。

これがきっかけである。保健婦が指摘した上記は、発達障害（自閉症）の特徴に一致する。もちろんこれだけの観察から確定診断することはできないが、このような指摘を受ければ、念のため専門家の診断を受けるのは適切である。

> そこで、被告人は、近くのT小児科でSの2歳児検診を受けた際、T医師に右保健婦の指摘を相談し、同医師から紹介を受けて、千葉市療育センターに昭和59年8月ころから翌60年10月ころまで治療のため通った。しかし、その効果が見られなかったので、更に、本で読んで知った神奈川県川崎市の聖マリアンナ医科大学の「ことばの治療室」を訪れ、以後、大体月1回の割合でカウンセラーのYのカウンセリングを受けるようになったが、そのころから、被告人は、Sが自閉症ではないかとの疑いを持ち始め、T医師にも相談したりした。

この時点で医師からどう診断されたか不詳だが、自閉症かもしれないという

疑いそのものは合理的なものであると言える。

 3 被告人は、昭和 63 年 4 月に S を保育所に入園させたが、S は、保育所で多動のため危険で保母が目を離せない状態であり、家に帰っても食事を取らなかったり、夜泣きをするようになったため、被告人は、約半月で S の通園を断念した。

 4 同年 7 月から 8 月にかけて、被告人は、「自閉症治癒への道」という自閉症関係の本を購入して読み、S が自閉症であると考えるようになり、同書の内容を正しく理解せず、しかも、同書の題名のように治癒への希望を抱くのではなく逆に否定的な考えを持ち、同書に「自閉症の子は精神薄弱児施設でゆっくり育てた方がよい。」「一生施設で暮らすのだから税金をかけて教育しても無駄」とあったなどと誤った理解をして、Y カウンセラーのこれまでの助言や指導が間違いであり、これに従ってきた自分のやり方も誤りで取り返しのつかないことをしたと思い悩み、落胆して自殺したいと思うようになった。

 わが子に障害があるのではないか。そこまでは多くの母親が一時的には持つ不安である。被告人の場合、その不安が消えず、大きく発展していく。
 上記、自閉症の本を読んで「……**誤った理解をして**」、かえって不安が高まるという結果について、この時点で病的かどうかを判断することは難しい。このような誤解は多くの母親に見られるものだからである。しかし、被告人の全経過から振り返ってみれば、妄想の初期症状であったと見ることができる。

 5 同年 11 月に、翌年度の小学校の入学児童の身体検査があり、S もこれを受検したが、S は、その日の夜から 3 日間、被告人宅の納戸で、「おもちゃの会社のぶんちょう。」などと意味不明のことを大声で叫び、室内を走り回ったり、思い出したように泣き出したりし、また、翌年 1 月には、アイスクリームを買いに行くと言って自宅を出たまま帰らず、捜索願を出したところ、東京都内で保護されたり、あるいは、その後も自宅の廊下で突然悲鳴をあげたりするなどのことがあり、被告人としては、S を就学させるのは早いと思い就学を 1 年遅らせようと思ったが、夫は就学を遅らせる必要はないという意見であり、平成元年 1 月ころには、被告人はそのことでも思

い悩み、YカウンセラーやT医師にSの就学をどうすべきか相談したりした。

　これらの事実からすると、長男が自閉症である可能性はかなり高そうであり、したがって、被告人の確信は妄想とは言えない。だが、自閉症だった場合の長男の将来に対する不安は過度であり、すでに病的な色彩を帯びたものである。

妄想の発生

　6　このころから、被告人には、以前読んだ本の中に自閉症の例の中に分裂病という言葉があったとか、T医師に自閉症のひどいのは分裂病だと言われたとか、前記捜索願を出した際に、担当の警察官にSは自閉症だと説明したのに警察官が書類に勝手に精神不安定だと記載したとか等の、Sの病気に関連したことについて種々誤った記憶と思われるようなことが多くなり、それと共に、Sは自閉症よりもっと重い精神分裂病ではないかと疑い出すなどSの病気を悲観的に考える傾向が強くなってきた。

　被告人の認識によれば、精神分裂病（統合失調症）は、自閉症より重い病気であり、被告人は、合理的な根拠なく、長男がその重い病気であると疑うようになっている。そうなった過程の中には、上記「誤った記憶と思われるようなこと」が多数みられる。これは、「妄想追想」（過去の記憶の中の妄想。実際にはなかったことをあったと確信し、妄想と関連づけて解釈する。「追想錯誤」、「追想妄想」ともいう）と呼ばれ、妄想を有する患者にしばしば認められる症状である。この妄想追想とあわせて、「長男が精神分裂病ではないかという疑い」は妄想であるといってよいであろう。

　　そして、百科事典の精神病関係の項目を読んだりした上、これを正しく理解せず、Sが鼻水を出すこと、目がとろんとしていること、あるいは小さいころよく鼻血を出していたことなどの症状等から、Sは、発病から半年か1年で死亡する先天性梅毒による進行性麻痺に違いないと勝手に思い込むようになった。感染経路としては、夫も自分も梅毒ではないが、Sを出産する際に、医師がゴム手袋を外

した時、その手がひどくただれていた記憶があることから、そのこととSとの病気を関連付けて、妊娠中に同医師から自分が感染し、それをSに感染させたに違いないと思い込んだ。

　精神分裂病に続き、先天性梅毒、進行性麻痺という病名が出てくる（「進行麻痺」が正しいが、ここでは特に修正しない）。被告人がこれらの病気の実態を理解しているとは思えない。ただ、被告人本人が「恐ろしい」と考えている病名であることは確かである。そうした恐ろしい病気に、長男はかかっているという確信が強まっている。その確信の根拠は、上記の通り、不合理である。その不合理さを分析すると、「あらゆることを妄想に関連づけて解釈する」（妄想が思考の中心にあり、色々な出来事をすべて妄想と関連づけて解釈し、その結果、妄想の確信も強まっていく。そして患者の主観の中では論理的に矛盾のない体系＝「妄想加工」が作り上げられる）、「妄想追想」といった、妄想を有する患者の特徴が見て取れる。

7　そして、被告人は、種々の誤記憶を織り混ぜ、Yカウンセラーに、「Sは教育もしつけもいらない子。」「なんでもしてあげなさい。」などと言われたのは、Sが間もなく死ぬことをYが知っていたからであり、同じくYからSを「だっこしてあげなさい。」と言われたのは、Sの体力がなくなってきたことをYが考えてのことであり、T小児科に行ったとき、看護婦がずらりと並んで見ていたことがあったのは、Sの梅毒の原因が母親である自分からの母子感染であり、そのような症例を看護婦に見学させるためであり、その後、被告人がT医師方にお礼を持って行ったとき、T小児科でいつもは放飼いにされていない犬が放されていたことがあったのは、梅毒患者である自分達を寄せ付けないためであり、Yカウンセラーが、「お母さんかわいそう。」と言ったのは、梅毒である自分達に同情したからだというように、関係者の言動やそれに関する過去の記憶を、事実に反する特別な意味付けをして、すべてSが先天性梅毒による進行性麻痺にかかっていることに関連付けて考えるようになった。

　ここでも「あらゆることを妄想に関連づけて解釈する」と「妄想追想」が著明である。

8　被告人は、平成元年3月2日ころ、夫に、Sの病気は先天性梅毒による進行性麻痺に違いないといい、夫からそんなことはあり得ないと1時間にわたって説得されてもその考えを変えなかった。

　丁寧に説明されても、誤った確信を変えない。強固な訂正不能性が認められている。

　　　同月7日、被告人は、「ことばの治療室」に行った際、Yカウンセラーに対し、最初からSが先天性梅毒であることを知っていながら、なぜ幼稚園や保育園に入れてもいいという指導をしたのかと興奮して問い詰めたりした。その後、被告人は、自分が梅毒にかかっているかどうかを知るため、保健所で血液検査を受け、同月24日には、その検査結果が出て、被告人が梅毒に罹患している事実のないことが判明したが、それでも、被告人は、Sの血液検査をしようとはしないで、Sが梅毒による進行性麻痺であることは間違いないと固く信じ込み、母子感染でなければ、産婦人科で出産時に直接梅毒を感染させられたと考えるようになった。

　「訂正不能の誤った確信」という妄想の端的な定義がそのまま当てはまる症状である。

　　9　一方、被告人は、同年3月5日ころ、北海道で医師をしている叔父のKに電話して相談し、同医師の紹介で、Yカウンセラーと同じ聖マリアンナ医科大学に勤める従兄弟のR医師に電話し、Yに会って病名を聞いて欲しいなどと依頼した。被告人の記憶によれば、同月23日ころ、被告人がR医師に電話したとき、被告人が、Sはほんとは先天性梅毒による進行性麻痺で、既に実家の母親にも感染してしまったのではないかと話したところ、同医師は、「あ、これでもうY先生に会える。」と言ったという。その後、被告人は、K医師が同年4月14日に上京するということを聞いたが、被告人がかねて同医師にSのことを相談していたので、同医師はSのことで急に上京するのだと考えた。

　あらゆることを、自分の妄想に結びつける。妄想内容が正しいことの証拠で

あると考える。これも妄想を有する患者の特徴である。彼女のすべての思考は、妄想を中心に回っている。次の記述も同様のことの連続である。

動機の萌芽

10　Sは、同年4月7日、千葉市内の小学校に入学したが、被告人は、Sに梅毒の症状が現れることや、学校給食などでSの病気が他の子供に移ることを非常に心配した。そして、そのころ新聞に載った看護婦が安楽死させたという記事を読んで、K医師の上京の目的は、Sを安楽死させるためであり、R医師が前記の「これでY先生に会える。」と言ったのは、安楽死の相談のためであり、Yカウンセラー、K医師、R医師が連絡を取り合ってSを安楽死させようとしており、Sが小学校に入学して学校給食が始まると、他の児童に梅毒を移すことになるので、そのためSを安楽死させようとしていると思い込んだ。

妄想が発展し、医師たちが長男を安楽死させようとしているという、もはや通常では考えられない考えが生まれている。この考えに伴う絶望感を、本件犯行の動機の萌芽と見ることができる。

妄想の発展

被告人は、同月10日、Yカウンセラーに電話をして学校をやめるための書類を書いてもらおうとしたり、同月12日、Sが発熱して学校を休んだことから、進行性麻痺が悪化したものと心配し、夜、Yカウンセラーに数回電話をしたりした。そして、翌13日にはSを連れてT小児科を訪れたが、普段と変わったこともないT医師の態度や診察状況を、日頃とは違う自分に何かを隠している行動だと疑い、Sのカルテが異常に分厚いのは、同医師がYカウンセラーから電話で病状などを聞いて記入したせいだと思い、あるいは普段どおりの診療費の支払いを求められたものであるのに、いつもより請求額がかなり安いと勝手に思い込み、T医師も、K医師によるSの安楽死の件を既に知っていて喜んでいるため特別に安くしていると考えた。被告人は、内密に行われるはずの安楽死があまりにも多く

の人に知られ過ぎていると感じてますます不安を募らせた。

「あらゆることを妄想に関連づけて解釈する」という傾向があまりに著明になっている。その結果被告人は、「妄想加工」された非現実的な妄想世界の住人となっている。

動機の固定

11　同年4月14日昼ころ、被告人は、T医師に電話をかけ、「Sの病名は進行性麻痺ではないか。」と尋ね、同医師から「ただの扁桃腺炎で進行性麻痺のような微候は全くない。」と言われたが、その話を信じようとせず、同医師は、Sの本当の病名を知っていながら、Yカウンセラーから既に連絡が入っているため隠して真実の病名を告げないに違いないと確信した。そして、被告人は、当日が叔父の上京予定日であり、梅毒による進行性麻痺でSの命は長くないし、梅毒にかかった者が身内から出ることは、親族にとっても大変なことであり、叔父であるKにSを安楽死させるわけにもいかないとあれこれ悩み、自分とSの2人が死ねば皆に迷惑をかけなくて済むと思い、Sと心中しようと決意した。心中したあとすぐに身元が分かるようにと自分宛の葉書とスナップ写真を持ち、同年午後4時ころ、Sを連れて外出し、飛び降り自殺をするために付近のマンションの最上階まで行った。同所で、被告人は、Sに「2人で死のう。」と言ったが、Sから「いやだ。お家に帰る。」と言われ、心中するにはSを無理に突き落とすしかなくなったが、それはかわいそうだという気になり、その場は心中を諦めて階段を降りた。その帰り道、Sが、「今日は死なないよ。」と言うので、被告人は、他人に聞かれたら困ると思い、Sの口をつまんだりしながら自宅に帰った。

心中を決意したが、いったん思いとどまっている。だがすぐにまた実行に移る。

犯行

12　自宅に戻った被告人は、Sに「2人で寝ようか。」と言って布団を敷

いたが、Sが寝ないで遊び始めたのを見て、首を締めて殺すことを思いつき、同日午後4時45分ころ、納戸からビニール紐を取出して手に隠し持った。しかし、被告人は、Sが鏡台の前に立っていて自分の姿が鏡に映るのでまずいと思って躊躇したりした。同日午後4時50分ころ、夫から電話があり、3000円の銀行振込を頼まれた。同日午後5時10分ころ、被告人は、Sが鏡台脇のカラオケで童謡などを聞き始めたので、今だと思いビニール紐でSの首を締めてSを殺害した。

このように、躊躇はあったが結局はわが子の殺害を実行した。その後、自殺を試みる。

13 被告人は、S殺害後、Sが失禁しているのに気付き、その服を着替えさせ、血を拭いて、布団の上に寝かせた上、夫宛の遺書を書き、遺書と金の入ったバッグと証券入れを机の上に置いてから外出し、夫から頼まれていた3000円の銀行振込を済ませた。その後、飛び降り自殺を図るために付近のマンションの10階に上り、通路の手すりを乗り越えて手すり外側の端部分に立ち、飛び下りようとして下を見たりしているところを通報により駆けつけた消防署員に救助された。被告人は、救助されて消防署に連れていかれる際、泣きながら「お父さんに怒られる。捕まっちゃう。」などと繰り返し言っていた。

裁判

精神状態

この後、P医師による精神鑑定が行われた。その精神鑑定結果をあわせて、裁判所は上記の経過を次のように説明している。精神医学的観点からみて、至当な説明であるといえる内容である。

1 被告人は、その身体状態の診察、神経学的検査、臨床検査、脳波検査、頭部コンピューター断層撮影等の各結果によれば、身体的には

特段の異常は認められない。

2 被告人の知能指数は、IQ 99で普通域である。犯行時から鑑定時を通じ、知能障害や記銘力障害はなく、意識は清明であり、性格の特徴として、対人的過敏性と過度の防衛的・警戒的態度、一部には母子一体感の強さ、被害観念や投影を伴う典型的な妄想的傾向が見られる。

3 被告人の精神的症状の特徴としては、その中核は妄想である。被告人は、昭和63年秋ころから、被害者の就学問題等で悩んで情緒不安定になっているが、そのころが妄想形成の前駆期と考えられる。そして、被告人には、平成元年1月末ころから、Yカウンセラーやτ医師の特別の意味をもたない些細な言動、周囲の偶然の出来事、それにまつわるかなり誤りの混在した過去の記憶の断片、読んだ書物や新聞記事の一部あるいは被害者の身体の状態に対する観察等を、事実に反して主観的に解釈して関係付け、被告人の信ずる一定の方向に意味付け、被害者を「自閉症」より重い「先天性梅毒による進行性麻痺」に違いないと確信するなどの妄想着想、妄想知覚、妄想追想、関係妄想、心気妄想等の症状が見られる。同年3月ころには、被告人は、Sのことで不安にかられて周囲にいろいろ相談し、夫やT医師等からSのことは被告人の思い過ごしで梅毒には感染していないと説得され、また、血液検査の結果、被告人自身の梅毒罹患の事実が否定されたにもかかわらず、かたくなにSが梅毒による進行性麻痺だとの確信を訂正していないが、それは妄想の程度が極めて強固であったことを裏付けており、妄想の訂正不能性を示している。同年4月、叔父の上京予定のことを知ったことや、新聞の安楽死の記事を見たことがきっかけで、Yカウンセラーや叔父のK医師らが連絡を取り合って被害者を安楽死させようとしていると確信しているが、それは被害妄想及び妄想の発展・体系化の症状であると考えられる。そして、被告人は、周囲はもはやがんじがらめで被害者の安楽死は逃れられない状況になったと思い詰め、誰にも迷惑をかけることなく事態を終わらせるために親子心中を思いついており、右自殺企図は、右の妄想に深く基づくものと考えられる。被告人の右妄想は、被害者の血液の医学的検査をすれば明白になる事実についてこれらの検査を全くしようとしないばかりか、夫や医師などの関係者の説得をかたくなに拒み、自己の血液に関する科学的検

査結果も考慮しようとしない常識に反した非科学的な確固とした訂正不能な強固なものであり、犯行当時はもちろん、本件犯行後の捜査段階を通じ、あるいはその後の公判段階、鑑定時に至ってもなお妄想が継続している事実に照らしても、その程度は重度と認められる。なお、被告人には、右妄想以外の幻覚、幻声、激しい興奮や混迷、感情鈍麻などの精神分裂病などにおいてよく見られる異常体験はほとんど認められず、日常生活の水準低下等もなく、分裂病性の人格解体の兆しは認められないことから、精神分裂病は否定していいと考えられる。

4 右の診断結果から、P鑑定人は、被告人は、本件犯行当時、DSM-3-R（アメリカ精神医学会の診断統計マニュアル）による妄想性障害（妄想を唯一症状とする精神症で、従来の慣用的分類によればパラフレニア—妄想反応—に近いものと考えられる。）といわれる精神障害に罹患しており、その発病時期は平成元年1月ころと考えられ、その病状の程度はかなり重度で、物事の是非善悪を判断する能力やこれに従って行為する能力が失われていた状態にあったと鑑定している。なお、同鑑定人は、被告人には、前記妄想に基づく以外の生活部面や行為等においては、通常人と変わりなく何ら異常な面が認められないが、それは右病気の特徴であって、そのことは何ら右鑑定の結果を左右するものではないとしている。

　妄想性障害という診断を含め、すべて妥当な論考であり、特に付け加えて解説することはない。但し、本書では診断名は現代の診断基準に準拠して論を進めるという方針を取っているので、本項の記述も、判決文からの引用部分以外は、「パラフレニア」、「妄想反応」という語に替えて「妄想性障害」を用いる。なお、**Case 4 拡大自殺** は、本件と類似したケースで診断はうつ病であったが、本件はうつ病の診断基準は満たさないという判定であったと推察される。

　なお、P鑑定人は上記の通り責任能力にまで言及している。「**物事の是非善悪を判断する能力やこれに従って行為する能力が失われていた状態にあった**」、すなわち、心神喪失という判定である。本書で既述の通り、裁判所は責任能力の判定について、鑑定人の意見に拘束されることはない。本件でも裁判所は、P鑑定人の意見は参考にしつつ、主体的に責任能力の判定を行っている。これについては責任能力の項に後述する。

被告人は、Ｓの病状につき、当初は、自閉症ではないかと考えていたが、平成元年１月ころからは、先天性梅毒による進行性麻痺であるとの確信を抱くに至っている。しかしながら、被告人が右のような確信を抱くに至った根拠は、前示のとおり、Ｓの鼻水、とろんとした目付きや過去の鼻出血等の症状及び百科事典の記述等であるが、Ａ鑑定によれば、右の症状から先天性梅毒による進行性麻痺の診断が下せるものではなく、むしろ、右百科事典の記述を正しく理解すれば、逆にこれが否定されるものであって、その可能性は医学常識上ほとんどあり得ないものであることが認められ、また、右の医学的専門知識がなくても血液検査をすれば梅毒感染の有無が判明することは一般常識であり、被告人もそのことは十分知っていたからこそ、自己の血液検査をわざわざ保健所まで行って受けているのに、Ｓについては、これを全く受けさせようとせず、ただその感染の事実のみを妄信していることが認められ、これはＰ鑑定の指摘する妄想であることは明らかであると認められる。

　一方的な思い込み。これが訂正不能であれば、妄想の端的な定義に合致することになる。「**妄想であることは明らか**」という裁判所の認定は的確である。

　そして、梅毒の感染原因についても、当初は、被告人の帝王切開手術をした医師の手がひどくただれていたことに関連付けて、Ｓを出産した際、医師から自分が感染し、それを母子感染させたと考え、その後、夫や医師らの説得を受け、あるいは血液検査の結果自己が梅毒に罹患していないと分かっても、母子感染でなければ出産時に直接Ｓが感染したとの考えに変わっただけで、Ｓが梅毒に罹患しているという考え自体は何ら訂正されなかったものであり、このことは被告人の妄想の訂正不能性を示しており、その考えに従って、Ｙカウンセラーやｔ医師の行動を意味付けて理解し、更には、新聞に看護婦による安楽死の記事があったことや叔父の上京などを関連づけて、Ｙカウンセラー、Ｔ医師、Ｋ医師、Ｒ医師が示し合わせて、Ｋ医師によりＳが安楽死させられるとの考えを抱くに至っており、妄想を発展・体系化させている。右検討したところによれば、本件犯行当時、被告人には、Ａ鑑定で指摘するＳが梅毒により進行性麻痺に罹患していて、関係者によって安楽死させられるという強固な妄

想があったことが認められ、同鑑定にいう妄想性障害といわれる精神障害に罹患していたことが認められる。

　長男をめぐる被告人の思考は妄想であり、被告人は妄想性障害に罹患していた。P鑑定と裁判所の認定は一致している。

責任能力

　妄想性障害の責任能力についての本件裁判所の基本的考え方は、次の一文に集約されている。

> 　従来の慣用的分類によるパラフレニアといわれる精神障害の責任能力をどう解するかについては種々の見解があるが、当裁判所は、右精神障害が全人的な人格の解体がなく、妄想が中核になるものであるから、その妄想に基づく行為以外の行為については通常これを肯定し、妄想に基づく行為については、その病状の程度、犯行の動機、態様、状況、犯行に至る経過等の諸事情を総合してその有無を判断すべきであるとする見解を正当と考える。

　妄想性障害とは、端的に言えば「妄想以外は正常」な精神疾患である。妄想性障害の責任能力は、「**妄想に基づく行為については、その病状の程度、犯行の動機、態様、状況、犯行に至る経過等の諸事情を総合してその有無を判断すべき**」で、これが本件の裁判所の基本姿勢である。精神医学的見地からも首肯できる姿勢である。
　但し前述の通り、パラフレニアと呼ぶという1点だけは精神医学的に問題なので、以後、裁判所の記載にかかわらず、妄想性障害と置き換えて論を進める。被告人の診断はあくまでも妄想性障害であり、パラフレニアは妄想性障害に近いものであるが、妄想性障害と完全に一致する概念ではないからである。

> 　そこで、本件についてこれを検討するに、被告人は、前記のような妄想を拡大発展させる中で、身内から梅毒のものが出ると親族も迷惑する、学校で給食が始まれば他の児童にも感染させてしまう、Sは長くは生きられない、叔父であるK医師に安楽死させるわけにはいかないとの動機から、Sと心中することを決意し、本件犯行に及

んだものと認められる。

妄想と犯行の結びつきを正確に捉えた論考である。

> 本件犯行自体は、自己に対する攻撃の幻覚を抱き、その幻覚の攻撃から身を守るために反撃に及んだというような症例とは異なり、いわゆる妄想に直接的に支配された行為とはいえない。

事実認定から精神状態の把握、責任能力についての考え方の立場まで、ここまで実に正確に論を進めてきた判決書が、ここへ来て急に奇妙な論理展開になっている。裁判所は明らかに妄想と幻覚を混同している。あるいは、少なくとも妄想と幻覚の関係を誤解している。

この記載からは、「**妄想に直接的に支配された行為**」とは「**自己に対する攻撃の幻覚を抱き、その幻覚の攻撃から身を守るために反撃に及んだというような症例**」ということになる。妄想と幻覚を混同しているという点から見ても失当であり、妄想と犯行との関係についての我が国の裁判所の一般的な考え方という点から見ても失当である。だが幸いにも、この失当な論考が結論に有意な影響をおよぼすことはなかった。

> しかし、右妄想は、その動機の形成過程に密接不可分に関わっており、しかも、その妄想自体産院の医者からの感染及びそれを原因として被害者が医師により安楽死させられるという突飛なものであり、前示のとおり、素人的にも医学常識に反する根拠に始まり、これを訂正するに足りる客観的資料が与えられ、あらゆる説得手段がとられたにもかかわらず、微動だにしない強固なものであり、被告人のその点に関する思考には通常人の了解できないものが存在するというべきである。

ここで指摘しているのは、
- 妄想が動機形成過程に密接不可分に関わっている
- 妄想内容は突飛である
- 妄想が訂正不能である

の3点で、これらをもって、「通常人には理解できない」としている。さらに次の記述が続く。

第3章　妄想の医学と法学

> したがって、右のような被告人の妄想は、単にS殺害の動機形成について係わっているというに止まらず、殺害行為自体をも強く支配した可能性が高いというべきである。

　この「したがって」は何を受けているかは、裁判所の論理を読み取るうえで重要である。「通常人には理解できない思考」だからか。その根拠は「訂正不能」と「突飛」であろう。それが動機に強い影響を与えたことは確かである。では、動機のみらず行為自体にも強い影響を与えたと言えるか、言えないか。裁判所は「言える」という判断を下している。その根拠は明示されていないが、「訂正不能」、「突飛」、「動機と密接不可分」の3点から、「自明」とでも言うべきであろうか。

　そして上記結論部分、妄想が「**殺害行為自体をも強く支配した**」は、心神喪失または心神耗弱を示唆する表現である。さらに裁判所は、弁識能力について精密に論考している。

> 確かに、右の本件犯行に至る動機は、Sが梅毒による進行性麻痺にかかり、叔父であるK医師に安楽死させられるということを前提にして考えれば、動機として一応了解することは可能である。

　「一応」了解可能。本書ここまでの例にも複数回出てきた、判決文にしばしば見られる表現である。「一応」という語を付加することによって、それ以上の検討を回避するような判決文も散見されるが、本件裁判所はそのような逃げは打たず、さらに踏み込んでいる。

> また、被告人は、前記のとおり、Sと一緒に投身自殺すべく付近のマンションの最上階まで行った際、Sからいやだと言われるや、無理に突き落してはかわいそうだと思い、心中を諦めており、その帰り道、Sが、「今日は死なないよ。」と言うので、他人に聞かれたら困ると思い、Sの口をつまんだりしながら被告人方に帰っており、自殺しようとして救助された際にも「お父さんに怒られる。捕まっちゃう。」と繰り返し言っていたことなどが認められ、これらの事実は、被告人に自己の行為の是非善悪を判断できる能力があったのではないかと推測させる。更に、本件犯行及びその前後の被告人の行動は、鏡に自分の姿が映らないように機会を窺ったり、遺書を書

いて貴重品と一緒において置くなどしており、極めて冷静である。

　上記、一見すると、「合理性の列記」とも読める。しかし本件では裁判所は、これら合理性は、見せかけのものにすぎないと看破している。

　　しかしながら、動機の点は、それ自体としては了解可能であっても、前提となる妄想を含めて考えれば、了解不能というべきであり、この動機は妄想を前提として初めて発生し得るものであることを考えるならば、妄想と切り離して、動機それ自体の了解可能性を云々しても意味がないというべきである。

　被告人を全人間的に観察した、優れた論考である。「**妄想と切り離して、動機それ自体の了解可能性を云々しても意味がない**」とはまさにその通りであって、表面的に事実として観察される個々の事象を取り上げて、合理的であるとか弁識能力があるとか指摘することは、多くの場合適切とは言い難い。

　法ではしばしば、人の思考や行動を切り分けて判定する。殺意と行為を切り離して考える。準備と着手を切り離して考える。この手法は論理的である反面、人工的であるという印象が拭えない。このように切り分けないと刑事訴訟は成り立ちにくいのも避け難い事実であるが、人間の心理や行動とは、あくまでも全体として機能しているのであって、部分に切り分けたらそれはすでにその人間ではない。

　その意味で、判決文でしばしばなされる「合理性の列記」は、時には説明上やむを得ない手法ではあるものの、失当である場合も多く、したがって一種の便法であるという認識は必要であろう。

　　また、物事の是非善悪を判断できたかという点も、P鑑定で指摘するように、人間の心理は、正常心理と異常心理との緊張の中にあること、被告人が前述のような妄想を発展させた経過の中で、もう逃げられないと思って心中を選択したものであることを前提とすれば、一時的な憐憫・悔悟の念の存在を持って、被告人に是非善悪の弁識能力ありと判断すべきではないというべきである。更に、被告人の行為の冷静さという点も、妄想性障害が、妄想のみを主症状とする精神病であって、全人格的な崩壊は来たさず、冷静な行動を取り得るものであることを考えれば、被告人の行為が冷静であったこ

とのみをもって、被告人に是非善悪の弁識能力ありとなすべきでもない。

「**人間の心理は、正常心理と異常心理との緊張の中にある**」というのは、P鑑定医の独自の表現というべきであるが、「**一時的な憐憫・悔悟の念の存在を持って、被告人に是非善悪の弁識能力ありと判断すべきではない**」は至当な指摘である。前述の通り、部分的な観察から人間を語ることはできない。

してみれば、被告人は、Sを殺害する際、これが殺人罪という違法な行為であることを一応認識していたものではあるが、右のような妄想と関連付ければ、動機は極めて理解し難い不合理なものであり、殺人行為自体についての意識及びその悔悟の念も型式的なものに過ぎず、全体として妄想という精神障害により物事の是非善悪を弁識する能力及びこれに従って行動する能力を欠いていたと認めるのが相当である。

違法性の認識はあった。だが、全体像を見た時、善悪の弁識能力は完全に失われていた。心神喪失。これが裁判所の結論である。

本件は、妄想性障害という病態の本質を、そして被告人の精神症状を、そして責任能力との関係を、精密な分析により正確に評価した、優れた判決であると言える。他のいくつかの判決に見られるような、「合理性の列記」という手法や「一応了解可能」の如く「一応」という語の付加による曖昧・逃げ腰な論考とは対照的に、正面から問題に切り込み、凛とした結論を導いている。

本件の先行事情から犯行までの心理のフローチャートを図3-10に示す。

```
先行事情
長男に自閉症の強い疑いあり (a)
    ↓
妄想
長男は自閉症、精神分裂病、進行麻痺に違いない (b)
    ↓
動機の萌芽
絶望感が募る
    ↓
発展
長男は安楽死させられる (c)
    ↓
動機の固定
絶望。心中の決意 (d)
    ↓
犯行
長男を殺害後、自殺しようとしている
ところを救助された (e)
```

(a) 客観的事実である。したがって母である被告人の心配そのものは正常心理といえる。
(b) 被告人が恐ろしいと考えている病気に長男が罹患しているという確信。この確信は (a) との論理的つながりはあるが、過剰な推論であり、むしろ飛躍がある。そして、これら病気に罹患していると考えた複数の根拠はどれもが不合理である。さらには、この不合理性を説明される機会は何回もあったのにもかかわらず、確信は訂正されなかった。
(c) 妄想の悪化である。これを裁判所は「突飛」と認定している。絶望感の悪化という量の変化でなく、このように思考の質に変化があることは、病状の悪化の反映として理解されやすい。
(d) 自分と長男が死ねば人に迷惑をかけないと考えた。この動機は (b)、(c) の妄想と密接不可分である。そして (b)、(c) は訂正不能かつ突飛である。これらに基づき、「妄想は殺害行為自体をも強く支配した可能性が高い」とされ心神喪失の認定がなされた。
(e) Case5 と同様、拡大自殺である。

図 3-10 Case 10: 心理のフローチャート

医の観点

　本件被告人の妄想は、精神医学的にきわめて典型的なものである。**Case 9 宮古島の砂** の解説に示した笠原による「妄想の定義のまとめ」に照らして振り返ってみると、本件妄想の典型性が明らかになる。

(1) 平均人の確信に比しはるかに強いなみなみならぬ確信、比類のない主観的確信性
　　この (1) は、**Case 9** の解説の通り、妄想という精神症状の本質を最も直接的に反映した特徴である。本件においては、絶対ともいえる訂正不能性が見られることから、この (1) を満たすことは明らかである。

(2) 他人の合理的説得によっても、また彼自身のこれまでの人生経験などに照らさせてみても、絶対に訂正不能であること。一見訂正し得るかにみえることがあっても長続きしないこと。これまでの体験世界や客観的に他者と共有のこの現実と相容れぬことを知りながら、無媒介の明証性を理由に訂正を拒否すること
　　「夫に、S の病気は先天性梅毒による進行性麻痺に違いないと言い、夫からそんなことはあり得ないと 1 時間にわたって説得されてもその考えを変えなかった」などから、被告人は、「絶対に訂正不能」と言えるレベルの確信を持っていることがわかる。

(3) その内容に多少とも現実にありうべからざる側面を含むこと
　　「わが子が精神分裂病である、先天性梅毒の進行麻痺である」は、本件被害者についての客観的事実に照らせば、ありうべからざる側面である。さらには「わが子が安楽死させられる」に至っては、そこから一段進んで、全くあり得ないといえるレベルである。

(4) 例外的な場合（たとえば folie á duex）を除いて、その確信も内容も他者と共有されぬこと。つまり妄想とは "1 人での精神病" であること
　　妄想内容を確信しているのは被告人 1 人のみである（例外的な場合としてあげられている folie á duex とは、「二人組精神病」、「共有精神病性障害」、「感応精神病」などとも呼ばれるもので、たとえば本件で仮に夫が被告人

と同じ妄想を持つようになったような場合を指す)。

(5) 時間的には多少とも持続的であり、かついわゆる妄想加工を核心の周辺に必ずもつこと

　明らかに持続的である。そして、当初は「長男が自閉症である」という、現実に根ざした確信であったものが、時間経過に従い、「長男が精神分裂病である、先天性梅毒の進行麻痺である」となり、さらには「だから長男は安楽死させられる」と発展している。また、これに関連して、「**看護婦がずらりと並んで見ていたことがあったのは、Sの梅毒の原因が母親である自分からの母子感染であり、そのような症例を看護婦に見学させるためであり**」、「**T医師も、K医師によるSの安楽死の件を既に知っていて喜んでいるため特別に安くしていると考えた**」などの体験があり、被告人独自の妄想世界が構築されている。これが妄想加工と呼ばれる現象である。

(6) 原則として他の葛藤的体験から反応的にまったく導きだされぬか、導きだされるとしてもせいぜい一部であって、全部を他の体験から了解しつくすこと、導出しつくすことはできぬこと

　わが子が自閉症であるという点に関しては、現実性のある疑いであり、母親である被告人にとっては葛藤的体験であった。しかし、それに続く上記 (1) から (5) は、この体験の反応として了解・導出することは不可能である。

(7) そのような誤謬の成立を説明するに足る意識、知能、情緒の障害を背景にもたぬこと

　被告人は意識・知能・情緒の障害は有していないと解される (但し、前述の通り、本件被告人がうつ病であったことの完全な否定はできない。その場合、被告人の妄想はうつ病に伴う絶望感から発生したという解釈は不可能ではない。しかし Case 9 の解説に記した通り、たとえそうであったとしても、少なくとも司法場面においては、妄想であるという結論を否定する事情にはならない)。

なお、本件においてはさらに、妄想追想の存在を指摘することができ、これも妄想という精神症状にしばしば伴う重要な特徴である。

このように妄想とは、笠原の「妄想の定義のまとめ」に照らして検討すれば、大部分の場合において、(1) から (7) のすべての項目に合致する精神症状である。但し、日常の精神科臨床においては、これらすべての項目についての検討が行われることは稀である。その理由は、一方ではそのような検討を行わずとも、患者の全体像からみて妄想の診断が確実と言えることが多いからであり、他方では全体像からの診断に依拠するあまり症状の詳細な検討を省略することが多いからである。また日常臨床では、検討を行いたくても症状についてのそこまで詳細な情報は得られにくいこともしばしばある。
　その点、裁判においては、必要な情報はかなり広く深く収集することができ、また、それがまさに裁判というもののあり方であると言える。対象者（被告人、患者）の思考が妄想であるか否かを、証拠に基づいて詳細に検討し結論を導いた本判決には、当然のこととは言え裁判所とは事実認定という作業において最高の機能を有していることが如実に現れている。このような事実認定作業は、本来であれば精神科臨床における診断にも必須なものであり、本件判決文は、典型的な妄想の診断手順において、精神医学の側が見習うべき貴重な記録であると言えよう。

法の観点

　本件被告人の責任能力判定において裁判所が採用した手法は、判決文中の次の一文に集約できる。

> 従来の慣用的分類によるパラフレニアといわれる精神障害の責任能力をどう解するかについては種々の見解があるが、当裁判所は、右精神障害が全人的な人格の解体がなく、妄想が中核になるものであるから、その妄想に基づく行為以外の行為については通常これを肯定し、妄想に基づく行為については、その病状の程度、犯行の動機、態様、状況、犯行に至る経過等の諸事情を総合してその有無を判断すべきであるとする見解を正当と考える。

　これは、妄想性障害の責任能力判断において適切であるのみならず、妄想を有する精神障害全般の責任能力判断においても適切な手法である。
　現代の責任能力判断は、**可知論**というキーワードに象徴される検討手法が主

流となっている。対義語として**不可知論**がある。**不可知論**とは、不可知、すなわち、知り得ない、すなわち、精神障害者の心理とは健常人には知り得ないものであり、よって、病気が責任能力（弁識能力・制御能力）に及ぼす影響は、事実認定や心理・行動分析をいかに重ねても知ることはできないとする立場で、不可知論にしたがえば、統合失調症に代表される精神病は、その診断が下った時点で責任無能力になる。我が国でも20世紀後半頃までの精神医学界では不可知論が優勢であったが、現代では可知論が優勢となっている。可知論とは、精神障害者の心理も、健常者の心理を理解する時と基本的に同等の手法によってある程度までは理解可能であるとする立場である。本書の実例もすべてが基本的には可知論にそった責任能力判断がなされているものである。「妄想以外の点については正常」を基本特徴とする妄想性障害においては特に、可知論の重要性が浮上する。すなわち、妄想性障害患者の妄想以外の心理（正常心理と解される）について、「知り得ない」とすることは不合理であるから、したがってもし不可知論を採用する立場を取れば、妄想性障害は責任能力上は精神障害から外すことにもなりかねない。しかるに妄想とは健常者にとっては了解不能（または、了解は著しく困難）な思考であるから、妄想が責任能力（弁識能力・制御能力）に影響なしとすることにも無理がある。そこで、妄想に基づく行為については、可知論にそって、「**その病状の程度、犯行の動機、態様、状況、犯行に至る経過等の諸事情を総合してその有無を判断すべき**」という手法が正当になるのである。

　先に紹介した通り（**Case 6 の解説**）、最高裁判所は、責任能力の有無・程度を裁判所が判定するにあたっては、被告人の、

- 犯行当時の病状
- 犯行前の生活状況
- 犯行の動機・態様

などを総合して行うべきであると述べており、本件において裁判所が行った上記手法は、この最高裁判示にもよく一致している。

　そして具体的な判定手順は、前記「医の観点」までに記した通り、被告人の思考が妄想と言えるか否かを事実に基づいて慎重に検討し、同時に本件犯行への妄想の影響を論じたもので、本件は、人間の心理・行動については、それを精密に判定しようとする場合において、医学的な手法も法的な手法もおおむね一致させることができることが具現された貴重な判例であると言えよう。

Case 11

わが子の病に絶望した母［さいたま］

うつ病／心神耗弱

殺人被告事件
さいたま地方裁判所平成 21 年（わ）第 1785 号
平成 22 年 9 月 6 日第 2 刑事部判決

Case 10 に続き、拡大自殺の事例である。Case 10 とは対照的に、裁判所は非常に単純化した論考によって責任能力を判定している。

母親（61歳）が自宅で長女（25歳）を絞殺した、拡大自殺である。被告人（母親）はうつ病、長女は統合失調症であった。

　判決文は非常に簡潔である。本文は3259字。**Case 10　わが子の病に絶望した母［千葉］**が9917字であることと比べると、いかに簡潔な判決文であるかがわかる。
　すると単純な事件だったのかというと、決してそうではない。この事件を担当したK弁護士が、刑事弁護の専門誌に、事件から裁判までの流れを詳細に記している[1]（以下、これをK論文という）。それを読むと本件が、精神状態について、責任能力について、深い考察を要する事件であったことがわかる。
　判決文はあまりに簡潔なので（たとえば、経過が何も記されていない）、以下はK論文の記載をもとに適宜補いつつ記述を進めて行くこととする。

事件

先行事情〜犯行（K論文からの要約）

　被告人はうつ病。発症時期は明らかでないが、平成12年にうつ病が悪化して精神科に長期間入院した。その際、幻覚もあった。したがって、診断名は精神病症状を伴ううつ病である。
　娘とは7年以上2人暮らし。被告人は長女の通院に付き添ったり、日常生活の世話もしてきた。
　事件の約20日前から、うつ病の症状が悪化。
　事件の2週間前、長女がぐったりしていると言って被告人は救急車を呼んだ。しかし長女は全く元気で、救急車はそのまま引き返した。
　被告人は長年にわたり毎日日記をつけていたが、犯行の1週間前、「どうしたらいいかわからなくなっている」の1行を最後にぷっつり切れ、後は白紙になっている。
　2日前、被告人の母親が訪ねてきたが、被告人はただニヤニヤしているだけだった。
　一方、長女の統合失調症の病状は、事件当時には安定していた。
　殺害は全くためらいなく行われた。首をしめられている時、長女は「何で」と言ったが、被告人は全く躊躇せず犯行を続けた。

殺害後、遺体の頭と足の位置を入れ替えるという不可解な行動があった。
その後被告人は、自殺しようとして、死に場所を求めてさまよった。
事件4日後、診察した医師が、被告人を亜昏迷状態であると認めている。

要約すれば、拡大自殺の典型的パターンとしての「わが子の病を悲観した心中未遂」であると認められる事例である。ここで、「わが子の病を悲観」という部分だけを取り出せば、親の心理として了解可能であるが、その悲観が心中に結びつくまで強度であることまでが了解可能であるか否かが、拡大自殺における1つの重要なポイントである。

心理のフローチャートにあてはめれば、次のように論点を抽出することができる。

> ①**先行事情**：被害者（長女）は統合失調症。被告人（母）はうつ病。本件が「わが子の病に絶望した母の心中未遂」と捉えるならば、被害者の病状（客観的に見て絶望すべき状態であったか否か）と被告人の病状（安定していたか、悪化していたか）が先行事情として重要である。
> ②**妄想の発生**：先行事情から了解できるか否か。したがって上記、両者の病状の認定が鍵となる。
> ③**動機の萌芽**：②から導出されたと捉える以上、②と同様、①の認定が重要である。
> ④**妄想の発展**：悲観する気持ちがごく短期間で最高度まで発展している。
> ⑤**動機の固定**：④が殺意の固定に至るまでの客観的状況と心理の検討が必須である。
> ⑥**犯行**：躊躇の欠如、不可解な行動、犯行後の亜昏迷状態は、当時の精神状態を推認する重要な情報である。

これらを裁判所はどう論考したか。本件では2件の精神鑑定が行われた。1件目は検察官がP医師に嘱託した起訴前本鑑定、2件目は弁護人がM医師に嘱託したいわゆる当事者鑑定である。裁判所の論考は当然ながらこれらの鑑定を参考にしつつ進められている。

裁判

精神状態

判決文から引用する。

> 1 被告人が、本件犯行当時、うつ病にり患していたことは当事者間に争いがなく、証拠上も明らかであるところ、弁護人は、被告人はうつ病により、心神喪失の状態にあったという可能性を否定できないから無罪であると主張する。
>
> 2 この点について、捜査段階で被告人の精神鑑定を実施した医師であるPは、証人として、被告人が、本件犯行当時、重度の内因性うつ病にり患していたことを前提に、①犯行の動機は、うつ病の影響が認められるものの、幻覚や妄想に影響されたものではなく、理解できること、②本件は突発的な犯行であること、③被告人は、犯行が悪いことだと分かっていたこと、④犯行が被告人らしい行動といえること、⑤犯行態様は殺害するという目的にかなっていることなどを指摘して、被告人がものごとの善悪を判断したり、その判断に従って行動する能力（以下「判断能力及びコントロール能力」という。）は、失われてはいなかったが著しく減弱していたので、心神耗弱の状態にあったと証言した（以下「P鑑定」という。）。

上記、①から⑤はP鑑定の結論にあたる記述であると読める。本書のここまでに提示してきた事例から明らかな通り、これら結論に至った経緯を論考するのが刑事裁判である。では本件では上記につき裁判所はどのように論考しているのか。判決文の上記直後の記述はこうである。

> 関係各証拠によれば、P鑑定が指摘する上記①ないし⑤の各事情はいずれも認められるから、同鑑定の信用性は高いと考えられる。

なんと、これだけである。裁判所はミニマリズムに宗旨替えしたのかと疑わさせるほどの単純さだ。「いずれも認められる」というが、少なくとも論考なしにそう言い切れるほど自明でないことは確かである。次に示す通り、順に各

項目を見ただけでもそれは明らかである。

⑤ 犯行態様は殺害するという目的にかなっていること
本書ここまでのケースからも明らかな通り、妄想に基づく犯行の態様は、殺害という目的にかなっているのはむしろ普通のことであるから、これは責任能力の判定上は意味をなさない。

④ 犯行が被告人らしい行動といえること
7年間も親身になって世話をしてきた最愛の娘を殺害することの、一体どこが「被告人らしい行動」といえるのか。到底人を納得させられる記述ではない。

③ 被告人は、犯行が悪いことだと分かっていたこと
「分かっていた」とする根拠が不明である。

② 本件は突発的な犯行であること
突発的であることと、弁識能力や制御能力が失われていなかったという判定は決して結びつかない（本判決文ではそれぞれ判断能力及びコントロール能力という語が使われているが、これらはそれぞれ弁識能力、制御能力と同義である）。突発的でなく逆に計画的であれば、弁識能力や制御能力は保たれていたことを推定させる事情になり得る、突発的であることは、それらが失われていた可能性を十分に考慮しなければならない事情である。

① 犯行の動機は、うつ病の影響が認められるものの、幻覚や妄想に影響されたものではなく、理解できること
これが精神医学的に最大の問題である。本件犯行が長女の病気に絶望したものであるとしたら、その「絶望」は妄想から生まれたものではないのか。

このように数々の疑問が払拭されていない。弁護人は当然反論する。事実を正確に見つめたうえで、被告人の弁護する立場の人物として当然であろう。弁護人の主張と、それに対する裁判所の見解は次に記述されている。

> 3　これに対し、弁護人は、医師Mの意見書（弁32。以下「M意見」という。）を引用して、被告人はメランコリー型うつ病にり患しており、本件犯行当時、幻覚や妄想があった可能性が否定できないとし

た上で、被告人がうつ病自体を原因とする絶望感に支配されて本件犯行に及んだ可能性、すなわち、被告人の判断能力及びコントロール能力が完全に失われていた可能性があると主張している。

　上記、犯行に至る経緯からすれば、この主張の正当性はかなり高い。**Case 4 拡大自殺、Case 10 わが子の病に絶望した母［千葉］**と同様、心神喪失による無罪を視野に入れなければならない事例であり、慎重のうえにも慎重な検討が必要である。だが。

　　　　（1）　しかし、被告人に幻覚や妄想があった可能性については、被告人自身、本件犯行当時やその前後の時期に、幻覚や妄想はなかった旨公判廷で明確に述べている。

　唖然とする記述である。幻覚はともかくとしても、妄想があったかなかったが、本人の言葉からわかるはずがない。本人は妄想ではなく事実であると思っているからこそ妄想なのである。この一文からは、裁判所は、妄想というものの最も基本的な性質さえ全く理解しないままに、妄想の有無を判定しているとしか思えない。

　　　　　　捜査段階においても、被告人が、本件犯行当時、幻覚等があったことを供述したふしはない。また、被告人は、本件犯行当時の行動を具体的かつ詳細に覚えているのであるから、このような被告人が幻覚等があったことだけを忘れるということも考え難い。したがって、本件犯行当時、被告人に幻覚や妄想があったという可能性を否定できないとする M 意見は採り得ない。

　この文章も荒唐無稽である。幻覚について論じておきながら、結論部分で妄想も否定されている。かかる非論理的な文章が判決文とは目を疑う。

　　　　（2）　次に、M 意見は、P 鑑定にいう動機の了解可能性は、B の本件当時の病状がその将来を心配しなければならないほど重いものではなかったことなどにも照らせば、メランコリー型うつ病においてしばしば認められる見掛けの了解可能性と考えるべきであるとするが、統合失調症にり患していた同女の病状は一進一退を繰り返していたので

あるから、被告人において、これまでBの病状に心を痛め、今後また同女の病状が悪化するかもしれないことについて悲観的な感情を抱くことは自然なことであり、長年にわたり2人きりで生活してきた両者の関係等を踏まえれば、動機の了解可能性が見掛けのものにすぎないなどとはいえない。

　あまりに浅薄な論考である。「**今後また同女の病状が悪化するかもしれないことについて悲観的な感情を抱くことは自然**」、それはその通りであろう。しかし、逆に好転するという希望を持つこともまた自然である。統合失調症患者を持つ家族の方々の多くは、そういう希望を持ってともに歩んでいるのである。人がある事象について、悲観的な考えを持つことも、逆に楽観的な考えを持つことも、どちらも人の自然な心理である。検討すべきは、ほかならぬ今回のこの件について、悲観的な考えを持つことが自然だったかどうかである。

　人の心理を100％読みきることなどできるはずがない。自然だったかどうかの判断は容易でない。知る得る限りの情報に基づき慎重に検討しなければならない。このとき本件では、事件前からの事実がある。長女の病状についての事実がある。長女の病状は安定していた。ほかならぬこの時に、悲観しなければならない理由はどこにもない。一方、逆に、被告人の病状は悪化していた。長女に対する心配は妄想の水準に達していた。これだけの事実がありながら、なお、「**今後また同女の病状が悪化するかもしれないことについて悲観的な感情を抱くことは自然なこと**」と単純に言い放つとは、一体裁判所は事実を真剣に直視していたのかという疑いを持たざるを得ない。「わが子の病を母親が心配するのは自然」というような一般論だけで論を進めれば、妄想にかかわる心理の理解に近づくことはできず、審理は物事の表面をなでるだけの浅薄なものになる。

(3)　さらに、M意見は、本件は被告人の本来の人格とはかけ離れた犯行であるとするが、関係各証拠によれば、被告人は、芯が強く、何でも自分で決める性格であるところ、7年以上もBと2人暮らしをして、同女の通院に付き添ったり日常生活の世話もしてきたため、同女との一体感が強まっていたこと、そして、我が子を大切に思う被告人であったからこそ、身の回りの世話をする自分がいなくなることで何もできなくなるBの将来を案じて前途を悲観し、同女を1人残しておくことはできないと考えて殺害したものと認められるか

ら、本件犯行には、被告人らしさが十分に認められる。

　もはや繰り返すまでもない。最愛の娘を殺害するという行為を、「**被告人らしさが十分に認められる**」と判断するに至っては、もはや論考とか妄想の理解とかというレベルではなく、裁判所の常識を疑わざるを得ない。

　また、K論文で指摘されている、犯行前の被告人についての事実（前記）によれば、事件の約20日前に病状が悪化し、事件後には亜昏迷状態となっている。犯行がこれらの間の時期になされていることは、犯行時の精神状態を知るうえで、きわめて重要な事実である。
　上記、動機の萌芽から動機の固定・犯行までの期間が非常に短いことが、本件の大きな特徴で、ここに同じ拡大自殺である **Case 10　わが子の病に絶望した母［千葉］** との大きな違いがある。この違いは、精神病的色彩は **Case10** よりむしろ本件のほうが強いことを示している。**Case 10** は日時が経つにつれて症状が徐々に悪化している。その悪化の経過の中に、正常心理の片鱗を読み取ることも不可能とまでは言えない。だが本件は急激な悪化であり、そこには正常心理という要素を挿入した解釈を加える余地はなく、脳内に急激な変化が発生していることは間違いない。
　「わが子の病気に絶望し、心中を試みた」。
　このように単純化すると、確かに了解可能にも見える。だがそれはいわば見かけの了解可能にすぎない。見かけだけで単純に了解可能としてすむのであれば、精神医学的考察など必要ない。単純に考えると重大な誤謬に陥ることがしばしばあるからこそ、精神鑑定を行う必要があるのである。
　本件、「事件の約20日前の病状悪化、そして事件後の亜昏迷状態」という事実は、上記期間という観点だけにとどまらず、精神疾患の病勢についても特に慎重かつ精密な分析が必要であることを示している。
　しかしながら、判決文を読む限りでは、そのような分析がなされた形跡は読み取れず、事案の複雑さに比して、きわめて単純な論考が記され、そのまま責任能力の判定に移行している。

責任能力

　上記、精神状態についての短い検討が、そのまま責任能力についての結論に移行している。すなわち、形式上は、P鑑定書に記されている責任能力につい

ての結論を裁判所がそのまま採用したことになる。仮に上記論考を妥当であると認めたとしても、では完全責任能力ではないとなぜ言えるのか（つまり、弁識能力や制御能力は、「著しく」といえるレベルまで損なわれていなかったのではないか）という問いの検討が必要になるはずだが、裁判所はそれを行うことなく、P鑑定の結論を受け入れている。次の3行だけが、裁判所の行った責任能力についての論考である。

> 4 以上のとおり、P鑑定によれば、被告人は、本件犯行当時、うつ病の影響により判断能力及びコントロール能力が著しく減弱していたものの、完全には失われていなかったと認められるから、心神耗弱にあったと認められる。

被告人の心理のフローチャートが図3-11である。しかしながら、図の説明に記した通り、個々の事象についての判定の単純さに加え、動機の萌芽からの「発展」については空欄とせざるを得ず、したがって、如何なる思考によって動機が固定したのかも明らかでない。動機の萌芽を了解可能であると認定し、そこからの検討は省略して犯行に結びつけられている。図の中の、本来は埋めなければならない責任能力判定にあたって最重要とも言える部分は空欄のまま、判決が下されているのである。

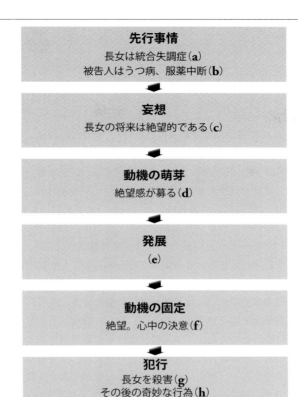

(a) 客観的事実である。但し病状は安定していた。
(b) それに対し、被告人のうつ病の病状は悪化していた。
(c) 裁判所はこれを妄想ではないと認定した。
(d) (c) の「長女の将来は絶望的であるという確信」から「絶望感が募った」とする以外に動機は見当たらないが、そもそも被告人が(c)と確信しなければならない理由はなく、妄想から生まれた動機であることは明らかである。
(e) この欄に記す適切な内容が存在しない。すなわち、萌芽した動機が即座といっていいほど短期間に固定している。いかに強固な妄想であったかを示す事実である。
(f) 決意から犯行までは非常に短期間であり、この間の心理は不詳である。
(g) 躊躇なく実行している。
(h) 遺体の向きを変えるという理解不能な行為があったことは、犯行時の被告人の異常性を示唆している。
(i) 死に場所を求めてさまよっているところを保護され、精神科医に亜昏迷状態(精神病が非常に悪化した時の症状)と診断されている。

全体像として、うつ病の急激な悪化に伴い妄想が増悪した状態で行われた犯行であることをあらゆる事実が裏づけている。この犯行を「わが子の病に絶望」という正常な心理から説明することは不可能である。

図 3-11 Case 11: 心理のフローチャート

医の観点

「了解」とは、左右非対称の概念である。

Case 1 ハードクレーマー に記した通り、「了解」とは、ごく簡単に言えば、「一般的な範囲で理解・納得できること」を指す。この時、「明らかに了解不能」というレベルであれば判定は容易だが（たとえば、「宇宙人の命令に従って行動した」は明らかに了解不能である）、そこまでは至らないレベルになると、了解可能か了解不能かの判定は容易でない（たとえば、「自分は警察から常に監視されている」と覚醒剤使用者が述べた場合など）。「左右非対称」とは、了解可能か不能かという判定を人が熟考によって行おうとすれば、「了解可能」という判定に大きく傾きやすいということを意味している。およそ人間の心理とは、いかなるものであっても、深読みすれば了解可能に見えるものである。逆に了解不能という判定に対しては、人間の心理を表面的にしか見ていないから了解不能に思えるのだという批判が常に成立する。ここに「見かけの了解可能」という、特に刑事裁判においては深刻な問題が発生する。熟考したつもりで実は人間の心理を表面的にしか見ないことが、むしろ安易に了解可能という結論を導いてしまいがちなのである。本件判決文はその典型例である。

本件は、わが子の病気を悲観した母親が無理心中を試み、結果として子だけが殺害された殺人事件であり、拡大自殺に分類される事例である。拡大自殺は正常心理としても発生し得るし、精神障害の結果としても発生し得る。「わが子の病気を悲観した母親が無理心中」という単純な図式の奥にどのような精神状態があるかを論考するのが、精神鑑定であり、刑事裁判でなければならな

表B　拡大自殺の2例比較

	Case 10	Case 11
先行事情	わが子に自閉症の強い疑い	わが子が統合失調症
妄想	わが子は自閉症、統合失調症、進行麻痺に違いない	わが子の将来は絶望的である
動機の萌芽	絶望感が募る	絶望感が募る
発展	わが子は安楽死させられる	検討なし
動機の固定	絶望。心中の決意	検討なし
犯行	躊躇はあったが殺害した	躊躇なし。奇妙な行動あり 犯行後、亜昏迷状態
責任能力	心神喪失	心神耗弱

い。本件を同種拡大自殺の事例である **Case 10 わが子の病に絶望した母[千葉]** と比較したのが表 B である。

Case 10 と比較すると、本件 Case 11 の論考の甘さはあまりに明らかである。さらには、本件 Case 11 のほうが精神疾患としての重症度が高いことも、犯行の態様だけからも十分に読み取ることができる。すると、**Case 10** が心神喪失で **Case 11** が心神耗弱ということに合理性を見出すことは困難である。

法の観点

　本件は、裁判員裁判である。

　我が国の裁判員裁判制度による第 1 回の公判は平成 21 年 8 月。本件は平成 22 年であるから、制度開始後間もない時期の裁判である。

　上述の通り、判決文から読み取れる限りにおいて、本件の裁判所の論考はあまりに甘い。この甘さは、裁判員裁判制度と無関係ではないであろう。

　我が国の司法制度の革命とも言える裁判員裁判制度は、従来の裁判制度と比した場合、もちろん優れた点のほうがはるかに多いであろう。しかしもちろん欠点もある。本件で具現した欠点は、「裁判員へのわかりやすさを重んじるあまり、正確さが犠牲になっている」ということである。

　本件公判は裁判員裁判制度開始後、間もない、まだ手探りの時期のものであるが、この欠点はその後の裁判員裁判においても、多かれ少なかれ未解決のまま続いている。

　裁判員規則 42 条には、「検察官及び弁護人は、裁判員が審理の内容を踏まえて自らの意見を形成できるよう、裁判員に分かりやすい立証及び弁論を行うように努めなければならない」とある。同 50 条には、「構成裁判官（法第 6 条第 1 項に規定する構成裁判官をいう）は、評議において、裁判員から審理の内容を踏まえて各自の意見が述べられ、合議体の構成員の間で、充実した意見交換が行われるように配慮しなければならない」とある。これら条文を読むまでもなく、裁判員へのわかりやすさが重視されるのは自然であろう。わかりやすければ裁判員は納得しやすいであろう。だが裁判の目的は裁判員を納得させることではない。真に納得させなければならないのは国民である。裁判員へのわかりやすさを重んじるあまり、正確さが犠牲になった裁判に、国民が納得するわけがない。

とは言え、我が国の裁判員裁判制度はまだまだ発展途上にある。問題点があるのは当然であり、それらは制度の優れた点を覆い隠すものではない。そして問題点の改善のためには、公の場で多くの人々によって議論されることが必要であり、その意味で本件のような判決文が公表されていることは、制度の将来への躍進の希望が持てる事態である。

なお、見かけの了解可能性を含む本件の特徴について、前記K論文に続いて掲載されているM医師の文を、許可を得てここに転載する。

> いきなり突飛なことから始めることをお許しいただきたい。しかも架空の話である。
> 宇宙空間でロケットの事故が発生し、刑事裁判になったとする。
> この事故は人災なのか、人災だとすれば、問題はロケットの設計の段階にあったのか、それとも操作の段階にあったのか。あるいはいわば天災であって、宇宙空間特有の物理現象によって発生した事故なのか。これが争点である。そして、いずれもロケット工学者である2人の鑑定人からの、それぞれ正反対の意見が法廷に提出された。どちらの鑑定人の意見が正しいか、裁判員に判断できるだろうか。
> まあできないとみるのが常識でしょう。
> では精神鑑定はどうか。
> 人の心の動きは、宇宙ロケットの動きよりはわかりやすそうである。しかし一瞬でも考えてみれば、そうではないことは明らかである。人の心ほど複雑なものはない。そしてそこに、精神障害という未知の要素が加われば、もはや何光年も先の話と同等になる。2人の精神鑑定人の結論が分かれたとき、両者の意見の違いの真のポイントさえ裁判員にはよくわからないのではないか。それでも裁判は行われる。
> すると裁判員は、わかりやすそうなポイントに絞って判断することになる。それはしばしば専門的な論点からは乖離したものになる。さらには外形的な事情が重視される。どちらの鑑定人がより多くの資料を活用したか。多くの時間をかけたか。多くの検査を行ったか。そういうことが重視される。裁判員制度導入前に行われた模擬裁判の評議を見ても、その傾向は明らかであるように筆者には思えた。
> さて本件。

状況はK弁護士の文章の通りである。起訴前にP鑑定人から、心神耗弱を示唆する鑑定書が作成され、起訴後、弁護人の依頼により1件記録を検討した筆者（M）は、心神喪失もあり得るという鑑定書を作成した。弁護人はM鑑定書を前面に立てて争った。

　外形的にはP鑑定人が圧倒的に有利である。何しろMは本人を診察していないのだから。したがって「P鑑定人vs M」という構図になれば、弁護側に勝ち目はない。それが筆者の基本的な考え方であって、弁護人にも強調してお伝えした。

　鑑定書作成において最も留意したのもこの点である。すなわち、対立構造を避け、「P鑑定書は基本的に正しい、しかし」というストーリーにする。「しかし」以下に続くポイントが、「見かけの了解可能」の指摘である。

　人の心の動きには原因がある。これが常識である。

　　　落ち込むのは、つらいことがあったから
　　　喜ぶのは、楽しいことがあったから
　　　怒るのは、許せないことがあったから

それが正しい日常感覚である。このように、本人を取り巻く環境の中にあって、人の心を動かす原因を精神医学では「心因」という。

　ところが人は、心因がないのに、心が動くことがある。それが内因である。内因は、それが本人の内部（脳内）にあるゆえ、周囲には見えない。了解できない。「内因」とは、精神障害者に深く接したことのない人（世の大部分の人々）にとっては、何光年も先の彼方にある超新星と同じ概念である。理解されにくいのも無理はない。精神科の臨床において、患者ご家族に内因について説明しても納得されにくく、心因による症状発生という誤解はなかなか揺るがないのが現実である。「了解不能な、内因というものが人にはある」ことは、内因性の精神病を目の当たりにしてさえ、なかなか理解されにくい、わかりにくいのである。

　本件被告人のうつ病は、明らかに内因性のものであった。そして犯行時には症状が急激に悪化していたことも明白であった。かかる精神状態においては、当該行為に了解できる心因があるように見えても、それは見かけの了解可能にすぎない。これがM鑑定書の骨子であった。

　主尋問において検察官はP鑑定人に、M鑑定書の内容各所が誤りであると答えさせている。法廷に「P鑑定人vs M」という争いの枠組みを形成したのである。この時点で弁護側の敗北は決まったと筆者は考える。本人を直

接診察し、しかも出廷して自らの見解を披露する機会を与えられたＰ鑑定人の勝利が約束された。Ｐ鑑定人の証言内容の医学的誤りが、裁判員にわかるはずがない。Ｐ鑑定人が多少不合理な証言をしても、そんなことは大勢に影響しない。もともと、証言の真の内容は理解されないのだから。Ｍ鑑定書は、それを弁護人が朗読する以上、弁護側に偏った立場で書かれたという印象を払拭できない。いかに説得力がある鑑定書であっても、その説得力にはよく出来たコマーシャルと同様、胡散臭い香りが漂う。

　本件、仮にＭも出廷したとしたらどうか。

　医学的に正しい方（それがどちらとは言わない）が勝つとは限らない。わかりやすい論点において、わかりやすく説明した方が勝つ。少なくとも、勝ちやすいであろう。

　わかりやすい論点とは、日常感覚で理解されやすい論点である。鑑定における真の論点ではない。ロケット事故の真相理解のためには難解な宇宙物理学の理論が必要でも、それは法廷では論点になり得ないのと同様、「内因」という難しい概念は論じられない。いや「心因」も本当は決して易しい概念ではないのだが、外見上はわかりやすく説明することが可能である。それがすなわち本件である。「娘の病気を苦にして起こした行為」、それは心因論による解釈であり、納得されやすい。少なくとも、了解できるか了解できないかを評議の俎上に乗せることができる。誰もが日常の自由な感覚で意見を述べることができる。一方、「内因」は、俎上どころか、厨房に入る前に捨て去られたかもしれない。日常に存在しない、宇宙の彼方の概念だから。

　わかりやすさの追求は、ケースセオリーにたどり着く。ケースセオリーなき説明は、わかりにくいものになる。しかし鑑定人（さらには専門家証人一般）がケースセオリーを持っていいのだろうか。

　裁判では、証拠から証明できるものが真実であろう。

　自然科学はそうではない。「データから証明できるのはここまで。しかし真実はその先にあるかもしれない」が、正しいスタンスである。鑑定書は、ひとたび提出されれば証拠の１つになるのかもしれない。しかし医学の専門家として鑑定作業を嘱託されている以上、その作成段階では、自然科学の正しいスタンスのもとに行わなければならない。そして法廷に顕出する段階においても、このスタンスは維持されるべきであろう。すなわち、もし誤りがあれば、排斥される義務がある。そうでなければ科学ではない。

　今回、Ｍ鑑定書がわかりやすいというご評価をいただき、本稿執筆の機会

をいただいた。編集部に感謝したい。本誌企画の趣旨からすれば、わかりやすさに留意した、その具体的内容をもっとお書きするべきなのかもしれない。事実、相当に留意した。実は裁判員への伝わりやすさ・わかりやすさという目的のため、朗読する弁護人の外見や声の調子まで考慮して、鑑定書の文章を綴ったことをここに自白する。

だが、わかりやすさは、鑑定書の本質からはかけ離れた次元にある。

鑑定人は、自らのケースセオリーに従って、反論の余地が生まれない程わかりやすく説明することで、裁判所を納得させてはならないはずである。

わかりやすいレベルで納得が得られても、それは見かけの納得である。見かけの納得から構成される裁判にあるのは、見かけの公正さでしかない。

参考
1) 季刊刑事弁護　2012春　特集　裁判員裁判における精神鑑定
　　事例報告　さいたま地判平22.9.6
　　　うつ病　私的鑑定の意見書よりも鑑定人の証言が信用された事例
　　　弁護士　鍛治伸明

Case 12

ケモノか人か

中毒性精神病／心神喪失

殺人、現住建造物等放火被告事件
東京高等裁判所平成19年（う）第1940号
平成20年3月10日第7刑事部判決

裁判所は殺害の状況についての詳細にわたる検討を行い、被告人は被害者をケモノとみなすほどに強度な妄想に支配されていると認定した。

同居していた義父（69歳）をドリルなどを用いて殺害した後、自宅に放火した事件である。被告人は犯行時、薬物による精神病状態であり、自分が殺したのは人の形をしていたが実はケモノであったと述べた。本判決書は高裁のものである。

被告人は、

〔1〕平成18年1月13日午後3時ころ、東京都町田市内の町田団地にある被害者方で、被害者に対し、殺意をもって、口腔内に所携のドリルの先端を突き刺して小脳等を貫通させるなどして、同人を軟口蓋刺創による出血性ショックにより死亡させて殺害した。

〔2〕同日午後7時45分ころ、被害者方（鉄筋コンクリート造5階建ての1室。床面積約47平方メートル）に放火しようと企て、そのベランダで、カラースプレー缶から噴霧させた可燃性ガス等に所携のライターで点火し、その火力で書籍等を詰めたゴミ袋に火を放ち、その火を同ベランダ上の新聞紙等を介して被害者方台所内の敷居等に燃え移らせ、よって、現に花子が住居に使用している被害者方約37平方メートルを焼損した。

以上、罪名は殺人と現住建造物等放火である。

事件

先行事情

被害者は、被告人の母親甲野花子（以下「花子」という。）の夫であり、被告人は、被害者や花子と同居していた。

被告人は、平成16年7月ころ、原判示のリタリンの服用を始め、平成17年以降、一時に多量のリタリンを服用する過剰摂取をするようになって、同年10月ころからは幻視、幻聴、誇大妄想等も出現するようになった。

リタリンは塩酸メチルフェニデートの商品名である。リタリンは医薬品であ

るが、その乱用と、幻覚・妄想誘発作用が大きな問題となっており、薬理学的には、覚醒剤（アンフェタミン）とかなり類似した薬物である。

また、被告人にはパーソナリティ障害があり、被害者である義父とは不仲であったことも先行事情として認められていた。

> 本件各犯行当時は、平成18年1月12日深夜までに、前日に処方されたリタリンの66錠を服用し、その後残りの4錠を服用していた。

被告人は従前よりリタリン依存に陥っており、幻覚や妄想がしばしば出現していた。犯行のころは、それが特に強く、本件はその強い影響下で行われた犯行である。医薬品として処方されるリタリンの1日量は2錠から6錠程度であるから、上記、合計70錠を1日で飲むというのは、規定の10倍以上であり、極端に大量である。

妄想の発展／動機の固定

> 被告人は、幻覚妄想のなかで、被害者のことをケモノと考えるようになっていたが、本件各犯行までは、ケモノを抹殺せよとの神からのメッセージがありながら実行を思いとどまってきた。しかし、電子辞書から「私を信用できないのか」というメッセージが4回くらい出てきたという幻覚妄想が直接の契機となって本件各犯行に及んでおり、

このように、幻覚妄想の悪化が動機の固定に直結している。

本件犯行

> イ　本件殺人の犯行においては、被告人は、ナイフを投げつけるなどして被害者を北側4畳半の仏間に追い込んだ上、入り口のふすまにマジックと被告人の血でXの印をつけたり、被害者を足蹴にして倒し、顔面付近を花瓶で殴打し、その後は、その口腔内を執拗に狙って、万能ナイフや包丁、ドリルなどを、フライパン等を使って口腔内にたたき込んだりして殺害するに至り、

殺害方法はこのように、口を執拗に狙うというものである。仰向けに倒した被害者の口腔内にドリルを叩き込み、頭蓋骨後方に位置する小脳まで貫通させたのが直接の死因となった行為である。

　　　　さらに、被害者が死亡した後には、大腿部から下腿部をカッターナイフで切り裂き、左右の足首等に果物ナイフや傘等を突き立て、その顔面に殺虫剤のスプレーやペンキのスプレーを吹きかけ、火のついたたばこを脛や口に押し付け、サラダ油と水を入れた鍋に自分の血を混ぜた上で温め、被害者の死体に振りかけるなどした。

　前記の通り、被告人はこの時、被害者を「ケモノ」であると認識していた。上記のまじないのような行為は、殺害後にケモノが生き返って走って逃げないようにするという目的によるものである。

　　　　また、本件放火の犯行では、被害者の所持していた宗教関係の書籍を焼却しようと、ゴミ袋に入れ、ベランダにおいて火をつけるなどした。

　以上、リタリンを大量に服用後、被害者をきわめて残虐な方法で殺害し、その後、犯行現場である自宅アパートベランダに放火したという事件である。
　犯行の頃の体験について、被告人は次のように語っている。

　　　ウ　原判決が摘示した、被告人の原審公判廷における供述中の幻覚妄想の概要は、次のとおりである。
（ア）　平成17年4月ころから、夢の中で、甲野はケモノだ、ケモノは抹殺しろというメッセージが出た。同年8月か9月ころからは、パソコンや電子辞書に、はっきりとメッセージが現れるようになった。
（イ）　被害者は、母親の前では食欲がないと言うのに、母親がいなくなるとよく食べるし、足が悪いと言っているのに、1人のときは素早く歩くことなどから、ケモノに間違いないと思うようになった。そして、ケモノを抹殺すれば自分は英雄になり、大天使長ミカエルが迎えに来てくれると思った。しかし、自分はケモノを抹殺するのにふさわしい人間ではないかもしれないし、母親が悲しむと思い、実行には移せなかった。

(ウ) 平成18年1月13日、電子辞書に「私を信用できないのか」というメッセージが立て続けに4回現れ、ケモノを抹殺する決意をした。

(エ) 犯行時は、ケモノの口が急所だと分かっていたので、ナイフやドリルを被害者の口にたたき込んだ。その後、ケモノが歩き回って逃げないように急所である足にも刃物などを突き刺した。口から霊になって逃げないようにスプレーを顔に吹き付けた。被害者の体に放火しようと思い、切り裂いた脛と口の中に火のついたたばこを埋め込んだ。聖徒の恨みを晴らすために、サラダ油と聖水を入れた鍋に自分の足から出た血を混ぜて温めたものを被害者の口に入れたり、体に塗ったりした。

(オ) 被害者の信仰していた宗教はケモノの宗教であり、それに関する本はケモノの書であるから、ケモノと一緒に抹殺することとし、ゴミ袋の中に本と生ゴミ等を入れて火をつけた。火は神様が消してくれると思った。

(カ) ミカエルが空から迎えに来ると思って待っていたが、来なかったので、電子辞書の電源を入れると「ゴーアウト」という文字が出てきたので、部屋を出た。

(キ) 自分は英雄だと思ったので、人のことを気にせず、出て行った。

以上、この猟奇的な犯行は、まさに妄想の世界でなされたものであることが見て取れる。

裁判

精神状態

本件について、起訴前（P鑑定）と起訴後（M鑑定）の2回の本鑑定が行われている。この2つの鑑定は、診断については一致していたが、精神状態の評価とその犯行への影響については微妙に、しかし責任能力を論じるうえでは大きく、異なっていた。結論からいうと、高裁はM鑑定を全面的に採用した。

　ア　P鑑定及びM鑑定によれば、被告人は、本件各犯行当時、塩酸メチ

> ルフェニデート誘発性精神病による著しい幻覚妄想状態にあったと認められる。

鑑定結果はいずれも、薬物による幻覚妄想状態である。診断については異論の生まれる余地はない。

> エ　被告人は、かねてより被害者に憎悪の念を募らせており、本件各犯行について、このような「憎悪が影響していると見ることは一応可能である」が、犯行直前に、被告人が被害者への「憎悪を高じさせたような契機は認められない」。（原判決 14 頁）

　これは、妄想のかかわる事件について、必ず押さえるべき重要なポイントである。多くの犯行では、妄想の存在を除外して考えても、動機はある程度までは了解可能なものである。しかしそれはいわば見かけの了解可能にすぎないことがしばしばあり、犯行についての真の理解のためには、被告人の罹患している精神疾患について、また妄想について、慎重な検討をすることが必要である。上記、短い記載であるが、「**犯行直前に、被告人が被害者への憎悪を高じさせたような契機は認められない**」という認定は本件を理解するうえで非常に重要である。被害者に対して恨みを持っていたというような、ある程度（「一応」と言ってもよい）了解可能な動機があったとしても、ほかならぬこの時に、ほかならぬこの行為に及ぶだけの理由があったかどうか。それがなければ、「被害者への恨みによる犯行」は、見かけの了解可能にすぎない。

　以上は妄想のかかわる事件の基本中の基本というべき事項であり、本件では当然ながら地裁・高裁ともに正確に論考している。**Case 11　わが子の病に絶望した母［さいたま］**との対比はあまりにも明らかである。愛児を殺害した母親について、「被告人らしさが十分認められる」とあっさり認定した Case 11 の判決は、妄想について、そして人間の心理について、あまりに浅薄な論考であるというほかはない。

> 被告人は、幻覚妄想のなかで、被害者のことをケモノと考えるようになっていたが、本件各犯行までは、ケモノを抹殺せよとの神からのメッセージがありながら実行を思いとどまってきた。しかし、電子辞書から「私を信用できないのか」というメッセージが 4 回くらい出てきたという幻覚妄想が直接の契機となって本件各犯行に及ん

でおり、犯行の契機は幻覚妄想に基づくものと認められ、被害者へ
の「従前の憎悪ないしそれによる殺害の念慮をもって、本件各犯行
の動機と理解することには疑問が残る。」(原判決14〜5頁)

　従来から被害者への憎悪があったからといって、単純にそれを動機と認定す
ることはできない。被告人の犯行当時の精神状態を十二分に検討した結果とし
ての、妥当な判定である。

　　　オ　P鑑定によれば、被告人は、「反社会的人格障害、境界性人格障害
があり、自己中心的、衝動的で、ストレス耐性が弱く、人間関係が
不安定であるとしており、」被告人が「衝動的、粗暴な挙に出て、
極端に走る傾向があることも否定できない。」しかし、被告人は、
本件各犯行に至るまでは、被害者を憎悪し、「体力差があり身体的
に強力であっても、重篤な危害を加えたような形跡もなく、」本件
以前に幻覚妄想が出現していた状況下でも、「殊更の加害行為は思
い留まっていたとの一面も認められる。」(原判決15頁)

　被告人には人格障害(パーソナリティ障害)がある。人格障害に基づく犯行
は、本来の性格に基づくものとほぼ同一視されるのが常であるから、本件犯行
の原因が人格障害なのかリタリンによる精神病なのかの判定は重要である。薬
物依存の診断がつく患者は、同時に人格障害の診断がつくことが多いので、刑
事事件ではこの判定がしばしば求められる。本件ではこの困難な判定が、精密
な検討によりなされている。
　本件、犯行の態様だけを見ても、幻覚・妄想の影響は明らかであるが、さら
に従来からの憎悪、及び被告人の人格障害の影響を慎重に検討した結果、幻
覚・妄想の影響が単に「明らか」であるにとどまらず、この影響が犯行の直接
の原因であると認定された。

責任能力

　診断と犯行時の精神症状については2つの鑑定は一致していたが、責任能力
については、P鑑定は心神耗弱を、M鑑定は心神喪失を示唆するものであった。

　　　カ　以上の事情に照らすと、被告人は、本件各犯行当時、「塩酸メチル

フェニデート誘発性精神病による著しい幻覚妄想状態の全面的な支配下にあったことが強くうかがわれ、人格が全て支配されるに至っていなかったと認定するには合理的な疑いが残るものである。」（原判決 15 頁）

　二重否定でもあり、日常感覚からするとまわりくどい表現であるが、「疑わしきは被告人の利益に」が刑事裁判のルールであるから、「**人格が全て支配されるに至っていなかった**」という認定が疑わしいということは、「人格が全て支配されるに至っていた」と認定することになる。すなわち高裁の結論は心神喪失である（地裁も同様）。以下、この結論に至る論考が記されている。

　　　(3)　また、原判決は、被告人は、「是非善悪を弁識する能力及び同弁識に従って行為する能力が、完全には障害されていなかった」とする P 鑑定が、論拠としている、①「罪の意識や、母親がかわいそうだという気持ちから犯行直前までためらいの気持ち」があり、②犯行当時も大罪を犯しているという罪の意識があった、③犯行当時、結果を「不完全ではあるが予測、認知していた」、④犯行後も、「周囲の状況を認識した適応的な行動をとっていた」、などの諸点を検討し、前記能力が完全には障害されていなかったとする論拠には必ずしも当たらないなどとして、「本件各犯行時における被告人の是非善悪を弁識する能力及び同弁識に従って行為する能力が、限定的にでも存在し、完全には障害されていなかったと認めるにはなお合理的な疑いを容れる余地がある。」と判断している。（原判決 15 〜 7 頁）

　責任能力への直接の言及である。これも文章表現としては前記と同様二重否定でややわかりにくいが、「**完全には障害されていなかったと認めるにはなお合理的な疑いを容れる余地がある**」ということは、「完全には障害されていなかったとは認められない」ということになる。つまり心神喪失である。
　さらに詳しい論考が続く。以下は、P 鑑定と M 鑑定の比較がポイントである。一審ではこの 2 つの鑑定のうち、M 鑑定を採用し、心神喪失の結論を導いている。この一審の判断について高裁は、以下の通り正しいと認定している。

　　　(4)　以上の原判決の判断は、既に述べたように、被告人が事理弁識能力を欠いていた疑いが残るとする限度で支持できるが、更に補足して

説明する。
　ア　原審では、検察官は、P鑑定に依拠し、被告人が、塩酸メチルフェニデート誘発性精神病による著しい幻覚妄想状態にあったこと自体は肯定しつつ、ためらいや罪の意識があったことを認めている、被告人の捜査段階の供述及びP鑑定人に対する供述を根拠に、責任能力は完全には障害されていないなどと主張していた。弁護人は、被告人が原審公判廷やM鑑定人に対して、ためらいや罪の意識はなかった旨供述していることを前提としたM鑑定に依拠して、被告人の責任能力は完全に障害されていたと主張し、その責任能力の有無を争っていた。

「ためらいや罪の意識」の有無は、これまでのケースからも明らかな通り、責任能力判断における重要なポイントの1つである。

　イ　P鑑定、M鑑定共に、その前提としている被告人の供述を前提とすれば、特段その判断に疑問が生じるものとは見られない。このことを前提とすれば、被告人の責任能力の有無についての判断は、検察官の立証責任も考慮すると、結局、被告人の原審公判廷やM鑑定人に対する供述（以下、この両供述を総合して、便宜「被告人の原審供述等」ということがある。）によって、被告人の捜査段階の供述の信用性が減殺され、ひいては同供述に依拠するP鑑定の信用性が減殺され、相対的にM鑑定の信用性が高まることになるのか否か、にかかっているといえる。

　要約すれば、起訴前鑑定であるP鑑定は、捜査段階の被告人の供述に依拠しているので、P鑑定人の判断の基盤である捜査段階の供述の信用性がポイントになるということである。

　ウ　M鑑定人も、原審公判廷で、被告人が、同鑑定人と面接した際、自分が有利になりたいという思いはあったと思う、とも述べている（原審記録161～185丁。以下、原審記録の丁数を引用する場合には単に丁数のみ記す。）から、所論も指摘するとおり、被告人の原審供述等は、自己の刑事責任を軽減する意図でされている可能性がおよそ想定できないといったものではないと見られる。

被告人供述の信頼性についての議論である。ここでもまた二重否定になっていてややわかりにくいが、要約すれば、被告人は自分に有利にしようという意図を持って供述した可能性があるということである。しかし。

　　しかし、M鑑定人は、前記供述に続けて、本件各犯行時、あるいはその前後の行動に関して、被告人が虚偽の供述をしたとは考えていない旨述べている（前記同丁）。また、M鑑定書中の「本鑑定における陳述の信頼性」という項（160〜176丁）では、被告人との面接時の供述を引用し、①被告人が鑑定結果が自己に有利になることを望んでいること、②被告人に、心神耗弱、心神喪失の概念について理解があるか不明であること（同1177〜8丁）、③P鑑定人に対して、犯行に及ぶ際迷いがあったとする供述をしたのは、自分がよく思われたいためであったと説明していること（同1179〜81丁）、④被告人の語る幻覚妄想体験はこのような体験をした患者に典型的なものであり、それについての病識（本件では、幻覚妄想の内容が真実であるか、幻覚妄想であるかの認識をいうものとされている。）が、鑑定時においても完全ではなく、たとえば、被害者がケモノであるという確信についても、面接時点により表現が微妙に異なり、濃淡があり、詐病として演ずるのはきわめて困難な内容となっていること（同1181〜2丁）などを指摘し、被告人が語った幻覚妄想について、その内容や経過が詐病や虚偽であるとは考えられない、としている（同1182丁）。これらM鑑定人の供述、判断を不合理なものとして排斥すべき根拠は、原審記録上うかがわれないから、被告人の原審供述等の信用性は、直ちに否定されるようなものではないといえる。

　上記の通り、M鑑定では、被告人供述の信用性について検討していることが認められる。このような検討は、いわば精神鑑定という作業に特有のもので、一般の精神科臨床ではほとんど行われないものである（一般の精神科臨床では、患者が虚偽を述べる可能性が軽視されすぎており、事実認定という観点からは非常に甘い作業であると言わざるを得ない）。だが裁判では重要な意味を持っており、時には結果を大きく左右する。

　　　エ　しかも、本件各犯行を個別に見ても、殺人については、確定的殺意

によるものであれば、被害者の身体の最も枢要な部位である、心臓を突き刺す、頭部や頸部に殴打や刺突等の致命的な加害行為を加えるなど、致死の結果を確実に生じさせる手口がいくらもあり得たのに、そういった手口は、殺害行為に着手した後も含めて用いられていない。

　一般に、殺意の認定根拠の１つとして、人体の枢要部位を狙って攻撃したか否かが問われる。しかるに本件では、頭や心臓ではなく、口を執拗に狙っている。これは証拠上も明らかで（被害者の遺体の所見に如実に現れている）、犯行当時、被害者を「人ではなくケモノ」であるという妄想が強固であったことを示す重要な所見である。

　また、放火についても、殺人の証拠を隠滅する意図であれば、被害者の死体に直接火をつける、外部者の発見による犯行の発覚を避けるべく、外部からの入室が困難となるように入口等に放火するなど、様々な手口が想定できるのに、そういった手口は全く採られていないどころか、ベランダという、人目に付く可能性のある場所で、しかも、被害者方に直接放火するのではなく、書籍等を詰めた前記ゴミ袋に火をつけている。

　殺人の方法のみならず、放火の方法もまた、通常の刑事事件とは異なるものであり、これもまた妄想の存在の認定を固めるものである。

　このように本件各犯行は、原判決もいうように、被告人の供述する前記のような幻覚妄想の内容を抜きにしてはおよそ理解し難い態様のものであったといえる。そうであれば、そのこと自体が、被告人の原審供述等の信用性を相当程度裏付けることになるということができる。

　客観的事実と被告人が語る幻覚妄想についての主観的体験が一致していることが、被告人供述の信用性を裏付けている。
　さらに慎重な論考が続く。

オ
(ア) 確かに、被告人が本件各犯行に及ぶ前にはためらいがあり、犯行当時は罪の意識もあったとする捜査段階の供述にも、次のような裏付けと評価し得る事情がうかがわれる。すなわち、①花子が、本件各犯行当日の午前 9 時ころ勤務先に出勤した（甲 62 号証＝160―630 丁）後、被告人が犯行に及んだと見られる午後 3 時ころ（乙 2 号証＝同 1041 丁、乙 3 号証＝同 1046 丁）までの間には、6 時間が経過していること（なお、前記犯行時刻に関しては、午後 3 時 30 分ころ帰宅し、午後 4 時ころ、隣室で誰かが行ったり来たりする音が聞こえ、午後 6 時 30 分ころには、鍋に水を入れているような音や鍋が何かにあたるような音を、午後 7 時ころには「よし、これで」という声を、それぞれ聞いたとする隣室の住民の供述 [甲 43 号証＝同 528～30 丁] によって、裏付けられているといえる。）、②近隣住民が火事に気付いて被告人方に声をかけた際、「はい」などと返事をするだけの対応にとどめたこと（乙 10 号証＝同 1103～4 丁）、③被告人が、午後 10 時 9 分ころ、警察官の職務質問を受けた際、その場を立ち去ろうとしたり、負傷の原因について曖昧な答えをしたりしたこと（甲 1 号証＝同 2～3 丁）が認められる。

間接的であるが、ためらいや罪の意識の存在を窺わせる事実ではある。しかし。

(イ) しかし、本件各犯行前の状況に関しては、被告人の原審公判供述中に、①当日の朝、母親が出かけるまで、被告人は、サタンとか悪魔とかケモノと関係のあるコンピュータのウイルスの駆除をしており、それとケモノである被害者をどうするか考えていた、②ケモノを倒すため自分の体に気合いを入れ、キックボクシングや空手の型をやっていたとする供述部分がある（161―73～5 丁）。そして、これに符合する、午前 10 時ころ、隣室から家具類が倒されているような大きな音が聞こえたり、人間がジャンプしているような大きな音が聞こえたとする、隣室の住民の供述がある（甲 43 号証＝160―526～7 丁）。

(ウ) 火事の際の対応については、ケモノが邪魔をしに来たのではないかと思い、あえて対応しなかった（161―88 丁）などとする被告人の

原審公判供述がある。職務質問を受けた際の状況についても、当初、警察官の乗っていた車がパトカーとは気づかず、大天使長ミカエルの迎えだと思っていたが、一方で、ケモノではないかとも考えて警戒していた（同52～3丁）とする被告人の原審公判供述も見られる。

(エ) これらの被告人の原審公判供述等やその裏付け証拠に加えて、当時、被告人が塩酸メチルフェニデート誘発性精神病による幻覚妄想状態にあったことに照らすと、被告人が本件各犯行に及ぶ前にはためらいがあり、犯行当時は罪の意識もあったとする捜査段階の供述は、前記のような裏付けとなり得る事実が認められることを考慮しても、結局のところ、本件各犯行時に被告人が事理弁識能力を欠いていたとの合理的な疑いを払拭するに足りるものには当たらないといえる。

被告人にためらいや罪の意識があったことを示唆する事実があっても、著しい幻覚や妄想があったこと示す事実がこれを凌駕するという論法によって、弁識能力の存在を否定している。被告人の供述と客観的事実に基づく精神症状の精密な分析に裏付けられた、妥当な論考である。

さらに、薬の効果の持続時間との関係についての検討もなされている。

カ
(ア) 本件殺人の犯行時刻は午後3時ころと、本件放火の犯行時刻は午後7時45分ころとされていて、約4時間45分の時間間隔があるから、この間にリタリンの薬効が薄れるなどして、被告人の幻覚妄想状態が終息に向かっていないかとの疑問も生じ得る。しかし、前記のような幻覚妄想に関する被告人の原審供述等に加えて、その間も、被告人は、前記原判決認定のとおり被害者の死体に対する加害行為に出ていて、放火の準備もしたことが認められること（この点は、甲43号証の前記隣室の住民の供述によって裏付けられている。）、被害者方の1階上の住民である大学生の供述によれば、被害者方が火事だと分かって避難する際、被告人が両手をズボンにつっこんだままゆっくりと階段を下りていくのに出会い、被告人のペースで避難していてはやけどでもするのではないかと恐れて、無理に被告人を追越して避難した状況が認められ（甲41号証＝160―513～4丁)、

神のメッセージどおりのことをやって、自分が英雄だと思ったので人のことを気にせずゆっくり堂々と階段を降りたとする、幻覚妄想に支配された状態を述べた被告人の原審公判供述（161―48丁）に符合する事情が認められることからすれば、前記の疑問は合理的なものとはいえず、被告人は、放火の時点でも、依然として幻覚妄想に支配されていた疑いが残っていたといえる。

　被告人が犯行前に服用したリタリン70錠は、確かに異常ともいえる大量だが、服用してから犯行までは4時間以上たっているから、薬効は薄れ幻覚妄想も薄れているのではないか。それは合理的な疑問であるが、これについても裁判所は、上記の通り証拠を精密に検討し、否定している。

　　（イ）　被告人は、午後10時9分ころ、警察官から職務質問を受け、その後、警察署まで任意同行に応じて逮捕され、翌日には、被害者を憎しみから殺したなどとする調書（乙3号証）の作成にも応じていて、平成18年1月23日ころからは、被害者を殺害するのに迷いがあったこと、犯行時にも罪の意識があったことなどを認める調書（乙9、10号証）も作成されている。そして、被告人は、原審公判廷でも、ケモノではなく人を殺してしまったと分かったのは、逮捕された翌日である、とも供述している（161～130丁）。これらは、幻覚妄想についての確信が、犯行時はともかく、少なくとも取調べ当時には、揺らいでいたことを示すものであるから、さかのぼって、本件各犯行当時も幻覚妄想についての確信が揺らいでいたとの疑いが生じないでもない。

これも妥当な疑いであるが、

　　　　しかし、M鑑定人の証言によれば、薬物誘発性の精神障害にあっては、薬物による影響のピークを過ぎれば、ある程度の認識ができるようにもなる（同189～90丁）というのであるから、英雄になるなどとする被告人の原審公判供述の内容を前提とすれば予想外の事柄といえる、逮捕されるなどといった事態が生じたことを考慮に入れると、捜査段階等で、前記のような供述をしたことから、直ちに、本件各犯行当時の幻覚妄想についても、確信が揺らいでいたと

の疑念は、結局のところ合理的なものとは認められないといえる。

薬物の生物学的な効果については、医学者の意見を尊重するという妥当な姿勢を取っている。

キ　以上によれば、被告人の原審供述等の信用性は排斥されないことになり、これに食い違う限度で、被告人の捜査段階の供述の信用性は減殺されることになり、ひいては同供述に依拠するP鑑定の信用性が減殺され、相対的にM鑑定の信用性が高まることになり、原審検察官の主張は採用できないことになる。換言すれば、被告人には、本件各犯行当時、責任能力が欠如していた合理的疑いが残るとした原判決の判断自体に誤りがないことになる。

被告人の原審供述（地裁法廷での供述）と捜査段階での供述には食い違いがあるが、原審供述は信用できるという結論であり、であれば、捜査段階での供述に基づくP鑑定の信用性は落ちるということになる。裁判所が精神鑑定を排斥する場合にしばしば採用する「前提事実の認定」に言及するという手法が、ここでも用いられている。

6　控訴趣意に対応する補足説明
(1)　所論は、被告人の本件各犯行直前のリタリン服用状況は、日常的な服用状況と異なるところはなく、犯行時における幻覚妄想体験がそれまでの幻覚妄想とは全く異質のものであったなどとは一切述べられていないなどとし、被告人の幻覚妄想が従前のものと異なる旨認定した原判決には誤りがあるなどと主張する（控訴趣意書5、27〜8頁）。しかし、原判決も指摘するとおり、被告人は、原審公判廷で、犯行当日、電子辞書に「私を信用できないのか」というメッセージが立て続けに4回現れ、ケモノを抹殺する決意をした、神がそういっているのだから、罪にも問われないし、天国に行けるから抹殺しようと思った、自分が罪人になって母が悲しむなどの気持ちは消えていた（161〜68、9丁）と、少なくとも、罪の意識などの点では、全く異質な幻覚妄想体験が生じた旨を供述しているから、所論は、前提において失当である。

これが失当であることは明らかである。

だが次の点は難しい。

> (2) 所論は、被告人の幻覚妄想は、①日頃から憎んでいた被害者をケモノとするものであり、②殺害するか否かは被告人の意思に委ねられており、③殺害しても罪にならないという殺害を正当化するものであるとし、また、放火についての妄想も、ゴミ袋が燃え尽きれば、ケモノの死体もなくなり、部屋もきれいになるなどとする（161～87丁）、被告人の望みを満たす幻覚妄想であって、被告人の人格の発露ともいえるから、被告人の全人格が幻覚妄想の支配下にあったとは認められないなどと主張する（控訴趣意書5～8、32頁）。

本件に限らず、妄想の内容が、本人の願望充足的な色彩を持っていることは少なからずある。すると犯行が妄想という精神病症状によると言い切れるのとかという重要で難解な問いが、刑事裁判においては発生することになる。本件、この場合の判定方法の手本となる論考がなされている。

> 確かに、被告人にとってその望みに沿った幻覚妄想であったり、被告人の人格傾向に沿った幻覚妄想である側面のあることは所論指摘のとおりであるが、被告人の被害者を人ではないケモノとする幻覚妄想は、被害者に対する憎しみに由来すると考えられるとしても、被害者に対する憎しみそのものとは異なるものであるし、前記のとおり、これを抹殺せよという神の指示があった（161～64丁）というものであるから、殺害が専ら被告人の意思に委ねられているとか、殺害の正当化のための幻覚妄想であるなどと理解するのは相当とは解されない。

妄想を精密に検討している。すなわち、「**被害者を人ではないケモノとする幻覚妄想**」と「**これを抹殺せよという神の指示があった**」は、いずれも被告人の妄想であるが、本件犯行に直接結びつくのは後者であるとしている。また、前者についても、「被害者に対する憎しみそのもの」と「被害者をケモノとする」の間に断絶があることを認めている。断絶あるこの2つの間の違いは、精神医学ではしばしば「内容と形式の違い」とも呼ばれるきわめて重要な違いである。すなわち、憎しみが昂じるというところまでは正常心理からの延長として捉え

ることが可能で、それは思考の「内容」レベルの話である。それに対し、その憎しみの対象を「ケモノ」、「悪魔」などと認知することは、思考の「形式」のレベルの症状であり、精神病的思考と判定する重要な指標になる。

> いずれにしても、所論の指摘をもって、本件各犯行当時被告人が事理弁識能力を欠いていたとの疑いが直ちに払拭されることにはならないといえる。
> (3) 所論は、その主張の根拠として、被告人が本件各犯行状況について具体的かつ詳細に記憶していることを指摘する（控訴趣意書9頁）。確かに、被告人作成の「自分が殺したこと」と題する書面（乙2号証）には、本件各犯行について相当に具体的かつ詳細な記載が見られ、所論指摘のとおり、被告人は、幻覚妄想状態下にあったとはいえ、その意識は比較的清明であったと見られる。

「犯行の記憶が保たれているから、犯行時、被告人は正常であった」という趣旨の反論である。これは裁判で検察官からしばしば出される定番の反論だが、妄想を有している患者の意識が清明で、記憶が保たれているのはむしろ普通のことであるから、精神医学的な観点からは反論としては成立し得ないものである。

> しかし、前記被告人の原審供述等を前提とすれば、被害者がケモノであり、ケモノを抹殺せよという神の指示があった、ケモノの書を抹殺すべきであり、火は神が消してくれるなどという妄想に支配されてもいたということになるから、意識が比較的清明であったり、意識が混濁していないということから、直ちに、被告人が事理弁識能力を欠いていたとの疑いが払拭されることにはならない。

意識が比較的清明であったことをもって、弁識能力が保たれていたとは言えない。精神医学的にもきわめて妥当な判断である。

> (4) 所論は、本件各犯行の動機は被害者に対する激しい憎悪にあるとし（控訴趣意書18〜21、29〜32頁）、本件各犯行は、そういった動機から被害者に対して苛烈な暴行を加えて殺害し、遺体のある自宅に放火したものであるから、その犯行態様は、原判決も認定する、

衝動的、粗暴な挙に出て、極端に走る傾向があるなどの人格障害に基づく被告人の人格特性と非常によく合致するなどとし、これを考慮しない原判決には誤りがあると主張する（控訴趣意書22、32〜3頁）。

先に述べた通り、人格障害の影響はもちろん考慮しなければならないが、

確かに、被告人が、被害者に対して、激しい憎悪を抱いていたことは十分うかがわれるが、本件各犯行の態様が誠に異様なものであったことは既に述べたとおりであって、必ずしも、所論指摘の被告人の人格特性と合致するものとはいえず、かえって、被告人が前記幻覚妄想に支配されていたことをうかがわせるものといえるから、所論は採用できない。

これも精密な検討である。「**苛烈な暴行**」や「**衝動的、粗暴な挙**」は、文言だけを見れば、「**被害者に対する激しい憎悪**」や「**極端に走る傾向があるなどの人格障害**」と親和性があるものであるが、その行為を具体的に検討すれば、「**被告人の人格特性と合致するものとはいえず、かえって、被告人が前記幻覚妄想に支配されていたことをうかがわせるものといえる**」という結論がごく自然に導かれる。

(5) 所論は、原判決が犯行態様の異常さを過大に評価している点は誤りであるとも主張する。しかし、前記のとおり、原判決は、各犯行態様は被告人の供述する幻覚妄想の内容を抜きにしてはおよそ理解し難いものであるとして、各犯行態様を、被告人の幻覚妄想の存在を裏付ける事情の１つと評価したにとどまるものであって、各犯行態様の異様さのみによって被告人の責任能力を判断したものではないから、所論の指摘は適切なものとはいえない。

これも精密かつ具体的な検討である。

(6) 所論は、被告人が、被害者殺害のため、その抵抗を排除する合目的的、適合的行為を行っていたと評価できること、放火についても、スプレー缶とライターを使ってゴミ袋を燃やすなど適合的な行為を

行っていたこと（控訴趣意書9～10頁）、包帯を巻くなど出血を治療するための適合的行為も行ったこと（同35～6頁）を指摘する。確かに、M鑑定人の証言によれば、幻覚妄想状態が激しければ、適応的行動もとりえないこともあり得るとされる（161～190丁）から、被告人の幻覚妄想状態は、そういった態様のものではなかったことになる。しかし、当裁判所は、被告人の事理弁識能力を欠いていたとの合理的な疑いが残るとの限度の原判決の判断を支持しているから、その前提でいえば、所論指摘の適合的な行為等ができていれば、行動統御能力が保たれていたことを裏付けることにはなるが、そういった行動の背景として、被告人は、前記のような幻覚妄想があったことを供述しているから、結局、事理弁識能力に関する前記の疑いは直ちには払拭されないといえる。所論が指摘する、火事の危険性の認識（控訴趣意書12頁）、出血の治療という適合的行為が行えたこと（同）についても、同様である。

ここでは「**行動の背景として……幻覚妄想があった**」という表現だが、つまりは幻覚妄想を前提としての行為だということである。**Case 11　わが子の病に絶望した母[さいたま]**に見られるように、妄想から出発した行為においては、ひとつひとつの行為は合理的であることはしばしばあるが、そうした点にとらわれて被告人の精神状態を見るのはまさに木を見て森を見ずであって、根底にある妄想が行為全体にどのように影響しているかに目を向けることではじめて行為の本質を捉えることができるのである。本件で高裁はそれを実践している。次の(7)も同様である。

(7) 所論は、被告人の捜査段階の供述では、放火した場合には、団地の建物全体が燃えて、ケモノ以外の善人にも危害が及ぶことを心配したが、団地から荷物を持った人が外出して行くのを見て、無関係な人は神が助けてくれると思ったと供述していることを指摘し、被告人の幻覚妄想は、現実的知見に基づいたものということができる旨主張する（控訴趣意書10～2、35頁）。しかし、所論も指摘するとおり、被告人は、この点について、原審公判廷で、神が火を消してくれると思ったなどとも供述し（161～87丁）、放火後の現場からの立ち去り方も、前記のとおり隣人とは異なる行動態様をとるなどしているから、所論の指摘を考慮しても、事理弁識能力に関する前

記の疑いは、直ちには払拭されないといえる。

　上記所論（つまり、控訴した検察官の主張）中の、「**被告人の幻覚妄想は、現実的知見に基づいたものということができる**」という指摘は、それ自体、精神医学的にはあまり意味がない。いかなる精神病の幻覚妄想も、現実とのある程度の繋がりが認められることはむしろ普通であり、そのことと病気の重症度（さらには幻覚妄想の重症度）の関連性は乏しい。しかしながら刑事裁判では時に、現実とかけ離れた荒唐無稽な妄想であるか否かが、責任能力との関係で重視されることがある。精神医学的にはかかる重視は失当だが、非専門家からみれば荒唐無稽さの程度に目が向くというのは理解できることである。精神鑑定が社会との接点である以上、妄想についてのそのようなナイーブな見方を全否定することはできないであろう。だが失当であるものは失当である。

　本件で裁判所は上記の通り、被告人の妄想と現実との接点は否定しないものの、犯行の頃の被告人の異常さは、その接点を凌駕すると判定している。

　　　（8）
　　　　ア　所論は、被告人の捜査段階の供述は、被告人があえて嘘をつく理由は認められず、きわめて信用性が高く、これを考慮に入れていない原判決には誤りがある、と主張する（控訴趣意書16〜8、33〜9頁）。また、所論は、被告人は、他方で、神様がついているからおざなりなことを言ってもここから取り逃がしてくれると思ったとも供述しており（161〜203、4丁）、供述変遷の理由が一貫していない、などとも主張する。しかし、既に述べたとおり、被告人は、警察官や鑑定人によく思われたいとして、ためらいがあったとか罪の意識があったとする供述をしたとしており、この供述を虚偽とする根拠は見いだし難い。また、警察官や鑑定人によく思われたいという点は、前記の供述をする積極的な理由であり、神が逃がしてくれるという点は、前記の供述をしても不利益は生じないという消極的な理由であり、両者は両立可能なものと理解できるから、一貫していないとはいえない。
　　　　　　被告人の原審公判供述（前記同丁）も、このような趣旨から並立的な理由として述べられているものと理解できる。いずれにしても、所論は、採用できない。

供述変遷は、検察官による批判ターゲットの定番であるが、それを考慮しても公判での被告人の供述は信用できるという判定である。

  イ 所論は、捜査段階の供述と原審公判供述との間で変遷が見られるのは、犯意及び責任能力に関する供述に限られる上、その内容は曖昧で、変遷の理由も一貫性がないなどとも主張する（控訴趣意書17頁）。

これはなかなか鋭い指摘である。もし供述の変遷が、責任能力にかかわる事項に限られるのであれば、自らの精神症状を重いように嘘をつくことで、罪を軽くしようという意図があるのではないかという疑いは確かに強まる。しかし。

  しかし、既に検討したとおり、捜査段階においては、警察官等によく思われたいなどとして、ためらいや罪の意識があったなどの供述をしたとする被告人の原審公判供述についても相応の信用性があり、また、被告人は、本件各犯行当時以降、原審公判手続中も、程度は異なるものの、塩酸メチルフェニデート誘発性精神病に基づく幻覚妄想状態にあったから、これらの点に関する公判段階の供述が曖昧であったり、揺れ動いたり、変遷していても、直ちに、被告人の原審供述等の信用性が否定されることにはならない。

「**捜査段階においては、警察官等によく思われたいなどとして、ためらいや罪の意識があった**」、裁判所はこちらを重視した。これは難しいところで、こちらを重視できるという根拠は強固とはいえまい。だがむしろ、被告人の供述全体から見ての判断であれば、さらには、捜査段階においては幻覚妄想状態であったことにも鑑みての判断であれば、こちらを重視することには妥当性があるといえよう。

  ウ 所論は、被告人が捜査段階で供述した憎悪、犯行態様は、きわめて猟奇的で凄惨なものであるから、取調官等によく思われたいとして供述されたと理解できる内容ではない、とも主張する（控訴趣意書18頁）。

これは理屈としては成り立つ反論だが、裁判所は、

> 確かに、捜査段階の供述内容は、所論指摘の通りであるが、被告人が当時も、本件各犯行当時ほど重篤ではないものの、塩酸メチルフェニデート誘発性精神病による幻覚妄想状態にあり、前記のような妄想から完全には脱していなかったことに照らすと、その供述内容が所論指摘の内容となることも不自然ではなく、他方で、取調官の意に沿う供述をしようとすることも不自然ではないから、被告人の原審公判供述の信用性が直ちに損なわれるものではない。

と退けている。

　エ　所論は、被告人が警察官らによく思われたい理由として、「情状酌量になると思った」（161〜125丁）と供述する点を捉え、捜査段階で、このような意図があったかきわめて疑わしい、などと主張する（控訴趣意書17頁）。しかし、取調官等によく思われ、少しでも刑や扱いが軽くなることを求めるのは通常の心理であるから、本件各犯行当時の前記のような心神の状態を考慮に入れても、特に疑わしいとは見られない。

これはその通りであろう。

　以下、若干の点を補足する。イ　所論は、M鑑定書中の鑑定人と被告人との問答を見ると、「火をつけたのはまじない？」、火が「大きくなるとほかのケモノが来るから困るということだね？」などと、鑑定人が一方的に誘導し、被告人が、「はい。」などと答えているだけである（160〜1164丁）などと論難する。

このように、鑑定書記載の一部分を取り出して批判するのは、鑑定に対してしばしばなされる言いがかりである。文脈を無視したそのような指摘が不合理であることを、法曹ともあろう者にわからないはずはないと思われるが、下手な鉄砲も数打てば当たる的な思考によるものであろうか。本件では鑑定書を精密に検討した裁判所に以下の通り一蹴されている。

確かに、所論指摘の部分は鑑定人が誘導しているが、この部分は、鑑定人の「火をつけたのは？」という質問に、被告人が「ケモノを封じるためには火を使わないとできない。でも火事になったら困る。なぜ火事になったら困るかっていうと、町田団地にはケモノがいっぱい住んでるんですよ。一番恐れていた事はその町田団地に住んでいるケモノが、僕が被害者を封じ込めるのを邪魔しにくる事。だから火を大きくすると困る。」と答えた（同1163〜4丁）ことを受けて、その意味を確認したにとどまるものと理解できるから、所論は失当である。

　ウ　所論は、殺人及び放火の故意を認定した点で、原判決は、M鑑定に依拠していないと主張する。

ここで言及されている殺人の故意をめぐっては、被害者を人と認識せずケモノと認識していたことをどう考えるかという重要な検討事項がある。これについては後述する。

　7　結語
　　本件は、客観的には、殺人と現住建造物等放火という重罪を２つも犯したとされる被告人に対する被告事件であって、もとより、その刑事責任は慎重に検討されるべきものである。そして、以上説明してきたとおり、被告人は心神耗弱の状態にあったとする所論も、全く根拠のない主張といったものなどでないことは明らかであるが、論旨は結局のところ理由がないことに帰するから、刑事訴訟法396条により本件控訴を棄却することとして、主文のとおり判決する。

すなわち、一審と同様、心神喪失により無罪である。

本件の先行事情から犯行までの心理のフローチャートを図3-12に示す。

先行事情
リタリン乱用（慢性及び急性）(a)
人格障害
被害者との不仲

妄想
被害者はケモノである(b)

動機の萌芽
悪であるケモノへの嫌悪感

発展
神からのメッセージを知覚(c)

動機の固定
「私を信用できないのか」というメッセージを知覚(d)

犯行
口を執拗に攻撃し、足を切り裂く(e)
放火(f)

(a) 慢性的な乱用により妄想が発生していた。本件犯行前には特に大量のリタリンを摂取した。
(b) 慢性的にこの妄想があった。被告人にとってケモノはいわば悪の象徴である。
(c) 精神病症状の悪化である。
(d) これが直接の動機となった。そして直ちに犯行に着手された。
(e) 犯行態様は、被害者を人でなくケモノであると認識していたことを裏付けている。すなわち妄想の強固さの証であり、心神喪失認定の決め手の1つとなった。
(f) 火は神が消してくれると確信していた。

図 3-12　Case12：心理のフローチャート

医の観点

　本件判決文も、**Case 10 わが子の病に絶望した母［千葉］**と同様、精神症状の分析として、精神医学が見習うべき点も多々ある優れた論考となっている。**Case 10** 判決文を、
　「それは妄想か否か？」
　という問いに対する模範解答とすれば、本件は、
　「その妄想が犯行に与えた影響と機序はどのようなものか？」
　という問いに対する模範解答を示したものであると言えよう。
　すなわち、本件では被告人の思考が妄想であることは、内容の非現実性などから見てあまりに明らかである。先行事情としてリタリンの大量使用があることも、犯行時に精神病状態であったことを強く裏づけている。
　だが司法においてより重要なのはそれに続く「その妄想が犯行に与えた影響はどの程度か？」という第二の問いである。
　臨床医学の場面では、ある患者が妄想を有しており、その患者が妄想と関連性のある行動に出た場合、そのこと自体が妄想の強さの証左であるとされ、その行動は妄想に起因するものであるとほぼ自動的に判定される。
　本件判決文は、精神医学のそのような判定手法に対して、「甘い」と叱りつけるかのような優れた論考となっている。
　その背景には、犯行に対する妄想の影響と元々の人格の影響の割合の判定が必要という、裁判独特の事情がある。本件では、フローチャートの「動機の固定」と「犯行」のステップを綿密に検討することにより、この判定が行われている。判決文の主要部分を要約すれば、次の通りである。

　① 動機の固定
　殺害の決意に先立ち、幻覚妄想悪化の証拠はあるが、被害者への元々の憎悪増大をもたらす出来事の証拠はない。高裁は動機の固定についてはこのように指摘し、人格の影響を否定している。既に述べた通り、たとえ犯行の動機が了解できるものであっても、ほかならぬその時においてほかならぬその行為をすることが説明できなければ、了解可能と言うことはできない。本件の判定はこの意味で妥当である。

② 犯行

犯行というステップは、さらに、ⅰ）準備、ⅱ）犯行、ⅲ）犯行後の行動に分節することができる。

　ⅰ）準備

　　　当日の朝、母親が出かけるまで、被告人は、サタンとか悪魔とかケモノと関係のあるコンピュータのウイルスの駆除をしており、それとケモノである被害者をどうするか考えていた、ケモノを倒すため自分の体に気合いを入れ、キックボクシングや空手の型をやっていた。

これらは犯行が妄想に支配されていたことを裏付ける事情である。

ⅱ）犯行
既述の通り、犯行は

　　　「ケモノの口が急所だと分かっていたので、ナイフやドリルを被害者の口にたたき込んだ。その後、ケモノが歩き回って逃げないように急所である足にも刃物等を突き刺した。口から霊になって逃げないようにスプレーを顔に吹き付けた。被害者の体に放火しようと思い、切り裂いた脛と口の中に火のついたたばこを埋め込んだ。聖徒の恨みを晴らすために、サラダ油と聖水を入れた鍋に自分の足から出た血を混ぜて温めたものを被害者の口に入れたり、体に塗ったりした」

というようにきわめて猟奇的な態様であり、

　　　「確定的殺意によるものであれば、被害者の身体の最も枢要な部位である、心臓を突き刺す、頭部や頸部に殴打や刺突等の致命的な加害行為を加えるなど、致死の結果を確実に生じさせる手口がいくらもあり得たのに、そういった手口は、殺害行為に着手した後も含めて用いられていない」

ことは、被告人が被害者を人ではなくケモノであると認識していたことを如

実に示しており、それはすなわち被告人の妄想がきわめて強度のものであったことの証である。

また、「被害者の所持していた宗教関係の書籍を焼却しようと、ゴミ袋に入れ、ベランダにおいて火をつけるなどした」という放火もまた、妄想の支配による行為であったことは疑いない。

iii）犯行後の行動

放火の後、アパートから、「自分は英雄だと思ったので、人のことを気にせず、出て行った」、そして道路に出てからは、「職務質問を受けた際の状況についても、当初、警察官の乗っていた車がパトカーとは気づかず、大天使長ミカエルの迎えだと思っていたが、一方で、ケモノではないかとも考えて警戒していた」、これらも被告人の行動が一貫して妄想の支配下にあったことを示している。

このように、動機の固定と犯行に着目した分析により（先行事情であるリタリンについても既述の通り慎重に検討されている）、妄想と犯行の関連性についての結論が出されている。ここで特に重視されているのは犯行の異様さである。この異様さを雄弁に物語っているのは被害者の遺体に残された傷跡である。本件は裁判員裁判施行前の公判であるが（そもそも二審であるから裁判員裁判にはなり得ないが）、近年の裁判員裁判においては裁判員の心的負担を考慮して遺体写真は見せないという傾向があるところ、本件のように犯行態様が重要なポイントになる事例をそれで適切に裁けるのかという疑問が払拭できない。裁判員たるもの、国民の代表として審理に参加する以上、いかなる事実も直視するのは当然の義務と言うべきであろう。凄惨な遺体は正視できないというのであれば、それは職務放棄であって、そういう人物は裁判員を引き受けるべきではない。

法の観点

上述の通り、本件における大きなポイントは犯行の異様さであり、その異様さは、「被害者は人ではなくケモノである」という妄想が軸となっている。

するとここに、「被害者を人と認識していない本件が、殺人罪になるのか」という問いが発生する。他方、ケモノと認識していたこと自体が、被告人の妄

想の強さの裏付けとなり、ひいては心神喪失の裏づけとなるというパラドックスが生じている。

この点について、高裁は次の通り見解を示している。

> (3)
> ア　原判決は、被告人は、被害者を「人の外観を有し、人の振る舞いをするものと」認識しており、「一般人であれば殺人を犯すと認識するに足る事実を認識していたというべきである」として、被害者に対する殺人の故意を肯定している。しかし、原判決も、被告人が被害者を「人」であると認識した上で、本件殺害行為に出たとは認定していないから、原判決の故意に関する認定は、責任要素としての殺意まで認めた限度で誤りというべきである。もっとも、当裁判所も、本件殺人事件について、被告人に殺意がなかったとして無罪とされるべきではなく、被告人に心神喪失の疑いが残っているところから無罪とされるべきであり、そういった観点からすれば、原判決が本件殺人に関して被告人を無罪とした、その結論自体には誤りがないと考えている。

つまり高裁としては、
- 無罪という地裁の結論に誤りはない
- 心神喪失で無罪とすべきである
- だが被告人に殺意があったと認めるのは誤りである

と言っている。だがこれは論理矛盾ではないのか。殺意がなければそもそも殺人とは認定できないのではないか。高裁は補足説明を加えている。

> 以下補足して説明するが、説明が複雑となるのを避ける意味で、できるだけ本件に即した形に限定して行っている。

「複雑」とわざわざ断るだけあって、以下は複雑である。先のパラドックスの解消は容易でないことが複雑さに反映されている。

> イ　刑法では、故意を定めた38条の後に心神喪失及び心神耗弱を定めた39条が置かれているから、故意が肯定された後に、責任能力の有無を判断するといった判断順序となるのが、条文の順序に従った

ものといえる。他方、責任能力に関しては、一般に、「事物の理非善悪を弁識する能力」（以下、便宜「事理弁識能力」ということがある。）と、「その弁識に従って行動する能力」（以下、便宜「行動統御能力」ということがある。）とを区別した上で、「精神の障害により」事理弁識能力又は行動統御能力を欠いた状態を心神喪失といい、「精神の障害がこのような能力を欠如する程度には達していないが、その能力が著しく減退した状態」を心神耗弱というものとされている。

「故意が肯定された後に、責任能力の有無を判断するといった判断順序となる」、つまり、責任能力の有無の判定は、故意あってのことだという説明である。逆に言えば、故意がなければ責任能力の有無の判定は無意味ということである。そんなあたり前のことを、高裁はなぜわざわざ書き記しているのか。それは判決文を読み進めるにしたがって明らかになってくる。

　ウ　事理弁識能力を欠いている心神喪失者の場合には、原判決のいう「人の外観を有し、人の振る舞いをするもの」を認識することはできても、それらの事実を総合して、自らの認識対象が「人」であるとの事実までは認識できないといったことも、十分想定可能な事柄である。

　事理弁識を欠くという精神状態では、自らの殺人という行為自体が正しく認識できないことがあり得るという、妥当な指摘である。
　しかしそうなると、理論上、殺人罪そのものが成立しなくなるが、どうするのか。

　　前記のとおり、原判決も、被告人に、こういった趣旨の「人」の認識があったとまで認定しているわけではない。そうすると、このような場合には、事理弁識能力を欠く者には、「人」の認識をも要件とする責任要素としての殺意までは認められないことになる。しかし、それは、事理弁識能力を欠いていた、すなわち責任能力がなかったことによるものであるから、故意責任を肯定して初めて責任能力の有無について判断するといった、刑法の前記条文の順序に従った判断順序にはそぐわない事態であるといえる。換言すれば、このような判断構造には、合理性に欠ける点が内在しているといえ

る。

と、先のパラドックスを裁判所は明快に認めている。
ここで論考は医療観察法に転ずる。

> エ　平成 15 年に成立した「心神喪失等の状態で重大な他害行為を行った者の医療及び観察等に関する法律」（以下「医療観察法」という。）は、本件各犯行も該当する罪種の対象行為について、刑法 39 条 1 項の「規定により無罪の確定判決を受けた者」を対象者としている（医療観察法 1、2 条）。

医療観察法の成立は平成 15 年。施行は平成 17 年 7 月 15 日。本件ケモノ事件の発生は平成 18 年 1 月 13 日だから、この法律が施行されてまだ間もない頃の事件である。

> 幻覚妄想に支配されて事理弁識能力を欠いた状態で殺人を犯した場合には、刑法上は、殺意がないと認定しても、心神喪失と認定しても、いずれにしても、無罪であるとの結論に差異は生じない、換言すれば、前記判断構造に内在する不合理性は、無罪との結論との関係では顕在化しない。

その通り、無罪という判決に関しては、人でもケモノでも構わない。だが。

> 他方、医療観察法上は、故意がないとして無罪となった場合には対象者とならないのに対し、心神喪失として無罪となった場合には対象者となることとされているところ、医療観察法が本来対象とするのは、心神喪失者であるから、そういった者が、事理弁識能力を欠いていることに基づいて責任要素としての故意を欠くとして無罪とされ、その結果、対象者に該当しないということになれば、医療観察法の適正な運用・解釈に大きく背理する事態が発現することになるといえる。

その通り、背理すなわちパラドックスの発生である。医療観察法の成立・施行時には、このパラドックスは想定外だったのではないか。医療観察法の対象

行為の中に殺人があるが、対象を人と認識していなければ殺人にならない。すると医療観察法は適用されないことになるが。

> 換言すれば、医療観察法における対象者の該当性に関しては、前記判断構造に内在する不合理性が顕在化することになるといえる。もっとも、医療観察法における対象者の定義の仕方が刑法の前記のような判断構造と十分に符合するものとはいえないのではないか、他にもっと相応しい定義の仕方があったのではないかなどといったことは、立法論に属することであって、当裁判所が検討すべき事柄ではない。

として、裁判所は正面からの議論を回避しているが、これは立法論に属するという指摘は確かにその通りであって、したがって判決文の中でそこまで論ずるのは不適切ということになろう。高裁が議論を回避したのは当然である。当然であるが、裁判している以上、本件についての結論は出さなければならない。次の通りである。

> これらを前提として更に検討すると、確かに、刑法の総則に定められた条項は、他の刑事法規に関しても総則規定として適用・解釈されるのが原則型であって、他の刑事法規によって刑法の総則規定の適用・解釈が影響を受けるといったことは、原則としてあり得ないものといえる。しかし、医療観察法は、前記のとおり刑法39条1項で無罪の確定判決を受けた者を対象者として、その適切な処遇等を定めた法律であるから、部分的とはいえ刑法を補完する法律であると見られ、その限度では、刑法と同等に位置付けられるべき法律であると解される。そうであれば、そういった医療観察法の適用・解釈に当たって、刑法の総則規定に内在する判断構造の不合理性が顕在化するような場合には、翻って、刑法総則の判断構造の不合理性を是正して合理的なものとすることが要請されていると解することには、十分な合理性があるといえる。

医療観察法が「**刑法を補完する法律**」、「**刑法と同等に位置付けられるべき法律**」であるとするのは、慎重な表現であり、その是非は微妙と思われるが、とにかくこれを前提としたうえで、「不合理性を是正して合理的なものにする」

という作業が以下の通り行われている。

オ　人の死という結果が発生したことに関して成立する犯罪としては、結合犯を除いても、殺人罪、傷害致死罪、業務上過失・重過失致死罪、過失致死罪等が想定可能であるが、構成要件要素としての故意は、当該犯罪行為が、前記各罪のどの罪を構成することになるのかを振り分ける契機となる事由として位置付けられるべきものであるから、その契機を果たすのに足りる認識が有れば、構成要件要素としての故意は肯定してよいものと解される。原判決が認定した被告人の行為は、殺人の故意が肯定されれば、まさに、殺人罪を構成するのに十分なものであったことは明らかである。そういった行為に出た者が、原判決のいう「人の外観を有し、人の振る舞いをするもの」との認識を有していれば、それらを総合して「人」といった認識を持っていたであろうとの推定をすることができるから、構成要件要素としての殺人の故意はあったとしてよいものと解される。このように解しても、構成要件による故意推定機能は最低限度満たされているといえ、前記のような行動に出た者は殺人の構成要件に該当すると振り分けることができることになるからである。原判決が被告人に殺意があったことを肯定したのは、この限度で支持できる。

この文章は「殺意はあった」という認定を支持しているように読めるが、さらに続きがある。

カ　次に、事理弁識能力を欠くことに基づいて、殺害行為の対象者が「人」であることまでの認識を有しているとは認められない場合には、責任能力の有無の判断に先行して、責任要素としての殺意を欠くとして無罪とするのではなく、責任要素としての殺意の有無の判断に先行して、事理弁識能力を欠くが故に心神喪失であるとして無罪とするのが、前記判断構造に内在する不合理性を是正した合理的な判断構造といえる。そうすると、原判決が、被告人について、被害者が人であるとの認識があったとはしていないのに、責任要素としての殺人の故意まで認めたことは誤りであるが、心神喪失の疑いが残るとして、殺人について無罪とした結論自体には、誤りはな

かったということになる。

　長い論考だったが結論は、「殺意は認定できない」である。一方、無罪とする理由は「**事理弁識能力を欠く**」ことによる心神喪失である。「殺人の故意」は認定できないが、「**殺人について無罪**」という「**結論自体には、誤りはなかった**」ということは、いわば殺人の故意なき殺人である。どう見ても論理矛盾に思えるが、判決無罪だが医療観察法の適用にならないとなれば、即釈放とする以外にない。本件被告人に医療観察法を適用させるための苦渋の判断と言えるかもしれない[1]。

参考
1) その後、最高裁は、別事件において次のような決定を出している。

　心神喪失等の状態で重大な他害行為を行った者の医療及び観察等に関する法律による処遇事件
　最高裁判所第3小法廷平成20年（医へ）第1号
　平成20年6月18日決定
　……医療観察法は，心神喪失等の状態で重大な他害行為を行った者に対し，継続的かつ適切な医療等を行うことによって，その病状の改善及びこれに伴う同様の行為の再発の防止を図り，もってその社会復帰を促進することを目的とするものである。このような医療観察法の趣旨にかんがみると，対象者の行為が対象行為に該当するかどうかの判断は，対象者が妄想型統合失調症による幻覚妄想状態の中で幻聴，妄想等に基づいて行為を行った本件のような場合，対象者が幻聴，妄想等により認識した内容に基づいて行うべきでなく，対象者の行為を当時の状況の下で外形的，客観的に考察し，心神喪失の状態にない者が同じ行為を行ったとすれば，主観的要素を含め，対象行為を犯したと評価することができる行為であると認められるかどうかの観点から行うべきであり，これが肯定されるときは，対象者は対象行為を行ったと認定することができると解するのが相当である。なぜなら，上記のような幻聴，妄想等により対象者が認識した内容に基づいて対象行為の該当性を判断するとすれば，医療観察法による医療が最も必要とされる症状の重い者の行為が，主観的要素の点で対象行為該当性を欠くこととなりかねず，医療観察法の目的に反することとなるからである。……

Case 13

嫉妬の果てに

精神障害なし／完全責任能力

殺人、現住建造物等放火、傷害被告事件
宇都宮地裁平5（わ）345号、448号、492号
平10・3・24刑事部判決

嫉妬妄想に基づく殺人、放火、傷害。鑑定ではパラノイアと診断されたが、裁判所は嫉妬妄想の存在は認定する一方で精神障害の診断を否定し、死刑判決となった。

平成2年に1人、平成5年に2人を殺害（直後に放火）した事件である。ここでは便宜上、前者を事件1、後者を事件2とする。

事件1

先行事情／動機の萌芽

被告人の経歴及び第一の犯行に至る経緯

1 被告人は、昭和12年、栃木県今市市内において農業を営んでいた父母の1男1女の第2子として出生し、地元の小・中学校で学んだ後家業の農業を手伝っていたが、農業ではあまり収入がないことから、昭和28年7月ころから1年間当時の日本電信電話公社（以下「電電公社」という。）の臨時作業員として働いた後、昭和33年、同公社の試験に合格して社員として採用された。

2 被告人は、昭和34年12月、A子と、見合いで結婚し、昭和36年に長女、昭和37年に長男、昭和41年に次女の3人の子をもうけた。A子は、長男の出産後、農閑期にパートに出始め、昭和38年ころ、パート先の社員と関係を持ち、その後昭和40年ころ、義妹と共に土方仕事をするようになり、勤め先の経営者であるBと共に鬼怒川温泉に行くなどして関係をもった。

本件は、妻と内通したと確信して2人の男を殺害した事件である（2人目の男の殺害の際には、その男の妻も殺害）。精神鑑定では、これら確信は嫉妬妄想であると診断されている。但し上記の通り、事件の約25年前に、妻の浮気は事実として存在した。この事実は後の論考で重要な意味を持ってくる。

これらのA子の浮気を知った被告人は、以後、A子がBと浮気していると考えてA子を責め、殴ったり蹴ったりすることを繰り返していた。

適切な行為かどうかはともかくとして、妻の浮気を知った男の正常心理の範囲内の行為として了解できるものである。
但しこの後も、浮気の疑念が延々と続く。本件犯行に至るまでの経過を、職

歴とともに時系列で見ていく。

・昭和 54 年、脳梗塞
　3　被告人は、昭和 54 年 8 月ころ、脳梗塞を起こし、以後、A 子との性的関係も思うようにはいかなくなった。

・昭和 56 年、電電公社辞職
　被告人は、退院後一旦復職したものの、昭和 56 年 4 月に電電公社を辞職して、しばらく自宅で療養したり、A 子と共に、饅頭、そば等の行商をしたりした

・昭和 61 年
　A 子は、昭和 61、2 年ころから、気晴らしに、友人とともにカラオケ屋へ行くようになった。被告人は、A 子の浮気を心配して、カラオケ屋通いをやめさせようとし、A 子のタンスやカラオケの道具をナタで壊したり A 子の新しい服をはさみで切り刻んだりした。また、被告人は、A 子の浮気を疑って A 子のタンスの中を見、男性の名刺等を発見して、その男性と A 子が浮気をしていると思い込み、相手方へ、「俺の女房をどこに隠した。タンスの中にお前の名刺が入っていたぞ。」などと半ば脅迫じみた電話をしたこともあった。

・昭和 62 年、そば屋を開店するも 1 年あまりで閉店
　昭和 62 年、宇都宮市内に「乙山屋」という屋号でそば屋（以下「乙山屋」という。）を開店し、長男を厨房係として営業していた。

　被告人と A 子とは、「乙山屋」を開業していたころも、やはり、仲のいい状態ではなかった。被告人は、A 子がちょっと何か言おうものなら目をひきつらせて「てめいは関係ないんだ。だまっていろ。」とまるで喧嘩でもやって怒鳴りつけているような口調で言うことが度々だった。A 子は、常に生傷が絶えず、被告人から客としゃべりすぎると怒鳴られて首を手で締められたと言って首にあざをこしらえていたり、真冬に外に出されていたこともあり、姉等周囲の人間に、被告人は、A 子が得意客に注文を取りに行くと長すぎるとか、お新香等サービスすることはないと言って殴ったり蹴ったりするな

どとぐちをこぼしていた。「乙山屋」の従業員は、被告人のことを、けちで、すぐ大声で怒鳴ったり、Ａ子に暴力をふるったりする短気で粗暴な人だと考えていた。しかし、一方で、Ａ子は、店の女性従業員に向かって自らの男性との交際を話したり、他の女性従業員と被告人とが浮気しているような噂を流したりもし、それに耐えきれず従業員が店を辞めるということもあった。また、Ａ子は、腰が痛いといって「乙山屋」をしょっちゅう休んで家にいたが、昭和63年の夏ころ、家に鬼怒川温泉の新しいマッチがあるのを見つけた被告人に問いつめられて、10日程家出し、近所の人の取りなしで被告人のもとに戻ったということもあった。

このように、Ａ子の素行に問題があったこともまた事実である。

　　　　　　また、被告人と長男との仲も、長男の交際相手が被告人の気にいらなかったことが原因で不仲となり、一時期は、「乙山屋」は長男夫婦に任せるという話になっていたが、被告人が「乙山屋」のことに口出しをし、店の経理面がおかしいなどと言い出したので、腹を立てた長男夫婦は同年12月末ころ「乙山屋」を辞めてしまった。そして、「乙山屋」も閉店したが、平成元年3月、原因不明の火災で焼失した。

長男とも不仲。被告人の側の問題を思わせるエピソードである。

・平成元年　　ガソリンスタンドに就職するも3カ月で退職
　　　　　　当時、被告人とＡ子の仲は一段と悪化し、Ａ子は、周囲の者に、離婚したいが被告人がきかないと言い、「乙山屋」の火災も被告人が放火したに違いないなどと言いふらしていた。
　　　　4　被告人は、同年9月ころから宇都宮市内のガソリンスタンドで灯油の配達やスタンド内の給油等のアルバイトをするようになった。被告人は、客とのトラブルもなく、まじめで、年齢も高かったせいもあり、温厚な人という印象を周囲に与えたが、同年12月ころには出勤しなくなり、ガソリンスタンドの店長に対して、月給が15万円で安いから最低でも20万にして欲しい、でなければ辞めるなどと言って同月30日付けで辞めてしまった。

・平成2年1月、液化ガス会社に就職

その後、被告人は、平成2年1月末ころから、今市市内の液化ガス会社の営業所に勤務し、ガスボンベを積んだ4トントラックで得意先をまわってガスボンベの交換をする仕事を始め、入社後半年くらいは1カ月に2、3日くらい休んだり早退したりし、無断欠勤もするような状態であったが、営業所長に注意されるとこれも改まった。被告人は、上司には、仕事は一生懸命で同僚や客ともめることもなく穏やかな人という印象を与えていたが、一方で、無口で無表情で何を考えているか全く分からない男との印象もあり、同僚や得意先の目には、口数が少なくいつも薄笑いを浮かべて、与えられた仕事だけはやるといった人、とても低姿勢でぺこぺこ頭を下げたりして、話すときも顔を見ないで下を向いて話をするような人と映っていた。また、被告人は、ユニックの操作が乱暴でガスボンベをトラックや得意先の施設にぶつけたり、ガスのコックの閉めわすれが4、5回あるなど、せっかちで荒っぽい面もあり、勤務中に交通事故を2度起こし、1度目は平成2年3月下旬か4月初旬ころ車の左半分を路肩から逸脱させたもの、2度目は同年9月20日ころ前回とほぼ同じ場所で直角に近いカーブのすぐ手前で左側にある電柱に車を衝突させたもので、被告人は対向車を避けるため左に寄りすぎたなどと言っていた。

妄想の発生／動機の萌芽

・平成2年5月、妻A子が出て行った
被告人はBがA子を囲ったと考え、Bに対して行動を起こすようになる。

5 被告人は、右ガスボンベの配達の仕事の際に丙川建設の看板を見かけて、初めてBの居所を知った。そして、被告人は、配達の行き帰りにB方付近を通るたび、A子とBのことを思い出し、悔しくてならなくなり、A子を毎夜責め立てたところ、平成2年5月31日、A子は、被告人のもとを出て行ってしまった。A子の荷物を運びA子を前述の天理教会へ連れていったのは、長男とその雇用主であったが、長男もその雇用主も被告人にA子の居場所を告げなかった。被告人は、同年6月10日、長男を通じてA子に連絡をつけ、自宅に

子供たちや兄弟等を集めた席で、鬼怒川温泉のマッチ等を出してＡ子の浮気を責め、Ａ子から「腰が痛いのに金がないと言って入院させてもらえなかった。こんな人嫌だから離婚する。」などと言い返されると、さらに、「腰が痛いのは男と遊んでいるからだんべ。」などと言って、過去のパート先の社員とＡ子との浮気のことをもちだし、次女は自分の子でないだろうと言い出した。結局、Ａ子は、話の途中で被告人方を飛出してしまった。被告人は、Ａ子の家出の２、３日前に自宅の庭先に２トンダンプのタイヤの跡があったことやＡ子が土方仕事に使う地下足袋を持って出ていたことから、建設業を営むＢがＡ子を囲ったものと考えたが、その証拠がなかったことから、Ｂに直接尋ねてもはぐらかされるだろうと考えて、Ｂに直接尋ねることはせず、Ａ子の家出後しばらくはＡ子を捜したりもしなかったが、同月19日、警察に対し、「原因は異性関係。若いころから浮気性で、家出の10日ほど前に家人と口論になり……。」などと述べて、Ａ子について家出人捜査願を提出した。また、以前Ａ子がＢと鬼怒川温泉へ行った折に同行していたＢの友人ならば、ＢがＡ子を囲っているかどうか知っているかもしれないと考えて、右Ｂの友人にその旨尋ねたが、Ａ子の居場所を知ることはできなかった。被告人は、長男や知人にＡ子探しに協力するよう頼んだがいずれも断られ、同月末ころから、１人でＡ子の写真を持って、今市市、塩谷郡藤原町、塩谷町、上河内村等の食料品店等を尋ね歩いたり、丙川建設の従業員やＢの近所の家の者にＡ子のことを尋ねたりしたが、Ａ子の居場所は分からなかった。しかし、被告人は、Ｂが50代の女性職員を送迎していることやＢの会社には50代の女性が２人いてＢを取りあったとの噂を聞き、ＢがＡ子を囲っているに違いないと考え、いろいろ思いを廻らせよく眠れなくなった。

　Ａ子の浮気の疑いから、「**ＢがＡ子を囲っているに違いない**」という思考が生まれた。これが妄想にあたるか否かが裁判の１つのポイントとなっている。ＢがＡ子を囲ったと被告人が考えるようになった理由は、「**Ａ子の家出の２、３日前に自宅の庭先に２トンダンプのタイヤの跡があったことやＡ子が土方仕事に使う地下足袋を持って出ていたこと**」である。このように考えたことを了解できるか、できないか。意見は分かれるであろう。現に浮気という事実があった以上、その相手と関連し得るタイヤの跡や地下足袋を見て、また浮気か

と疑うのは正常範囲と考えることもできよう。逆に、この程度の物を見て疑うのは妄想の範囲と考えることもできよう。

しかしながら、**Case 3 尾行の影**、**Case 6 青物横丁医師射殺事件**、**Case 10 わが子の病に絶望した母[千葉]**のように、当初は了解可能と判定する余地もあった思考が、後の経過を見るとその思考はすでに初期の妄想であったことが判明することはしばしばある。本例も然りである。

妄想の発展

> 被告人は、Bの車を追えばA子の居場所も分かると考えて、何度もBの車を追跡したが、Bの運転する車に追いつけなかったため、同年9月2、3日ころ、職場の同僚のFに頼んで、Bを待ち伏せしたが、Bが通りかからず、目的を達することができなかった。被告人は、更に、同月6日、矢白峠においてBを待ち伏せし、通りかかったBの運転する車を止めて、BにA子の居場所を問いただしたものの、答えは得られなかった。

A子についてBに糾そうとするが、Bは取り合わない。その結果、Bへの恨みが募る。妄想に基づく行動からしばしば生まれる悪循環のパターンである。

動機の固定

・平成2年9月

> 被告人は、日が経つにつれBに対する恨み、憎しみ、怒りがわいてきて、同月12日、Bを殺して長い間の恨みを晴らすしかないとBの殺害を決意し、Bを待ち伏せして手錠を掛けてどこかの山の中に連れて行き、木の枝等にロープを掛けて、ロープの一方をBの首に巻き、もう一方を木の幹に巻き付けてロープをピンとはらせてBの足下を蹴飛ばせば首が締まって殺すことができるだろうと考え、殺害の際にはBに書き置きを書かせようと考えた。

このような殺意の発生は了解できるか、できないか。どちらの解釈も可能である。了解できるとする根拠としては、現にA子とBの浮気の事実があった以上、そこからの延長上の心理であるとする解釈ができよう。他方、了解でき

ないとする根拠としては、第一に、これだけ年月が経っているのに（浮気が確実にあったのは 25 年前である）、恨みが減衰せずに、むしろ増強しているのは異常であるという解釈ができよう。第二に、殺すという手段まで現実的なものとして考える点は、恨みからの正常な心理からは逸脱しているという解釈ができよう。

　そして、残虐な犯行を実行する。

犯行

・平成 2 年 9 月

　5　被告人は、同月 13 日、B に書き置きを書かせるための便箋等を準備して出勤し、勤務終了後、ワゴン車で同県河内郡上河内村大字宮山田地内の矢白峠に向かい、同日午後 5 時 10 分ころ、矢白峠に到着して B を待っていたところ、同日午後 6 時ころ B の車が通りかかったので、車道に出て手を広げてこれを止め、B が開けた運転席の窓から手を差入れて B の車のエンジンキーを抜き取った。そして、被告人は、「おめえは人のおっかを長い間引っ張り回してそれでも足りなくて今度は囲うというのはどういう了見だ。」などと B をなじり、警察に行って話そうなどと嘘を言って、B を右ワゴン車の後部荷台にのせ、同人に手錠を掛けて逃げられないようにした後、同車輛を発進させて運転しながら、以前 A 子の居場所を探した時に行ったことのある林道を思い出し、林道なら木材を一時的に積んでおく少し広くなった場所があると思い付いて、そこで B を殺害しようと考えた。被告人は、同日 6 時半ころ、同県塩谷郡塩谷町大字風見山田地内の林道に至り、手錠を掛けたままの B を同所に残して、徒歩で B の車を取りに矢白峠へ行き、同日午後 8 時ころ右林道に戻ると、B の両足を布紐できつく縛って手錠を外したうえで B に便箋とボールペンを渡して書き置きを書くように言った。被告人は、いよいよ B の首を絞めて長年の恨みを晴らそうと思い、ロープを掛けるのに適当な枝がなかったので、ロープの一方を木の幹に巻き付け、もう片方を首に巻き付けるしかないが、自分の力ではロープを引っ張ることができないので車の力を利用しようと考え、右ワゴン車の荷台においてあったロープの一端を木に結び、書き置きを

書き終わったBに再び手錠を掛けたうえで、さらにA子との浮気について同人を責めた後、Bを同車輛の荷台の上に横たわらせた。
（罪となるべき事実1）
第一　被告人は、平成2年9月13日午後9時ころ、栃木県塩谷郡塩谷町大字風見山田字大平888番地一先林道において同所に停車中の普通貨物自動車内の折り畳み椅子の脚部金具に掛けたタオルでB（当時68歳）の手首を縛り、同車輛付近の木に結んだロープの一端を交差させるようにして同人の首にひと巻きし、その端を端側のロープの下から輪にくぐらせ、これを1回ねじり付けて絞める「おの首縛り」という方法で、ロープを同人の首に巻き付けたうえで同車輛を約1メートルほど前進させ、ロープがピンと張った状態になったところで同車輛を停止させて同人の頸部を締め付け、よって、そのころ、同所において、同人を絞頸により窒息死させて殺害したものである。

6　Bの殺害の際、被告人は、立木とBの首にロープを縛ってワゴン車を前進させたうえで、運転席から降りてBの様子を見ていたところ、Bが苦しそうな息をし始め、ツーツーとかグーグーという往復いびきのような大きな音を出していたので、その姿を見ているのが気持ち悪く、Bから少し離れてその死を待った。約15分か20分ほどでBの息が止まったので、被告人は、同車輛をバックさせ、ロープ、タオル、手錠をBからはずし、Bの遺体をBの車に乗せようとしたが、重くて運べなかったため、Bの遺体を乗せたまま右ワゴン車で自宅まで渡り板を取りに行った。被告人は、同日午後10時ころ自宅につき、渡り板を持ち出したが、これまでのBに対する恨みや憎しみ等がまた湧いてきて、殺しただけでは恨みは晴れない、ガソリンをかけて車ごとBを燃やしてやれという気になり、ガソリン入りの赤色ポリ容器、マッチも持ち出して、Bの殺害場所へ戻った。そして、被告人は、右渡り板を使ってBの遺体をBの車の運転席に押し込み、Bに書かせた書き置きをBの車の車検証の姿と一緒にして同車輛から離れたところに置くと、ガソリンを同車輛の座席やBの遺体にかけ、火をつけたマッチを同車輛内に投げ入れて点火した後、右ワゴン車でその場を離れ、途中、Bの殺害に使用したロープ、タオル、布紐、軍手、渡り板を捨てて帰宅した。なお、右書き

置きには、「A子さんと30年前に関係を結び、平成2年6月上旬より今市市森友のGさん宅に間借りして居ます。」「私も疲れましたので、さようなら」などと記載されていた。Bの遺体は、同月15日発見され、自殺の動機がないことから殺人が疑われ、警察は被告人から事情聴取をしたが被告人は関与を否定し、以後捜査は継続された。被告人は、Bの遺体発見を報じる新聞記事を見て、長年の恨みをやっと晴らすことができたと改めて感じ、記念に記事を切抜き、コピーもとって保存しておいた。また、Bの書き置きに書かれていた今市市森友のG方へ行き、「2階見せてくれ、女を匿っているだろう。」などと言ったが、家人に拒絶されてあきらめた。

という経緯の、残酷な殺人事件である。

この残虐さそのものが病気の域に達しているという解釈は可能であろう。しかも原因となった恨みは25年前の浮気から発生しているのである。もっとも、「恨みに基づき、残虐な復讐を実行した」というだけで病的とはいえない。それだけで病気と判断するならば、執念深い人間による残虐な復讐行為のすべては病的ということになる。

しかし、浮気が25年前だけでなく、その後も「囲う」などして続いていたという確信に基づくのであれば、ニュアンスは違ってくる。

本件事件1の先行事情から犯行に至る心理のフローチャートを図3-13Aに示す。

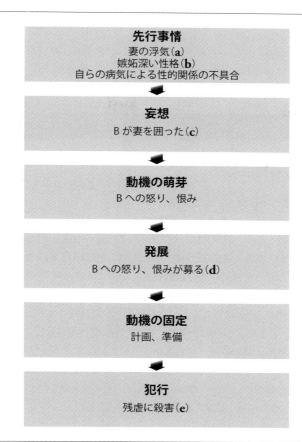

(a), (b) 客観的な事実として存在した。
(c) 事実ではない。もっとも、先行事情が存在する以上、妄想といえるか、猜疑心に基づく勘繰りといえるか微妙ではある。但し、①浮気の疑いが 25 年にわたって持続していること、②他の対象者に対しても妻との性的関係を確信していること（事件 2）をあわせれば、妄想であるという判定に大きく傾くが、裁判所は、①については「あながち理解できないことではない」とし、また②は本件とあわせて検討することなく、妄想であることを否定している。だが「あながち理解できないことではない」ことは精神医学的には妄想を否定する根拠にはなり得ない。
(d) このように発展しなければならない客観的事情は存在しない。N 鑑定医は被告人の嫉妬は「当初は了解可能」であったところ、「どんどん病理性を高め……認知の歪みが発生し」と判定し、パラノイアという診断を下している。
(e) さらに第 2 の犯行がある。図 3-13B に示す。

図 3-13A　Case 13（事件 1）：心理のフローチャート

嫉妬妄想の対象であるBを殺害し、被告人の気がすんだかというと、全くそのようなことはなかった。
　さらに第二及び第三の犯行がある。あわせて事件2とする。先行事情については事件1と同じであるので記載は省略する。

事件2

妄想の発生 ／ 動機の萌芽

・昭和62年。前述のそば屋「乙山屋」開店当時である。
　　　　　　　　第二及び第三の各犯行に至る経緯
　1　前記のとおり、被告人は、昭和62年ころ「乙山屋」を開店したが、その際、書道に堪能な近所のCの三女に「乙山屋」の品書きを書いてもらおうと考え、その旨依頼するためにA子と共にC方を訪ねた。その際、被告人らは、Cから2階の部屋にある三女の書道の作品を見るよう勧められ、A子のみがCと共に2階へ上がったが、帰宅後、A子は、C方の2階へ上がった時にCが嫌な感じで寄って来たと被告人に告げた。被告人は、これを聞いてCがA子の性器に手を入れてきたものと思い込み、翌朝、就寝前に閉めたはずの被告人方の縁側のガラス戸が50センチメートルほど開いていた様子を見て、Cが夜這いに来たと思い込んだ。

　　前記Bとは別のCという男について、自分の妻に対し、「**性器に手を入れてきた**」、「**Cが夜這いに来た**」と疑っている。Bに関しては浮気の事実があったが、Cに関してはない。あるのは「**Cが嫌な感じで寄ってきた**」という妻の言葉のみである。にもかかわらずこのように疑うのはどうか。勘ぐりにしても度が過ぎるとみるのが通常の考え方であろう。妄想である可能性は高い。

　　　　しかし、被告人は、前記Bのことに関心が向かい、Cのことを強く意識することはなかった。
　2　ところが、被告人は、平成3年1月、天理教信者からA子宛てに葉書が来たことがきっかけで、A子の居場所を知り、以後幾度もA子を訪ねて自分のもとに帰るよう迫ったが、A子に拒まれ、毎日い

らいらして過ごし、時々Cのことを思い出して話をしなければならないなどと考えていたところ、同年7月13日、Cが自宅近くの畑で農作業をしているのを見かけるや、「お前は女房といい思いしたんじゃねえか。垣根を越えて来たんじゃねえか。とんでもねえ野郎だ。」などと怒鳴りながら殴りかかり、Cの上唇に噛みつくなどの暴行を加え、Cに加療25日間を要する傷害を負わせ、

　Cとしては全く心外で、驚愕し、憤怒したであろう。Cからすれば前記の通り、「妻A子とともに2階に上がった」ことだけが事実であり、それを理由に被告人から暴行を受けたのである。

妄想の発展

被告人は、同年10月ころ、Cに謝罪文でも書かせて世間に公表し、自分と同じ苦しみを味あわせてやろうと考え、知人の紹介で知り合った元暴力団員に、Cは「俺が悪かった。」と認めているので金をとってくれるよう頼み、長男や右元暴力団員らと共にC方に赴き、右元暴力団員が、「昭和62年7月ころ真夜中にA子の寝室に忍び込み関係を結び、以後数年間にわたり同じ事を繰り返していた。」などと記載した書面を読み上げて、Cに対し、右文面を認めて署名するよう迫ったが、Cから、身に覚えがないことだとして署名を拒否された。被告人とC側との間で押し問答が繰り返されたが、CはA子との浮気を認めなかったところ、被告人は、小さい声で俯きながら、「もう裁判でも何でも、とことんやります。」と言って帰った。

　Cとしては当然の対応であろう。被告人のほうに問題があるのであって、自分が謝る必要などあるはずがない。そう考えたであろう。
　しかし被告人の側からすれば、すなわち、Cが自分の妻と浮気したと確信している被告人の側からすれば、Cは自分の非を認めない卑怯者と映ったはずである。悪循環により動機が発展するという形をここにも見ることができる。これが第二の犯行につながる。

・平成5年6月、離婚
　　　　10　被告人は、CにA子との浮気の事実を否定され、A子とのことは間

違いないのにCは白を切っていると思い、腸が煮えくり返るほど悔しかったが、ぶらぶらしていては食べていけないし、仕事で悔しさを紛らわせようと考え、自動車学校に通い、大型免許を取得して平成4年1月ころからダンプの運転手として働き始め、Cの近くに住むことは耐えられないので、同年9月ころから今市市内の自宅を離れて千葉県内で仕事に就いたが、ダンプの運転が下手であったり、重量オーバーの反則金を支払うことが他の運転手より多かったり、運転手仲間ともうまくいかず、無断欠勤もあるような状態であったなどの理由から、2か月間から5か月間の短期間で勤務先を変わった後、平成5年2月、東京都江東区木場で木材運搬の仕事につき、同区内で暮らし始めた。そこでの仕事ぶりは、1回も無断欠勤や遅刻は無く、真面目であったが、家賃や共同費について何かと難癖を付けて払わないといった面もあった。

一方、被告人は、同年4、5月ころ、A子が被告人のもとに戻るよう、長女らにA子の説得を頼んだが、A子から暴力をふるわないことや3か月間天理教で教育を受けること等の条件を付けられ、ついに離婚するほかないと考えて、同年6月、離婚届をA子に送付した。

　Cが妻と浮気をした。被告人の中では、これが絶対的事実、絶対的大前提になっている。

　前記Bについては、浮気は客観的な事実であった。これに対し、Cについては事実か否かは不明である。むしろ事実でなかった可能性のほうが高い。その場合、Cに対する嫉妬は妄想で、Bに対する嫉妬は妄想でない、とするのは不適切である。**Case 9** の解説に記した笠原の「妄想の定義のまとめ」に、**原則として他の葛藤的体験から反応的にまったく導き出されぬか、導きだされるとしてもせいぜい一部であって、全部を他の体験から了解しつくすこと、導出しつくすことはできぬこと**とある通り、原因としての体験が事実あっても、その体験から全部を了解・導出できるか否かが、妄想か否かの判定の大きなポイントなのである。

動機の固定

・平成5年6月、Cに対する殺意が芽生える。

　そして、被告人は、同月下旬ころには話し合いでは通じない相手であるCを殺してやろう、刃物で刺したり首を絞めて殺すだけなど簡単な殺し方ではCを憎む気持ちが納まらないから、Cに手錠を掛けて縛り上げ、家に灯油を撒いて火をつけてCを焼き殺してやろうと思うようになった。

前の犯行と同様、残虐な発想である。

　さらに、犯行の発覚を防ぐためには、犯行の翌日、東京都内で普段どおりに仕事をする必要があり、朝までに東京に帰らなければならないが、犯行が深夜になって電車がなく、また、自分の自動車を運転していて見つかると自分の犯行であると発覚するおそれがあることから、犯行後、東京まで自動車で送ってくれる協力者が必要であると考え、以前からの友人Fならば、Bの待ち伏せ等に協力してくれており、金に困っているから、20万円の報酬を出せば、こうした依頼に応じてくれるものと考えた。

このように、犯行の計画や実行に際し、合理的な思考・行動があったことは、被告人の病的の度合いを減殺する重要な事実となるのが裁判の通例である。

4　そこで、被告人は、同年6月26日ころ、F方を訪ね、20万円の報酬で人を殺して家に放火する際の自動車の運転を依頼したところ、Fは、当時、女遊びに使う金に不自由しており、金が喉から手が出るほど欲しかったことから、躊躇はしたものの、この依頼が具体的ではなかったこともあって、それを承諾した。

被告人とFは、犯行を同月20日に行うこととし、被告人は、Fに対し、報酬の前金として10万円を渡した。しかし、なお大罪を犯すことにためらいを感じたFが、約束の20日には、結局心の準備ができず、約束の場所に行かなかったため、被告人は、約束の場所

まで行ったものの、同日の犯行を断念した。その後、被告人がFに電話をかけ、「馬鹿野郎、お前逃げやがったな。」「おめえんちだって燃しちゃっておめえを殺すことだってできんだからな。」などと言い、また、Fも、一旦、被告人と約束して10万円の前金まで貰っている以上、後に引くわけにはいかないと考えたことから、被告人とFは、改めて同月27日深夜に犯行を決行することを決めた。

　被告人の本来の粗暴さを示していると解釈し得るエピソードである。残虐さが、BやCだけでなく、共犯のFにも向いている。すなわち、仮にBやCへの疑いを妄想であると認定するとしても、その結果としての残虐な行為は、妄想とは無関係という解釈を成立させる事情になり得る。

犯行

・平成5年7月

　　　5　被告人は、同月27日午後10時ころ、最終電車で東武鉄道日光線下今市駅に到着し、自動車で迎えに来ていたFと落ち合い、翌日午前1時ころ犯行を実行することにして、同人方に行き、同所で、Fに報酬の残りの10万円と犯行後に東京まで行く道順が記載されたメモを渡した。被告人は、Fと共に、翌28日午前零時30分ころ、同所から前記自動車で被告人の自宅に向かい、同所でかねてより用意しておいた灯油入りポリタンク、ガソリン入りポリタンク、ガムテープ、洗面器、ローソク及び懐中電灯等を自動車に積み込み、Fを待ち合わせ場所と決めたC方から約400メートル離れた農道まで先に行かせ、自分は着替え等を入れたナップザックを背負い、軍手をはめ、手錠、切り出しナイフ及びガラス切りを入れた手錠ケースと木製梯子を持ってC方に向い、同方の北側に右梯子を置いた後、Fの待つ農道へ行った。その後、被告人らは、ポリタンク等の道具を持って、C方に向かい、途中、福生寺で休憩し、C方の様子をうかがっていたところ、C方の明かりが消えたので、同日午前1時50分ころ、C方北側の鍵が掛かっていない脱衣所のガラス窓を開け、そこから被告人、Fの順でC方に侵入した。

　用意周到であることが読み取れる。

罪となるべき事実 2

　　第二　被告人は、Fと共謀のうえ、平成5年7月28日午前1時50分ころ、栃木県今市市《番地略》所在のC方において、2階で寝ていると思っていたE（当時41歳）が1階6畳の茶の間におり、同人が被告人らの存在に気がついたことから、咄嗟に、Eの顔面に所携のスタンガンを放電させたり、同人の頭部・顔面等を手拳で多数回殴打するなどの暴行を加え、よって、同人に全治約24日間を要する頭部打撲・挫創、胸部打撲、右眼結膜下出血の傷害を負わせ

狙いとは別の人物への暴行・傷害である。

　　第三　被告人は、Fと共謀のうえ、C（当時74歳）を殺害し、同人の妻D子（当時68歳）については気づかれた時は殺害するのも止むを得ないと決意し、さらに、右C方居宅に放火することを企て、前同日時ころ、
　　1　C方1階6畳居間において、被告人が、Cに対し、殺意をもって同人の前胸部を鋭利な刃物で4回突き刺し、よって、そのころ、同所において、同人を前胸部刺創による大動脈及び肺損傷に基づき失血死させて殺害し

第一の（被告人にとっては2回目の）殺人。被害者は恨みの対象であったCである。

　　2　その後、C方1階6畳茶の間において、被告人が、D子に対し、殺意をもって同女の左胸部、右前頸部を右刃物で突き刺すなどし、よって、そのころ、同所において、同女を胸部刺創による左肺損傷及び右総頸動脈損傷に基づき失血死させて殺害し

第二の殺人。被害者はCの妻である。

　　3　前記各犯行後、被告人が、C方1階南側廊下及び6畳居間に倒れていたCの足元付近などに、持参したポリタンクに入ったガソリン約3リットルを撒いたうえ、同人の足元付近にあった座布団の角に所携のライターで点火し、同人及びEが所有する木造亜鉛メッキ鋼板

葺2階建居宅の床、天井等に火を燃え移らせ、その結果、同人が現に住居に使用している右家屋1棟（床面積合計約108.06平方メートル）を全焼させて焼燬したものである。

以上、事件2は、傷害・殺人・現住建造物等放火である。

裁判

精神状態

　N鑑定、P鑑定の2つの精神鑑定が行われた。ここには精神医学的にはるかに信頼度の高いN鑑定を示す。

　　1　N鑑定の意見
（1）被告人は本件各犯行当時及びその前後において、嫉妬を主題とする偏執性発展（パラノイア、アメリカ精神医学会の診断統計マニュアル第4版—DSM4—にいう妄想性障害、以下「パラノイア」という。）の状態にあり、その程度は精神病の水準にあった。これは、嫉妬妄想が長年にわたり発展し、その当時も発展しつつあり、現実検討（現実の認識）がその妄想のためにしばしばゆがめられ、その程度が精神病の水準にあったという意味であって、責任能力を非常に強く障害する疾病条件があったもので、法医学的ないし精神医学的な見地からみれば、責任能力がないと考えられる。

　N医師の診断はパラノイアである。現代の診断基準にあてはめれば妄想性障害にあたる。但し妄想性障害とは、**Case 3**に記した通り、妄想を主とする精神障害から、統合失調症を除いたものを包含する総称である。したがって妄想性障害という診断名がつけられる患者には正常心理との異同が問題となるケースも含まれるが、本ケースは「**精神病の水準にあった**」というのがN医師の判定である。本ケースは決して統合失調症ではないが、「**現実検討（現実の認識）がその妄想のためにしばしばゆがめられ**」ていることをN医師は重視している。そして「**責任能力がない**」すなわち心神喪失であることを示唆している。

(2) 被告人の場合、20代半ば、腰痛症の治療の時から性欲が減退し、妻の浮気といった了解可能な嫉妬がどんどん逸脱し病理性を高め、脳疾患を経てもなお続き、昭和58年ころには認知の歪みが発生し（A子が創価学会の本山参りの際に皆が居る前でセックスをした旨近所の人から聞いたと被告人が供述していることは、妄想着想と考えられる。）、昭和62年の寝室の縁側のガラス戸が開けられて夜這いに来たんだと固く信じているところ（以下「ガラス戸の件」という。）で、はっきり妄想所見（妄想知覚）がみてとれ、以後精神病状態が続いていると考えられる。

前述の通り、浮気そのものは事実として存在した。しかしそこから妄想が生まれた。すなわち、

了解可能な嫉妬　→　逸脱し病理性が高まる　→　妄想（精神病状態）

という経緯をたどったという説明である。

妄想知覚とは、**Case 1　ハードクレーマー**に記した通り、知覚した事実に病的な意味づけをすることを指し、精神病を強く示唆する症状である。

> ガラス戸の件の際、A子が「Cが私の手を握って、キスしたり、おまんこに手をつっこんだ。」と誇らしげに被告人に告げたと被告人が言うが、これは信じがたい話で、被告人が己の妄念を他人の口を通して聞いた可能性が強く、妄想による認知の歪曲であろうし、その時、A子の顔にはまだ何か隠しているという相貌があったと言うが、これは妄想知覚ないしそれに近い体験というべきであり、開いたガラス戸を見てCが夜這いに来たと直感し、A子が先夜隠していたのは夜這いの約束であったと悟ったと言うが、これは妄想知覚と考えてよかろう。また、平成3年にCに暴行を加えて傷害を負わせた際に、CがA子との間の浮気を認め、土下座して謝ったというのも、ありそうにない話で妄想による認知の歪みと考えるのが妥当である。

「被告人が己の妄念を他人の口を通して聞いた可能性が強く、妄想による認知の歪曲であろうし」とはつまり、①実際にはA子はそんなことを言ってい

ない、②しかし被告人の幻聴ではない、とN医師が判定していることを意味している。妥当な判定であろう。

　認知の歪曲（認知のゆがみともいう）は、妄想を有する患者にしばしば見られる現象で、周囲の色々な出来事を、自らの妄想に適合させ、事実とは違った形で認知することを指す（なお、この現象は妄想追想との区別が困難な場合もある）。

> 　被告人は、この妄想のため、外界認知が違い、一般人とは全く別の、自分しか通用しないような世界を作り上げ、仮に悪いことだと思っていても、それを越えてまでやらざるを得ないような世界観ができているから、悪いという判断もできない、仮に悪いとわかっていても自分ではそれを止めることができないという意味で是非弁別能力が著しく障害されている。

　責任能力への直接的な言及である。妄想性障害の妄想に基づく犯行の責任能力については諸説あるが、N医師は心神喪失と考えているようである。

> 　なお、パラノイアの妄想は訂正困難であるところ、被告人は、BがA子を囲ったとの考えを警察官の指摘を受けて訂正しているが、これはいろいろ考えたうちの1つを訂正したに過ぎず、妄想の全体は訂正していないのであるから、被告人がパラノイアであることを否定するものではない。

　本書のここまでのケースでもしばしば論じた、妄想の訂正不能性についての論考である。「**警察官の指摘を受けて訂正している**」だけでは訂正可能だったとは言えないという結論が述べられている。正当である。妄想の訂正不能性の本質は、**Case 9**の笠原の「妄想の定義のまとめ」**平均人の確信に比しはるかに強いなみなみならぬ確信、比類のない主観的確信性**であって、説得により一時的に訂正したからといって、それは妄想であることを否定する根拠にはなり得ない、同まとめに**一見訂正しうるかにみえることがあっても長続きしないこと**、とある通りである。

　　（3）　被告人は脳梗塞に罹患したと考えられる。被告人の脳梗塞は、片側の感覚麻痺、嚥下障害、軽い半身不随で治まっていることから、お

そらく脳幹部あたりに起こった小さなものと思われるし、痴呆が起こってくるとか知能が落ちてくるとか性格が際立って変わってくるといった精神的に広範な変化がおこると普通生じる兆候は認められないので、被告人の精神状態に脳梗塞が直接影響を及ぼしたとは考えられない（痴呆、脳器質的性格変化は認められない。）

　脳の器質的障害（脳梗塞、脳腫瘍など）を直接の原因として妄想が発生することがあるが、本件はそうではない、という判断である。但し、次の通り、間接的には寄与している可能性を認めている。

　　　　ただし、脳梗塞が、性欲減退を介して偏執性発展の維持、進行に寄与した可能性はある。

　つまり、脳梗塞によって直接的に妄想が生まれたのではなく、脳梗塞によって性欲が減退した結果、性的不満の配偶者が浮気しているという勘ぐりが強化されて妄想に発展するという形で脳梗塞は間接的に妄想発生に関与した可能性があるということである。
　1章で述べたように、妄想にもまた、脳内の化学的なメカニズムの関与があることは否定し難い事実である。であれば、脳梗塞という脳の損傷によって、思考経路が直接的に障害され、それが妄想発生という形で現れることはあり得る。現に臨床的には器質疾患による妄想もある。しかし本例はそれにはあたらないということである。

裁判所の見解

　精神鑑定を受けて、裁判所は次のように論考している。被告人が妄想性障害に罹患していたかどうかが大きなポイントである。

　　　　3　被告人の妄想は、了解不可能な真性妄想であって被告人はパラノイアに罹患していたといえるのかどうかについて

　これが論考にあたっての裁判所が立てた問いである。一見すると単純明快な問いだが、精神医学的には複雑な問いで、このような問いを立てること自体の受入れに躊躇せざるを得ない。複雑さを生んでいるのは、「了解」不可能（了

解不能）という語と「真性妄想」という語である。このうち「真性妄想」は、現代の精神医学ではあまり使われなくなった用語であるが、あらためてこの用語を使うとすればヤスパースの『精神病理学総論』の記述に従うのが適切であろう[1]。同書でヤスパースは、妄想を「真正妄想」(echter Wahn: 真性妄想とも訳される) と「妄想的観念」(wahnhafte Idee: 妄想様観念とも訳される) に二分している。すなわち、「その一つはわれわれにとって了解しうるごとくに、感情とか、或いは妄覚のような他の体験とか、意識が変化した時の知覚界の疎外の体験から出てきたものであり、もう一つは心理学的にそれ以上遡りえない、現象学的に究極のものである。前者を妄想的観念といい、後者を真正妄想という」としたうえで、真正妄想とは、「**一次的根源的な病的体験がその源であるとされるような妄想や、その説明に人格の変化を持って来なければならないような妄想のみを真正妄想という**」と記述している。難解な表現がとられているが、端的に言えば、「発生が了解できないのが真正妄想。了解できるのが妄想的観念」ということである。これはあくまでもヤスパースの定義であって、それは現代の精神医学界においてもそれなりに権威ある定義ではあるが、妄想の定義として確固たる定説であるとは言えない。妄想の端的な定義である「訂正不能の誤った確信」にしても、**Case 9** の解説中に示した笠原による妄想の定義のまとめにしても、妄想の発生過程への言及はなく、了解概念の適用はあくまでも妄想そのものに限定されている。すなわち、妄想をヤスパースの言うところの真正妄想と妄想的観念に二分することは、現代の精神医学においてはコンセンサスとは言えないのである。

　このように、妄想の定義をめぐる議論は複雑であるが、この問題についての検討は本章末　**妄想とは何か**　であらためて行うこととし、以下、本件判決文を分析してみる。

　　　（1）　まず、N 鑑定が妄想所見として指摘する、認知の歪曲や妄想知覚については、以下のとおり疑問がある。

　N 医師の専門的判定について疑問だとしている。「認知の歪曲（認知のゆがみ）」も「妄想知覚」も、高度に専門的な判定であるが、裁判所は如何にしてそれらを否定できるのか。次のように指摘している。

　　　　　A 子が創価学会の本山参りの際に皆がいる前でセックスをした旨近所の人から聞いたと被告人が供述していることは、妄想着想と考

られるというが、右の点について、A子が創価学会で会った男の人とみんなの前でセックスをしたということを聞かされた旨の供述はあるが、一方、A子ちゃんは、とんでもない人でたまげたと言われ、その話を聞いてA子は尻軽女なのでおそらくおまんこでもしてきたんだろうと思ってそう聞いたところ、それ以上のことは話してくれなかった旨の供述もあること、この供述は、被告人が公判廷において取り調べの結果事実に反して供述した点として挙げた証拠隠滅の事実や小倉事件についての供述を録取したものではないこと、公判廷での「公衆の面前でそういったことをしたということではないんですね。」という質問に対して被告人は「そのへんは、確認しないから分からないです。」などと述べていることからすると、A子が創価学会の本山参りの際に皆が居る前でセックスをした旨近所の人から聞いたという前提で認知の歪曲があったととらえるのは問題がある。

　一文が非常に長いこともあって、わかりにくい文章であるが、キーワードは「公判廷での被告人の供述」である。すなわち、「N医師の判定は、公判廷での被告人の供述に照らすと、首肯できない」という趣旨になっている。換言すれば、「N医師の判定の前提事実は被告人の供述であるが、公判廷での被告人の供述に基づけば、鑑定時にN医師が聴取したとする被告人の供述には疑問がある」ということであり、これは「鑑定の前提事実」の問題を指摘していると解することができる。

　裁判のルールからすれば、公判廷での証言を重視するのは当然である。公判廷での証言をもとに、それ以前に提出された証拠の信頼性を吟味するのもまた当然である。ここでいう証拠にはもちろん鑑定も含まれる。

　だが精神症状の聴取には、通常の供述の聴取とは違った特殊性がある。そこには被告人の言葉や態度を、精神医学的に検討した専門的な判断が関与する。本件でいえば、被告人に妄想知覚があったか、認知の歪曲があったか、それはそう簡単に判定できるものではなく、精神医学の専門家が十分に時間をかけて吟味し、はじめて判定できるものである。少なくとも、法廷での尋問だけから判定することは不可能である。

　また、N鑑定は、ガラス戸が開けられて夜這いに来たんだと固く信じているのは妄想知覚であり、右ガラス戸の件の際、A子が「Cが

私の手を握って、キスしたり、おまんこに手をつっこんだ。」と誇らしげに被告人に告げたと被告人が言うが、これは信じがたい話で認知の歪曲であろうし、その時、Ａ子の顔にはまだ何か隠しているという相貌があったと言うのも妄想知覚ないしそれに近い体験と言うべきであると述べており、確かに、当時Ｃは70歳近い年齢であったこと、Ａ子は被告人と同室で就寝していたことからすれば、夜這いを確信するというのはいささか常軌を逸しているかのようにみえる。

「いささか常軌を逸している」という表現は、「確かに変だが、妄想とまではいえない」という論理展開を予想させるものである。事実、論理はすぐに反転する。

  しかし、前述のとおりＡ子が過去幾度か浮気をし、被告人が問いつめるとＡ子自身浮気を認め、被告人が暴力をふるうなどしてＡ子の浮気を責めてもＡ子は被告人が浮気を懸念するような言動を繰り返していたこと、被告人が嫉妬深く、右のようなＡ子の過去の言動もあって、Ａ子の帰りが少し遅くなっただけでも浮気してきたのではないかとＡ子を責めるほど長年にわたってことあるごとにＡ子の浮気を懸念していたこと、被告人はＡ子との浮気を疑った場合でも相手から否定されればそれ以上追求しなかったこともあるが、これは相手の名刺をＡ子が持っていたという程度のＡ子に対する性的関心が明らかでない場合であって、Ｃの場合には、ガラス戸の件があった前日に、Ａ子が被告人に対しわざわざＣから性的接近があった旨告げるというＣがＡ子に性的な関心をもっていたと誤解しても仕方のない状況があったこと等からすれば、まったく荒唐無稽で異常な疑惑とはいえず、前述のとおりＰ鑑定の十分に心理的に理解でき、妄想様観念にとどまる旨の意見が是認でき、了解可能である。

これもまた一文があまりに長くわかりにくいが、趣旨としては「先行事情から了解できる」につきる。先行事情としてここに指摘されているのは、被告人の性格と、Ａ子の素行である。それらから被告人のきわめて強度な嫉妬と、ひいては本件犯行が了解できるか否かは微妙な問題であり、最終判断者である裁

判所が了解できると結論した以上、異論の提示は謙抑的にすべきであろう。しかしN鑑定を排斥しP鑑定を採用したという点については、N鑑定の相対的な精神医学的質の高さから見て、失当というほかはない。「被告人の嫉妬は妄想様観念にとどまる」という、裁判所の見解と一致した部分をもってP鑑定に信用があるとする、いわば拾い食い認定というべきものであり、はるかに優れたN鑑定を不当に低く評価するものである。

> A子が「Cが私の手を握って、キスしたり、おまんこに手をつっこんだ。」と誇らしげに被告人に告げたというのも、ガラス戸の件に関する被告人の供述の中には、確かにN鑑定が指摘する供述もあるが、「A子が、Cさんの2階に上った時、Cさんが私の手を握ってきた等と言って、いかにも私はもてるんだと言わんばかりに有頂天になって話していたので、俺も頭に来てしまい、『手を握られただけじゃなかんべ、おまんこさ手を突っ込まれたんだべ。この馬鹿野郎、親父の事何だと思ってるんだ。』と言ってA子を怒鳴りつけるとA子はそんなことないと言って弁解していた。」という供述もあることからみて、この点を認知の歪曲とするN鑑定の判断は、前提事実の認定に疑問があるし、A子の顔にはまだ隠しているという相貌があったというのも、この時A子がCから性的接近があったことを告げていること、A子が過去に浮気や浮気を懸念させるような言動を繰り返し、被告人に問いつめられてもかならずしもきちんと否定しなかったこと、そのため、被告人が嫉妬心やA子に対する猜疑心にとらわれていたことを考えると、この点を妄想知覚とするN鑑定の意見は速断にすぎると考えられる。

これはN鑑定に対する不当な評価を超えた、中傷ともいうべき記述である。**「N鑑定の意見は速断にすぎる」**と記されているが、N医師は決して速断したわけではない。慎重な鑑定のうえで、妄想知覚であるという判定を下したのである。その判定を速断と断ずる裁判所の判定のほうこそ速断である。裁判所も慎重に検討したうえでN医師の判定を速断と断じたのだというなら、裁判所が下したのは速断でなく愚断である。

ここでは、「**A子の顔にはまだ隠しているという相貌があった**」、「**A子が過去に浮気や浮気を懸念させるような言動を繰り返し**」が事実であったかどうかが重大な問題である。妄想を有する患者ではしばしば、表情や言葉尻を曲解

（通常人の曲解を超えた、妄想的な曲解）したり、事実ではなかったことを事実と確信していることがある。「A子の顔にはまだ隠しているという相貌があった」が、被告人の主観にすぎないことは明らかで、被告人の全体像を精神医学的に見れば、これは妄想的曲解であった可能性がはるかに高い。

> また、平成3年にCに暴行を加えて傷害を負わせた際に、CがA子との間の浮気を認め、土下座して謝ったというのも、妄想による認知の歪みと考えるのが妥当であるとの点についても、当時のCの供述を録取した書面（甲94）によれば、CがA子との浮気を認めて土下座した事実は認められず、被告人の当時の日記にも「裏の畑、C、排認（否認）する」との記載があり（甲103添付のメモ）、事件当時は被告人は認知の歪み等起こしていなかったと認められる。

これはおそらく裁判所が鑑定人の説明を大きく誤解している。「**CがA子との浮気を認めて土下座した事実は認められず**」なのであれば、「**CがA子との間の浮気を認め、土下座して謝った**」というのは事実と異なるのであって、とすれば認知の歪みとみるのが妥当である。少なくともこの部分についての裁判所の判断は確実に誤っている。

> もっとも、被告人は、その後元暴力団員にC方へ謝罪文を取りに行くことを依頼した際にはCがA子との浮気を認めている旨告げており、捜査公判を通じてCがA子との浮気の事実を認めた旨供述しているが、公判において、前記のメモについて言及されると「どうしたんだか、まるっきり逆に書いてしまったんです。」「自分で書いて、ああこれは間違っちゃった、それで字見たら、字も、当時は分からなくて、辞書をひいて直すかと思ったんですけど、ほかの人に見せるものじゃないし、まあ、いいやと思って、そのままにしました。」などと不合理な弁解をしていることからすると、被告人は認知の歪み等起こしていないのであり、Cが認めたとの供述は、他人の助力を得たり、自己のCへの要求や行為を正当化するためのものではないかとの疑問が残る。

(3) 以上のとおりであって、被告人の妄想は真性妄想であり、被告人はパラノイアに罹患しているとのN鑑定の見解には疑問があって採用できない。

これもまた、「公判廷での被告人の供述」を重視する判定で、捜査段階から精神鑑定に至るまで一貫していた被告人の供述が排斥されている。前述の通り、精神症状が関連した供述では、公判廷での尋問からその本質を判定するのは、不可能とまではいわないにせよきわめて困難であるから、「公判廷での被告人の供述」を重視しすぎるのは問題であるが、とにかくはこういう論考で、裁判所は妄想性障害を否定している。
　そして裁判所は、「では妄想支配の程度はどうか」という論考に移る。

責任能力

　　　　そこで、N鑑定もP鑑定も一致して認める嫉妬妄想の存在という現象を前提としたうえで、これが、本件各犯行時の被告人の責任能力を喪失させ、または、著しく低下させていたといえるかどうかということについて、本件犯行の動機、態様、前後の状況等をも総合して検討する。

　これも、問いの立て方の時点で大きな矛盾がある。この問いは、被告人に嫉妬妄想が存在することを前提としているが、嫉妬妄想を有しているのであれば被告人は妄想性障害である（そうでなければ統合失調症である）。妄想性障害というN医師の診断は否定し、しかし嫉妬妄想の存在は認定するというのは、論理が矛盾した荒唐無稽ともいえる論考である（おそらく裁判所は、被告人の嫉妬「妄想」は、真正妄想ではなく妄想様観念であるという論理なのであろう。しかし、妄想様観念は「妄想」でないから、それなら被告人は嫉妬妄想を有していないということになる）。が、とにかくはこういう問いを立てたうえで裁判所は続く論考を展開している。

　　　　5
　　　（1）妄想による支配の程度について
　　　　　前述のとおり、被告人の妄想は、真性妄想と考えるには疑問があり、核心部分について訂正していること、妄想の対象が限定されていることからみて、妄想が、強固で揺るぎ難く、被告人の世界観全体を支配しているとまではいえない。

　本件において「**核心部分について訂正している**」という判定が失当であるの

は前述の通りである。

　また、「**妄想の対象が限定されている**」は、妄想としては通常よくあることであって、対象が限定していることをもって、「**妄想が、強固で揺るぎにくく、被告人の世界観全体を支配しているとまではいえない**」と結論するのは、精神医学的には全く失当である。

　　(2)　判示第一の事実（以下「B事件」という。）について
　　(1)　動機について
　　　　被告人によれば、B殺害は、BはA子と長年関係をもっており、A子の家出はBがA子を囲ったものと考えられたのに、BはA子の居場所を言わなかったため、長年の恨みを晴らすために行ったもので、殺害後遺体を焼毀したのは、殺すだけでは恨みが晴れなかったからということである。まず、被告人が、A子の浮気を懸念した場合、その相手をBであると考えることは、A子とBが、実際に関係をもったことがあり、それを被告人が知っていたことからみて、全く不自然ではない。

もちろんそこまでは全く不自然ではない。ポイントは、この先行事実から、犯行に至る一連の心理が了解できるか否かである。

　　　　もっとも、A子とBが関係をもったのは昭和40年ころであり、以来平成2年のA子の家出に至るまで長年A子とBの浮気を疑い続けたことはいささか常軌を逸しているといえなくもないが、

先にも同じ表現が出てきた。「**いささか常軌を逸しているといえなくもない**」。先と同様、すぐに反転する。

　　　　被告人が執念深く嫉妬深い性格であったこと、A子が長男出産後パート先の社員と浮気をし、それを知った被告人に責められ暴力をふるわれたにもかかわらず、Bと関係をもつというように、被告人の心情や暴力などもかえりみず浮気を繰り返した事実があること、その後もA子は、被告人がA子の浮気を心配して洋服を切り刻むなどさまざまな嫌がらせをしたにもかかわらず、カラオケ屋に通っては近所の男性と歌ったり、男性の名刺を持っていたり、自らの浮

　　　　　気を周囲の人間に話して回ったりというように被告人に浮気を懸念
　　　　　させるような言動を繰り返していたこと、被告人がBとの浮気を
　　　　　疑って責めるとA子は必ずしもきちんと否定せずに被告人に言われ
　　　　　るまま浮気を認めるような返答をしていたこと、特に脳梗塞に罹患
　　　　　した後は被告人とA子との性的関係も思うようにはいかなくなって
　　　　　いたこと等を考えると、被告人が、長年にわたりA子とBとの浮
　　　　　気を疑い続けたことはあながち理解できないことではない。

　被告人の性格と、A子についての事実を総合することで、Bとの浮気の疑い
が20年以上続いたことを「**あながち理解できないことではない**」としている。
本書の他のケースの判決文の「一応了解可能」、「それなりに了解可能」などと
同類で、これらは腰の引けた表現である一方、それだけに批判が届きにくい軟
体動物的な曖昧さも持っている。「理解できる」という断定には反論できても、
「あながち理解できないことではない」には賛同せざるを得ないのである。だ
がどちらの表現にせよ、裁判所が「理解できる」といっていることに変わりは
ないのであるが。

　　　　　そして、被告人が、A子の家出はBに囲われたものであると思い込
　　　　　んだ点についても、被告人はA子とBとの関係が継続していると
　　　　　考えていたこと、A子は以前Bの経営する建設会社で土方仕事をし
　　　　　ていたこと、A子は家出に際し地下足袋など土方仕事で使う物を持
　　　　　ち出していたこと、被告人がA子の家出後今市市内及びその周辺地
　　　　　域でA子を探し回った際、Bが送迎する従業員の中にA子と同年輩
　　　　　の50代の女性がいることを聞き込んでいたこと等から見て、理解
　　　　　できないことではない。

「**理解できないことではない**」、これも同様の表現である。

　　　　　以上のように、被告人にとって、BとA子との関係は長年にわたる
　　　　　ものと考えられ、けっして過去のことではなく、

　この記述には論理の混乱がある。「**BとA子との関係は長年にわたる**」のが
「**けっして過去のことではな**」いのは、「**被告人にとって**」にすぎないのであっ
て、つまりは事実でないことを被告人は確信しているということである。そし

てその確信が犯行の動機であることは明らかであるから、本件は本書の他の多くのケースと同様に、妄想が動機を生み、その延長上に犯行があるという図式（各ケースに示した心理のフローチャート）にあてはまる（被告人の嫉妬が「嫉妬妄想」であると裁判所は認定しているから、この図式も当然に認定されなければならない）。

　　　　　Ａ子の家出はＢとの浮気が原因と考えるのに十分な理由があったこと、Ｂを待ち伏せしてＡ子の居場所を問いつめても答えがなかったことから、Ｂへの恨みがますます深まりその殺害を決意したということは、十分理解でき、その動機は了解可能なものである。

「動機の萌芽」に続き、悪循環により「妄想の発展」が生じ、「動機の固定化」につながったというパターンで、やはり本書の他の多くのケースと同様の進展である。

　　　　　もっとも、被告人は、過去に被告人がＡ子の浮気を知った際に浮気の相手方に金銭を請求したりすることはあっても暴力をふるったりして事件を起こしたことはなかった。しかし、過去の浮気の際には、Ａ子は短期間家出することはあっても結局被告人のもとにとどまっていたのに比べ、Ａ子が家出して家庭が崩壊し、Ａ子を捜し回っても行方がわからない状態となっていたＢ殺害を決意した時とは、被告人のＡ子の浮気相手に対する怒り、恨みは比べものにならないであろうこと、また、Ａ子が被告人のもとにとどまっている間はＡ子という怒りをぶつける対象があり、Ａ子との家庭生活を維持するために相手への攻撃を我慢するという動機付けが働いたであろうこと、加えて、被告人は、Ａ子との結婚当初から、些細なことでＡ子と喧嘩するとＡ子を殴ることがあり、パート先の社員との浮気を知った後は、Ａ子の浮気を責めて暴力をふるい、Ａ子が近所に助けを求めて駆け込むほどであり、その後ＢとＡ子との関係を知った被告人はＡ子を責めて殴ったり蹴ったりすることを繰り返していたこと等からみて、被告人は嫉妬深く、暴力の直接の対象はＡ子に限られていたとはいえ腹の立つことがあると暴力をふるう傾向がもともとあること等からみて、被告人が嫉妬を動機として殺人という行為に走ることは、被告人の右状況や性格から見ると、あり得ないこ

とではなく、十分了解できる。

客観的な状況と被告人の性格を総合することで、本件犯行が了解できるという判定である。
性格については、判決文に次の記載がある。

> 12　なお、被告人の性格について、小・中学校時の同級生は、気の強い男という印象で、それほど頭が良くて成績が良かったわけではなかったが、頭の良い者のグループに入っており、先頭に立って行動し積極的だった印象があるが、卒業後道で会っても、何となくわざと卑下したような態度で、心を開いて話をするような男ではないと思っていた旨述べ、中学3年時の担任は、朗らかで成績は中位で、父親が教育熱心で、被告人には父親に甘やかされて育ったような感じがあったが、手を焼かされたという記憶はない旨述べている。また、実姉は、被告人は、朗らかで活発であったが、短気なところもあり、何か思い詰めるとそれにまっすぐ向かって行く性格である旨述べており、被告人の子供たちも、被告人は、子供たちの小さいころから、短気で自分の思ったとおりにならないと気がすまない性格で、一度こうだと決めたらそれを押し通す人だったなどと述べている。また、被告人の姉や知人らの供述によれば、金銭的に細かく、自分で欲しいと思ったものは、他人の迷惑や思惑を顧ずに貫き通して手に入れるような面があることが認められる。そして、A子の浮気が問題となった以後の被告人について、他人に対しては普通はおとなしく、人当たりもよく、機転も利いたが、とにかく嫉妬心が強く執念深いという印象で被告人の周囲の人の大方が一致している。

本件犯行に至るあまりに強度な嫉妬は、「**嫉妬心が強く執念深い**」という被告人の性格に照らせば了解できるというのが裁判所の判定である。

ここからは責任能力への直接の言及に入る。

> （2）　犯行態様等について
> 　　Bの殺害方法は、前述のとおり、Bをワゴン車の荷台に固定し、立木に縛り付けたロープをBの首に巻き付けたうえで右ワゴン車を発

進させ、15分から20分間その状態においてBを窒息死させるという、死に至るまでに非常な苦痛を伴う残虐なものであるが、BとA子との不倫疑惑が20数年来のものであり、被告人が執着したA子を失い被告人の家庭が崩壊したのはBのせいであると被告人は考えていたのであって、被告人のBへの恨み憎しみは積年の恨みともいうべきものであること、被告人自身首を絞められたBの姿を見るのが気持ち悪くて少し離れて死ぬのを待っていたのであって、Bの苦しむ様子を平然と見ていたわけではないこと等を考えると、殺害方法等の残虐性が被告人の精神面の異常性の発露ということはできない。

残虐であることは非難の理由になる。しかし、あまりに強度で突き抜けた残虐性は、病気に起因するとされ、逆に責任非難が減ぜられる理由になる。**Case 12 ケモノか人か**がその実例である。ではどのくらいの残虐性が認められた場合に、病気に起因すると判定されるのか。そこには基準はなく、曖昧である。曖昧であるが、結論は病気に起因するか・起因しないかの二分法であり、結論次第で非難は文字通り反転する。ここに矛盾なしとはいえないが、裁判ではとにかく白黒をつけなければならない。本件は「**殺害方法等の残虐性が被告人の精神面の異常性の発露ということはできない**」が結論であり、したがって被告人への非難は最大限まで強まる。

さらに、被告人は、被告人の経歴及び第一の犯行に至る経緯5認定のとおり、Bを待ち伏せし、逃走を防ぐため準備した手錠等でBを拘束して人気のない林道にまで連行し犯行に及ぶなど、周到かつ冷静な計画に基いて合目的な行動をとってB殺害を実行していること等を見ると衝動的な面はうかがわれず、自己の行為が許されないものであることを認識し、行動を制御していたものと考えられる。

先に指摘した、周到な計画などについての記載である。これらは責任能力ありに傾ける事情になるのが常である。

(3)　犯行後の行動等について
被告人は、殺害後、Bの遺体を載せたままのワゴン車で殺害現場と自宅とを往復しているが、これは、自力ではBの遺体をBの車に

移動させることができなかったことからやむなくしたことである。また、被告人は、殺しただけでは恨みは晴れないということでBの遺体を焼燬し、犯行の記念のためにBの死を報じる新聞記事とそのコピーを保存していたが、被告人がもともと執念深い性格であること、Bへ対し積年の恨みを抱いていたことを考えると、これも異常とはいえない。

　ここでも被告人のもともとの性格を判断根拠として異常性が否定されている。

　さらに、被告人は罪証隠滅の意図を否定しているが、Bに遺書のごとき書き置きを書かせ、B殺害に用いたロープ等やBの遺体の運搬に使った渡り板は投棄するなどBの死を自殺に見せかける偽装工作や罪証隠滅工作と評価できる行為を行っていることから見て、自己の行為が許されないものであるということを十分に理解していたものと考えられる。被告人は、Bの遺体発見後警察の事情聴取でも犯行を否認し、C事件で逮捕された後もしばらくはBの死について自己の犯行を認めていなかったこと、一旦自白した後も再度否認し、その理由を「本当の事を話す事が恐ろしく、それで嘘をついてしまったのです。」「Bさんを殺したときの光景を思い出すと恐ろしかったので。」などと述べていること、「Bさんには何と言って詫びてよいか分りません。本当に申し訳ないことをしたと反省しております。」などと供述し、犯行現場への引当たりの際、自動車のフロントガラスと思われるガラス片が散乱していた所で、「警察の人に無理を言って」「申し訳ない気持でBさんに成仏して貰いたいと念じて」線香を上げさせて貰い、手を合わせて拝んできたこと等、殺害を悔やみ被害者を悼む心情の現れが見られることからいっても、被告人は、自己の犯行が許されないものと理解しながら、あえて犯行に及んだものと認められる。そうすると、B事件当時の被告人の責任能力には疑問はないものといえる。

　「合理性の列記」により、被告人の責任能力を肯定する手法が見られている。こうなれば、事件2の責任能力も同様の認定になるのは当然である。

(3) 判示第二及び第三の事実（C事件）について
(1) 動機について

被告人によれば、昭和62年ころC方にそば屋の品書きを頼みに行った際、Cから性的接近があった旨A子から聞き、その翌朝閉めておいたはずのガラス戸が開いていたことから、CがA子に夜這いに来てA子と性交渉をもったと考えたものの、その時はCを問いつめること等はしなかったが、A子の家出後の平成3年7月、Cの姿を偶然見かけてCがA子と浮気していたことを思い出して許せないと思って暴行を加え、同年10月ころ、Cに謝罪文を書かせようとしたところ、CはA子との浮気を否定したため失敗し、以後Cの近所で生活することに耐えられず東京都内等で生活していたが、度重なる説得にもかかわらずA子が被告人のもとに戻らず、ついにA子との離婚を決意してA子に離婚届を送付した平成5年6月ころから、1人になった自分自身が惨めで自分の人生はめちゃくちゃになったと思い、自分の家庭を崩壊させたのはA子と浮気した3人の男たちであると思い、その1人であるCがA子との関係を否定し幸せに家族と暮らしているのは許せないなどと考え、Cへの憎しみがこうじてついに殺意を抱き、C事件を起こしたというのである。つまり、C事件の動機は、被告人が、A子とCの浮気（夜這い）を信じ込んだことからCに対して憎しみを抱いたことにある。まず、開いていたガラス戸を見てCが夜這いにきたと信じ込んだ点については前述の通り了解可能である。もっとも、被告人のCに対する恨みというのは、昭和62年当時の浮気という過去の出来事に対するものであって、それに基づいて平成3年に畑での暴行事件を起こし、平成5年にC事件を起こしたというのは、前述のB事件のように事件当時までA子との関係が続いていたと考えて起こした事件と違っていささか唐突との感がないわけではない。しかし、この点も、被告人が、ガラス戸の件の当時は「ソバ屋を開店させる時だったので、俺が騒わげば家族が駄目になってしまうのではないかと考え、腹立たしさをこらえながら我慢した。」と述べており、当時、被告人は脳梗塞に罹患し長年勤めた電電公社を退職した後、手持金を全部費やし銀行から借金もして長男と共にそば屋を開店しようとしていた時で、家庭の維持を第一に考えてA子の浮気を表沙汰にしないのは無理からぬことであること、平成3年に畑での暴行事件を起こ

した時は、A子が家出しており、被告人が幾度もA子を連れ戻そうとしたにもかかわらずA子の頑強な拒否の態度のためにこれもかなわない状態にあったこと、A子と関係をもった他の2人は既に病死または被告人に殺害されて亡くなっていたことを考えると1人生きて家族と幸せに暮らしているCを憎しみの対象とすることは理解できること、被告人は以前からかっとすると暴力に訴える傾向があることを考えれば、被告人の異常性の発露であるとはいえない。そして、平成5年にCの殺害を決意し、実行したことについて、被告人は、「アパートに1人で帰り、食事を作るため包丁や鍋を持っていると自分自身が哀れで、惨めでどうしようもありませんでした。CさんはA子と浮気をし、俺の人生を滅茶苦茶にしたのに、Cさんは家族と幸せに暮らしている......悔しくてCさんが憎くなり、眠れない日が続きました。このころから話し合いでは通じない相手であるCさんを殺してやろうと思うようになりました。」などと供述しているとおり、当時、被告人はA子に離婚届を送付して、決定的にA子を失い、50歳代半ばにして生まれ育った自宅を離れて1人孤独なアパート暮らしをしている状態であったことを考えると、我が身の境涯に引き比べてA子との浮気も否定し妻や子に囲まれ幸せに暮らしていると考えてCをうらやみ憎む気持ちも一段と強くなったであろうことは容易に理解でき、それが殺意へと高まるのは十分了解できることである。以上、Cの殺害についての動機は了解可能であるが、被告人の憎しみの対象がCであって、D子やEには何の恨みもないことを考えると、D子やEに対する犯行は合理的な動機がなく、被告人の精神の異常性を示唆するものではないかとの疑問も生じうる。しかし、被告人が計画したCの殺害方法とは、「家に灯油を撒いて火をつけCさんを焼き殺してやろう」というものであり、そういう方法をとる以上Cの側に寝ているであろうD子が巻き添えになることは当然予想されるところであって、「(Cの)そばにいるのだから一緒に死んでもらうしかない」「家族が焼け死んでも仕方がない」という形での殺人の故意を抱くのはむしろ自然で、不合理なことではないし、Eについては、2階にいると思っていたEが予想に反して一階の茶の間にいたことから生じた咄嗟の犯意であって、いずれも積極的な殺意や傷害の故意とはいえず、了解可能なものであるから、被告人の異常性の証左となりうるものではな

い。

　このようにして、動機はすべて了解可能とされている。妄想から生まれた動機を了解可能とするのは明らかに矛盾しているが、裁判所は本件被告人には嫉妬妄想ありとした認定を忘れてしまったかのように縷々論考を続けている。

　　(2)　犯行態様等について
　　　　被告人は、Ｃ方に深夜侵入し、ＦとともにＥを多数回殴打して傷害を負わせ、刃物で、Ｃの前胸部を4回、Ｄ子の左前胸部及び右頸部を突き刺して2人を殺害した後、Ｃの身体等にガソリンを撒いて放火し、ＣとＤ子の遺体もろともにＣ方の家屋を焼燬したものであって、しかも、被告人は、Ｃの身体にガソリンを撒いた理由について検察官に対し、「火あぶりという気持ち」からである旨供述し、「スーッと火がはしるようにＣさんの体に燃えてゆく」有様を見ていた旨警察官に対して供述している。こうした犯行態様や犯行時の被告人の態度が被告人の精神状態の異常性を示すものではないかとの疑問も生じうる。しかし、被告人のＥに対する暴行やＣらに対する殺害方法は傷害や殺人の行為として格別異常なものとはいえないし、Ｃの身体にガソリンを撒いて焼燬した点については、火をつけた理由について「家に火をつければ証拠がなくなるだろうと考え」とも供述していることを考えると、放火が単に被告人の常軌を逸した冷酷さの現れということはできないし、燃える様を見ていた点も、被告人のＣに対する憎しみを考えると異常なこととはいえない。さらに、前述のとおり、被告人は、Ｆと相続し、逃走に至ることを計画し、用具等準備したうえ、寝た後を確認して侵入し短時間で犯行を合理的に行っていること等を見ると、自己の行為が許されないことを認識しながら、行動を制御していたものと認められる。

　　(3)　犯行後の行動等
　　　　被告人は、犯行の発覚を防ぐアリバイ工作のためにＦに協力を依頼していること、Ｆに協力を依頼するに際し、Ｃを焼き殺すことは大それたことであり、それなりに具体的な計画を話さないと引受けてもらえないのではないかと考えたこと、犯行後直ちに逃走し、それまで居住していたアパートを引き払い、今市市内の自宅にももどらずにカプセルホテルを転々としていたこと、逮捕後の取り調べで、

「Cさん夫婦には大変申し訳ないと深く反省しております。Cさん夫婦には許されるものではありませんが、自分でできるだけのことをやって罪をつぐないたい。」などと述べていることから見て、自分の犯行が許されないことであるとの認識は十分あったものと認められる。以上に加えて、B事件当時とC事件当時とで、被告人の嫉妬妄想の程度が質的に変化したり、重くなったとの証左はなく、被告人の精神状態には、格別取上げる程の変化はなかったといえることを併せ考えると、C事件当時も被告人の責任能力には欠けるところはないというべきである。

(4) 以上のとおり、妄想による支配の程度、被告人の性格、犯行に至る経緯等から見た各犯行動機の了解可能性、犯行態様、犯行後の被告人の行動等の諸事情を総合して判断すると、被告人は、本件各犯行時、いまだ事理の弁識能力もしくはこれに従って行為する能力が欠如した心神喪失状態、又は、これらの能力が著しく減弱した心神耗弱状態にはなかったと認められる。よって、弁護人の、前記主張は採用しない。

この後、量刑の理由として、さらに被告人への非難が重ねられ、死刑判決が導かれている。

本件事件2の先行事情から犯行に至る心理のフローチャートを図3-13Bに示す。

先行事情
妻の浮気（a）
嫉妬深い性格（b）
自らの病気による性的関係の不具合

妄想
妻に対するCの露骨な性的アプローチ（c）

動機の萌芽
Cに対する恨み、怒り

発展
Cへの暴行。Cに謝罪を迫る（d）

動機の固定
残虐な殺害の計画、準備

犯行
Cを刺殺。Cの妻も殺害し、放火

(a)、(b) 客観的な事実として存在した。
(c) 事実とは考え難い。しかし裁判所は、先行事情からみて、被告人がこのように考えることは理解できることであり、妄想とは言えないと結論している。
　さらに裁判所は、①核心部分で訂正している、②対象が限定している ことを指摘し、真性妄想とは言えないとしている。しかし②についてはむしろパラノイアに特徴的な症状であり、①については本項本文に記した通り、真の意味での訂正とは言えず、したがって①も②も妄想を否定する根拠にはならない。
　なお、B（事件1の被害者）に対する怒り、恨みが募っていたのもこの（c）と同時期である。
(d) Cが謝罪しないことで、Cへの恨み・怒りは増悪した。

図3-13B　Case 13（事件2）：心理のフローチャート

医の観点

　N医師は本件被告人をパラノイアと診断している。判決文に記されている事実から見て、この診断には疑問の余地はなさそうである。パラノイアは現代の診断基準に従えば、妄想性障害という、より広い概念の中に包含されるが、元々は次のように定義されている病態である[2]。

　内的原因から発生し、思考、意志、および行動の秩序と明晰さが完全に保たれたままに徐々に発展する、持続的で揺ぎない妄想体系

　これはクレペリンの定義であるが、クレペリンはさらに、

　その際、思考、意志、行為においては、清明と秩序が完全に保たれている

と記述している。

　精神医学界には、**パラノイア問題**とされる、長年続く、しかもいまだ解決されていない問題がある。そのポイントは、

　　パラノイアは人格発展か、それとも病的過程か

という問いである。

　司法との関連でいえば、被告人の精神状態がその被告人の元々の人格からの発展であれば、心神喪失・心神耗弱と認定するための「精神障害による」という第一条件が満たされないのでその時点で完全責任能力であり、病的過程であれば、この第一条件はクリアされ、弁識能力と制御能力の検討に入るというのが1つの考え方ということになろう。

　だが司法実務におけるパラノイアでは、「人格発展か、それとも病的過程か」という問い以前の問題があり、それを本件にありありと見ることができる。次項に示す。

法の観点

　上述の通り、パラノイアとは、**内的原因による、持続的で確固たる妄想体系のゆるやかな発展**である。原因が「内的」とされているのは、クレペリンが、パラノイアは心因によって生ずるのではなく、病的過程があってはじめて生ずる疾患であるという立場を取っていることを意味している。但しクレペリンは

同時に、妄想の発生と発展に対する、パラノイア患者の人格特徴の影響も重視している。クレペリンの学説をそのまま採用する・しないにかかわらず、パラノイアには元々の人格特徴が影響していることは争えない[3]。

　本件判決は、妄想に対する元々の人格の影響を考慮したという点においては、妥当なものである。しかし、被告人の妄想を、100％元々の人格から了解しているという点においては、妥当とはいえない。

　了解とは左右非対称の概念であるから、妄想についても、了解しようとすればほぼ常に了解することは可能である。本件判決文の「あながち理解できないことではない」という表現にもそれは表れている。了解という概念は、妄想の診断において重要ではあるが、この概念だけでは、それが妄想であるか否かの判定は困難である。了解概念だけで診断しようとすれば、多くの妄想は了解可能となり（または、少なくとも「一応了解可能」、「それなりに了解可能」となり）、妄想であることが否定されることになる。本件がその好例である。

　したがって妄想の診断においては、妄想そのものの了解可能・不能だけでなく、対象者（被告人、患者）を総合的に観る必要がある。それは具体的には、当該妄想の周辺にある症状に目を向けるという手技になる。N医師は慎重にこの作業を行い、被告人には妄想知覚や妄想着想が認められることを見出したうえで、本件被告人は「精神病水準」であり、彼の嫉妬妄想は妄想様観念というようなレベルではない真性妄想であると結論したのである。正当なうえにも正当な手法であるといえる。

　しかし裁判所は、妄想知覚などについても、鑑定の前提事実に誤りがあると指摘して排斥している。公判廷での被告人の供述を重視するという裁判のルールにのっとった判定手法であるが、前述の通り、精神症状をこのルールに乗せることが適切かという問題も指摘できるところである。

　精神医学界で未解決のパラノイア問題は、法廷にも様々な未解決の問いを投げかけている。

参考
1) Jaspers, K. Allgemeine Psychopathologie. Julius Springer, 1913.（邦訳　精神病理学原論　西丸四方訳　みすず書房　東京　1971）
2) Emil Kraepelin "PSYCHIATRIE". Ⅷ. Aufl., Verlag von Johann Ambrosius Barth, Leibzig, 1913.（邦訳：E. クレペリン　パラノイア論　内沼幸雄、松下昌雄訳編　医学書院　東京　1976　134頁）
3) パラノイアにおいて病的過程を重視するクレペリンに対し、性格・環境・体験によってパラノイアという病態が説明できるとする立場も精神医学における有力な見解である。いずれにせよ元々の人格とパラノイアには強い関連性がある。

Case 14

邪気

非器質性精神病性障害／完全責任能力

殺人, 銃砲刀剣類所持等取締法違反被告事件
静岡地方裁判所沼津支部平成23年（わ）第6号
平成24年2月3日刑事部判決

息子に「邪気」がかけられているという妄想に基づき知人を殺害した事件である。だが裁判所は、「邪気」は妄想にはあたらないとし、さらには息子を救いたいという被告人の気持ちは了解できることなどを指摘し、完全責任能力を認定した。

息子にかけられた「邪気」のもとである友人を殺害したという事件である。

事件

罪となるべき事実

被告人は、親友の母親であるP2の存在が自分の息子に悪影響を与えているなどと強く思い込み、息子を救うためにはP2を殺すほかないと考え、第1平成22年6月10日午前2時30分頃、静岡県三島市〈以下略〉居酒屋α店舗内において、P2（当時61歳）に対し、殺意をもって、洋包丁（刃体の長さ約20cm。平成24年押第2号符号1は本体、同押号符号2はその刃体の一部）で腹部、背部、胸部等を突き刺し、頸部を多数回切り付けるなどし、よって、その頃、同人を左右頸静脈切損及び右外頸動脈分岐小動脈切損・切断による失血により死亡させて殺害し、第2業務その他正当な理由による場合でないのに、前記日時、場所において、前記洋包丁1本を携帯したものである。

判決文中、事件事実についての記載は実質的には上記のみである。

裁判

精神状態と責任能力

本例の判決文は4141字と簡潔で、精神状態と責任能力は同時に検討される形となっている。

本件では捜査段階でQ医師による精神鑑定が実施されており、Q医師は、供述調書等の資料を検討した上、被告人との6回にわたる面談、被告人が事件の関係者であると指摘する親友（被害者の3女）との面談等を経て、被告人の犯行時における精神状態を鑑定した。そして、Q医師は、鑑定結果を踏まえ、被告人は、犯行時、妄想は存在しないが感応性妄想性障害様の状態（非器質性精神病性障害）

にあり、この精神病性障害による強い思い込みが犯行に影響を与えたと考えられるが、自分で判断することがほとんどできなくなっていたとはいえず、心神耗弱の状態にあったとまではいえないと証言している。上記鑑定の経過及びそれに基づく証言は、専門的知見に基づく合理的なものというべきであって、十分信用できる。

判決文冒頭、「妄想」という単語を使わず、「強く思い込み」という表現が取られているのは、この鑑定に影響されたものであろう。鑑定医の精神医学的診断は「**妄想は存在しないが感応性妄想性障害様の状態（非器質性精神病性障害）**」である。この診断名自体、やや奇妙なものだが、検討は後に回し、もう少し内容を見てみる。

加えて、被告人は、犯行動機について、息子に付いた「邪気」が被害者の存在によって高まり、更に他に悪影響を及ぼしているため、息子を救うためには被害者を殺すほかないなどと考えて犯行に及んだ旨述べていたところ、「邪気」なるものは理解し難いものの、息子を守りたいという発想自体は一応了解可能なものともいえる。

直接の犯行動機は「**息子を救うため**」である。息子を救うために、なぜ被害者を殺害する必要があるのか。それは「**息子に付いた"邪気"が被害者の存在によって高まり、更に他に悪影響を及ぼしているため**」である。
　明らかに妄想である。
　本書の他のケースの中には、妄想か妄想でないか、区別が困難なものもいくつか存在する。その背景には、妄想という精神症状を定義することの難しさがある。特に難しいのは、妄想の内容が、現実にも十分あり得る、いわば地上的俗界的な場合である。たとえば隣人が音で嫌がらせをしている、配偶者が不倫をしている、などがそれにあたる。これに対し、妄想の内容が現実にはあり得ない、いわば超越的な場合には、難しさは大幅に軽減する。笠原の「妄想の定義のまとめ」の**その内容に多少とも現実にありうべからざる側面を含むこと**は、妄想の実相を捉えた見事な表現である。内容が現実にあり得ない場合だけを妄想と定義してしまうと、妄想という精神症状からは遊離した机上の定義になってしまう。したがって内容が現実にあり得る場合には、それを妄想と言えるかどうかはしばしば難解な問いになる。だが本件、「邪気」は現実にあり得ない内容であり、その内容を確信している以上、これを妄想でないと判定する

根拠はどこにもない。

本件、鑑定医がなぜ「**妄想は存在しない**」と判断したのか、全く不可解であるが、本件はこの鑑定医の判断が判決を大きく左右している。

判決文にも「"邪気"なるものは理解し難い」と記されており、それなら「邪気」とそれをめぐる被告人の思考は、妄想以外の何ものでもないが、それでも裁判所は、「**妄想は存在しない**」という鑑定医の判断を尊重し、その結論に向けて論考を展開している。すなわち、「**息子を守りたいという発想自体は一応了解可能**」については、確かに「一応」をつければ了解可能であるが、「**息子を守りたいという発想**」は普遍的に了解可能な発想であるから、この「**息子を守りたいという発想自体は一応了解可能**」という文章には事実上意味がない。それでもこの無意味な文章が記述されているのは、被告人に妄想はないという結論を強化する雰囲気を出すという意図からなのであろう。

さらに、犯行は次のように描写されている。

> そして、包丁や灯油を準備し、犯行に適した深夜に被害者が1人で営む店舗を訪ねた上、現に包丁を用いて犯行に及んだのであって、合目的的に行動できている。しかも、被告人は、犯跡を隠ぺいするため、被害者の身体に灯油をかけて火をつける、包丁を山中に埋める、血痕の付着した自分の衣服を処分するなどの工作を行っており、自己の刑事責任を理解した上でこれを回避するための行動ができていたと認められる。

合目的的な行動。自己の刑事責任を理解したうえでの行動。表面的にはその通りである。しかし、かかる合理的な行動があったからといって、妄想の影響、善悪の判断能力への影響が否定されるものではないのは、**Case 6 青物横丁医師射殺事件**、**Case 10 わが子の病に絶望した母［千葉］**などを参照すれば明らかである。

> また、被告人は、犯行前後を通じて、交際相手と同棲し、子育てをしながら接客業に就くなど、日常生活に支障を来していた様子もない。

妄想性障害においては、妄想以外の点では何ら問題がないのはむしろ普通である。したがって、ここまでの判決文の記述は、鑑定医の意見の引用部分を除

けば、責任能力については何も論考されていないに等しい。
　しかし判決文はここから直ちに結論に飛躍する。

> 以上の諸事情を総合考慮すると、被告人は、犯行時、心神耗弱の状態にはなかったと認めるのが相当である。

　実質的には全く論考がなされないまま、結論に到達してしまった。思考を停止し、鑑定医の結論をそのまま受け入れた形である。
　弁護人は当然に反論する。しかし。

> これに対し、弁護人は、動機の奇抜さを強調するとともに、責任能力の判断に際しては、犯行前後の行動等よりも動機の了解不能性を特に重視すべきであると主張するが、前述のとおり広い意味では被告人の発想も全く理解できないものとまではいえないし、

　「**広い意味では**」、「**全く理解できないものとまではいえない**」、それは当然である。妄想の多くはそういうものであり、だからこそ深い論考を要するのである。表面的に了解できればそれで病的ではないと判定するのであれば、そもそも責任能力についての検討など不要であるし、精神鑑定も不要である。一般常識に基づき判定すればそれで足りる。

> 動機を他の考慮要素より重視すべきとする点は独自の見解といわざるを得ないから、その主張を採用することはできない。

　あまりに粗雑な論理と言わざるを得ない。Case 10　わが子の病に絶望した母［千葉］の判決文、すなわち、「動機の点は、それ自体としては了解可能であっても、前提となる妄想を含めて考えれば、了解不能というべきであり、この動機は妄想を前提として初めて発生しうるものであることを考えるならば、妄想と切り離して、動機それ自体の了解可能性を云々しても意味がない」、これがそのまま本事例の判決文への雄弁な批判となろう。
　本判決、もはや不条理な流れは止まらないまま、量刑判断に突入する。

> 量刑の事情
> 　本件は、被告人が、息子を救うためには親友の母親を殺さなければ

ならないと思い込み、同人を包丁で切り付けるなどして殺害した事案である。被告人は、包丁や灯油を準備して被害者経営の居酒屋に向かった上、被害者が1人きりとなる頃合いを見計らって店舗内に入っており、本件は計画的犯行といえる。

妄想から発生した動機に基づく場合、計画的であることはしばしばある。

　被害者の上半身には多数の刺切創が認められるが、特に死因となった頸部の刺切創はそれ自体多数であって、内部の器官や筋肉等が露出するまでに深くえぐれており、大きな血管だけでも頸静脈3か所、頸動脈分岐小動脈1か所が切損・切断されている。そのほか、胸部及び腹部にも1か所ずつ致命傷となり得る刺切創があった。被告人が、被害者の抵抗を顧みることなく執ようかつ凄惨な攻撃を加えたことは明らかであり、本件行為は、極めて強固な殺意に基づく残虐なものである。

妄想から発生した動機に基づく場合、残虐な犯行であることはしばしばある。

　しかも、犯行直後に犯跡の隠ぺいを図って、被害者の身体に灯油をかけて火をつけており、誠に非情というほかない。そのほかにも前述の隠ぺい工作を行っているのであって、犯行後の情状は悪い。

妄想から発生した動機に基づく場合、合理的な工作がなされることはしばしばある。

　被害者は、何の落ち度もなく、我が子同様に気に掛けていた被告人の凶刃に倒れ、愛する娘や孫に別れを告げられないまま突如として命を奪われたのであって、その無念さは察するに余りある。遺族らの悲嘆も大きく、公判廷で厳しい処罰感情を表しているのも至極当然といえる。本件結果は誠に重大である。

異論の余地なく当然である。但しそれは妄想の有無とは別次元の話である。

ところが、被告人は、公判廷において、被害者を殺したのは現場に突然現れた見知らぬ男であるなどと不自然、不合理な弁解に終始しているのであって、反省の情は皆無である（この被告人の態度については、前述の精神病性障害が影響したとは認められない。）。

　公判廷での被告人の言葉、それも妄想に基づくものであり、被告人の病状の重さを如実に反映するものであったのではないかという疑問が当然に生まれるが、裁判所はあっさりと「**精神病性障害が影響したとは認められない**」としている、その理由は判決文のどこからも読み取れない。

　次に、犯行動機は「弁護人の主張に対する判断」記載のとおりであるところ、その形成過程には前述の精神病性障害が影響しており、被害者の３女の言動がこれを助長した側面があるとは認められるものの、殺人という手段を正当化できないことはいうまでもない。

　これもまた実質的な意味を欠く記述であると言わざるを得ない。殺人という手段が正当化できる事情などあり得るはずがない。おそらくこの記述は、「**殺人という手段を正当化できない**」という、反論が絶対に生じ得ない普遍的な真理を最後に記すことで、動機の持つ病的な要素についての深い考察を抑制し、結論を正当化しようという意図からのものであろう。

　以上によれば、被告人の刑事責任は重大である。他方、被告人については、犯行時心神耗弱には至らないものの、精神病性障害の影響により物事の善悪を判断する能力及びその判断に従って行動をコントロールできる能力を減退させた状態にあったこと、捜査が自分に及んでいることを察知したためとはいえ、自ら警察署に出頭して包丁の隠匿場所を話すなど一時は捜査に協力していたこと、母親が公判廷で被告人を実家に引取りその行動に注意する意思を表明していること等の酌むべき事情も指摘できる。以上の諸事情を総合し、被告人の量刑であるが、限定的とはいえ精神病性障害が犯行に影響を与えたことに照らすと、無期懲役刑を求める被害者参加人の心情を考慮しつつも、その選択にはちゅうちょせざるを得ない。そこで、有期懲役刑を選択することとするが、行為態様の悪質性が際立っていること等に鑑みれば、検察官の求刑はなお軽いと思われる。当裁

　　　　　判所は、行為責任の観点から、量刑の動向を踏まえ、主文掲記の刑を定めた。

判決は懲役18年である。
本件の先行事情から犯行に至る心理のフローチャートを図3-14Aに示す。

先行事情
なし

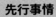

妄想
息子についた「邪気」が被害者の存在によって高まっている(**a**)

動機の萌芽
「邪気」を除去したい(**b**)

発展
被害者を殺すことで「邪気」を除去しよう(**c**)

動機の固定
殺害の計画、準備

犯行
刺殺

(**a**) 100% 妄想である。これが妄想でないというのであれば、日本語から妄想という言葉を削除する以外にない。
(**b**) 萌芽した動機は「邪気を除去したい」と認定すべきである。裁判所は「息子を守りたい」を動機と認定し、これは理解できるものであるとしているが、「息子を守りたい」は親としての普遍的な心理であって、理解できるとかできないとかいうレベルの話ではない。
(**c**) (**a**)→(**b**)→(**c**)、そして犯行までが一直線に繋がっている。妄想から一本道の流れで犯行に至ったことは火を見るよりも明らかである。そして、先行事情が「なし」である以上、精神病による妄想とみなす以外の余地はなく、(**a**)から犯行までを結ぶ真っ直ぐな線は妄想の強固さの何よりも雄弁な証である。

図 3-14A　Case 14：心理フローチャート

著者の知る限りにおいて、本判決文は、責任能力がかかわる裁判のそれとして、史上最低品質に属するものである。かかる判決文が書かれた理由の第一は、本件精神鑑定の問題であり、第二はその精神鑑定に沿って論考した裁判所の問題である。第一を「医の観点」、第二を「法の観点」として、以下に論ずる。

医の観点

　精神鑑定に要求される最も重要な事項は、「批判可能」ということである。
　これは、「批判に耐える」という意味ではない。批判に耐えることは最も重要な事項ではない。鑑定が正確であれば批判に耐えるであろう。不正確であれば批判に耐えないであろう。鑑定は正確なことが望ましいのは言うまでもない。だが鑑定とは裁判において証拠として扱われることが本来の目的なのであるから、正確なことよりも、批判可能であることのほうがはるかに重要である。不正確な鑑定は望ましくないが、不正確であれば、裁判所によって排斥されれば、社会に害をなすことはない。だが批判可能でない鑑定は、不正確であっても排斥されず、社会に大きな害をなすことになる。精神鑑定に要求される最も重要な事項は、したがって、「批判可能」ということである。
　批判可能であるためには、鑑定人の判断過程が、検証可能な形で示されていなければならない。そのためには、問診の具体的描写の記載など、いくつか必要条件が挙げられるが、第一歩として必要な事項が、標準化された診断基準

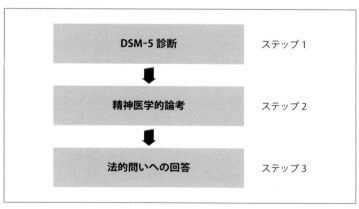

図3-14B　精神鑑定のステップ

(DSMまたはICD)による診断の記載である。1章末　**精神医学からみた「妄想」**に「**精神鑑定のステップ**」として示した図Aの通りである。

　現代の診断基準であるDSMには、精神医学的に多くの問題が指摘されているが、公平さが要求される法的場面においては、診断名が共通言語という性質を持つという点がきわめて大きな利点となっている。これによってはじめて、ステップ1の診断名が批判可能になるのである。診断基準に基づかない診断は、鑑定医個人の見解が色濃く出たものになり、そこには基準が存在しない以上、正しいか誤りかを判定する術がない。すなわち批判可能でないから、精神鑑定に要求される最も重要な事項を満たしていない。

　したがって本件精神鑑定の「**感応性妄想性障害様の状態**」という診断は、公式の診断基準には存在しない病名である以上、精神鑑定においては不適切なものである。あるいはQ医師は精神病理学に非常に深い造詣があり、独自の高い見識に基づき診断基準を超越した診断名を下したのかもしれないが、それは臨床医学的には尊重されるべきであっても、精神鑑定という法的場面の診断としては最低条件を満たさず、全く失当なものである。本件裁判が道を誤ったのは診断名がそもそもの始まりと言えるであろう。

法の観点

　本件は裁判員裁判である。

　Q鑑定が完全責任能力を示唆しており、そして診断名という出発点からして問題ある鑑定である以上、弁護人は再鑑定を要求したはずである。裁判所はその要求を却下したのであろう。

　その却下は、本件が裁判員裁判であったことと無関係ではないと思われる。裁判員裁判では、裁判所は複数鑑定を嫌う傾向が顕著である。**Case 11　わが子の病に絶望した母［さいたま］**においては、それでも弁護人が個人的に医師に精神鑑定を依頼し結果を裁判所に提出したが、裁判所はその医師の出廷は認めなかった。複数の専門家が公判に登場することで、裁判がわかりにくくなることを裁判所は避ける傾向にあるのである。なぜなら審理は裁判員にわかりやすいものでなければならないからである。わかりやすさを重視するあまり、正確さが犠牲になった悪例を、**本件Case 14**にも見ることができる。裁判員裁判には長所のほうが多いと考えられるが、正確さが犠牲になることは裁判としては他の長所をすべて解消する短所であり、改善が強く望まれるところである[1)]。

おそらく裁判所は、Q鑑定の信用性には大きな問題があることを認識していたのであろう。判決文中の「**広い意味では被告人の発想も全く理解できないものとまではいえない**」という表現にそれが透けて見える。本書の他の判決文にも、「一応了解可能」、「あながち了解不能ではない」などの腰の引けた表現は多々見られるが、ここまで腰の引けきった表現は見当たらない。いかに妄想とはいえ、「**広い意味で全く理解できない**」ようなものはきわめて稀であり（**Case 9**の笠原による妄想の定義のまとめにあるように、「多少とも現実にありうべからず側面を含む」ものであるとするのが妄想の実態に合った表現である。「現実にありうべからず側面」に「多少とも」という幅がある以上、いかなる妄想も「**広い意味で全く理解できない**」ということはまずない）、本件裁判所のこのような判定手法を是とするならば、日本から妄想と呼ばれるものは消滅する。

　判決文に見られる責任能力の判定法も、裁判員裁判の暗部、すなわち、「表面的なわかりやすさを過度に重視する」という傾向が顕著に現れている。平成21年の裁判員裁判導入に先立ち刊行された『厚労省研究班による刑事責任能力に関する精神鑑定書作成の手引き』の中に、責任能力判定のためのいわゆる7つの着眼点が記載されており、これらはあくまでも「法律家の視点から法廷などで問われる可能性の高い質問などを経験的に列挙したもの」と同書に明記されているのにもかかわらず、あたかも責任能力判定の基準であるかの如く堂々と誤用されているという現実がある。本件判決文は同着眼点に直接的には言及していないものの、事実上はかなりの関連性が見られる。以下、a〜gは同書記載着眼点に付された記号に対応している。

　　　　　　　　被告人は、包丁や灯油を準備して被害者経営の居酒屋に向かった上、被害者が1人きりとなる頃合いを見計らって店舗内に入っており、本件は計画的犯行といえる。

→　b 犯行の計画性、突発性、偶発性、衝動性　及び
　　f 犯行の一貫性・合目的性／非一貫性・非合目的性

　　　　　　　　犯跡を隠ぺいするため、被害者の身体に灯油をかけて火をつける、包丁を山中に埋める、血痕の付着した自分の衣服を処分するなどの工作を行っており、自己の刑事責任を理解した上でこれを回避するための行動ができていた。

　　　　しかも、犯行直後に犯跡の隠ぺいを図って、被害者の身体に灯油を
　　　　かけて火をつけており、

→　c 行為の意味・性質、反道徳性、違法性の認識　及び
　　g 犯行後の自己防御・危険回避的行動

　　　　弁護人は、動機の奇抜さを強調するとともに、責任能力の判断に際
　　　　しては、犯行前後の行動等よりも動機の了解不能性を特に重視すべ
　　　　きであると主張する。

→　a 動機の了解可能性／了解不能性
　本件被告人の診断と精神症状を理解するためには、この動機の点が何より
重要であるが、前記の通り裁判所は、不合理な論理によって弁護人の主張を
排斥している。

なお、いわゆる7つの着眼点とは、以上に、
　d 精神障害による免責の可能性の認識
　e 元来ないし平素の人格に対する犯行の異質性／親和性
を加えた7点である。

　裁判員裁判の判決文を見ると、責任能力を明示的にこの7つの着眼点に照らして検討した結果として責任能力を判定するという、同着眼点の本質を無視した誤用が堂々となされているものも散見される。人間の運命を決める裁判において、なぜかかる誤用がまかり通るのか、全く理解に苦しむ。これでは日本の刑事裁判自体への不信が生まれ増大しかねない。他方、この7つの着眼点に沿って責任能力を判定する精神鑑定書も多数提出されているという現実があり、これは理解に苦しむというレベルを通り越して茫然自失である。「法律家の視点から法廷などで問われる可能性の高い質問などを経験的に列挙したもの」を精神医学者が責任能力判定に用いるとは、本末転倒も甚だしい。精神鑑定書において責任能力についての論考が求められるのであれば、精神医学の側からの何らかの基準を呈示し、法曹との対話を通してそれを洗練していくべきであろう。

参考

1) 責任能力がかかわる裁判員裁判が重ねられるに従い、裁判所は複数鑑定を受け入れる傾向も見られるようになっているようである。当然のことながら裁判所は、手続きなどが煩雑になることは厭わず、事実を正確に認定することを最大限重視する方向に動きつつあるのであろう。本件「邪気」は、裁判員裁判制度導入初期の試行錯誤の時期だからこそ起こり得た判例であったのかもしれない。

Case 15

幻聴はあったか

統合失調症／心神喪失

殺人未遂被告事件
大阪地方裁判所平成 18 年（わ）第 6978 号
平成 20 年 5 月 26 日判決

強度の精神運動性興奮状態のもとでの幻聴の有無が主要な争点となった殺人未遂事件である。

妄想に基づき復讐の目的で隣家に侵入し、強度の精神運動性興奮状態のもと、殺人を試みたが果たせず、殺人未遂となった事件である。

事件

先行事情

ここには、統合失調症の典型的な発症経過が非常によく現れている。

（1）被告人の生活歴、病歴
ア　被告人は、昭和58年〇月〇日、E及びFの長男として出生した。
イ　被告人は、小学生のときは、不登校等の問題行動はなかったが、大人しく、1人遊びが多かった。被告人は、中学1年生の1学期に、学級代表に選ばれたものの、教師に成績をほめられたことで揶揄され、断続的に不登校になることがあり、その後も不登校になることが増えた。被告人は、中学2ないし3年生ころから、自分の体臭を気にするようになった。
ウ　被告人は、平成11年、高校に進学し、当初は成績が良好であった。高校の評価も、1年次には「物静かであるが、何事にも前向きに取り組むことができる。」、2年次には「行動が控え目で口数も少ないが、真面目な性格で基本的な生活態度もしっかりしている。」、3年次には「生活態度がきちんとしており、目立たないところでもきちんと清掃するなど大変几帳面で真面目である。」などと肯定的であった。しかし、被告人は、中学時代の友人と別れ別れになったこともあって孤独な毎日を送るようになり、1人でテレビゲームに没頭していた。

このあたりまで、やや孤独ではあるが、特段変わったところのない少年時代にも見えるものの、「**自分の体臭を気にするようになった**」は、精神科的には気になるところである。それが次に明らかになる。

エ　被告人は、高校2年生ころから、自らの体臭について、他人から「臭い。」と言われていると感じるようになった。また、被告人は、

高校を卒業するころから、Fらに対し、「人に何か言われている。僕のことをいろいろと言っている。人につけられている気がする。」などと漏らすようになった。

　被告人がその後に統合失調症を発症していることから見ると、これらは統合失調症の前駆症状と見ることが可能である。自己臭症（実際は臭っていないのに自分の体臭や口臭が気になる）は、統合失調症の前駆症状としてしばしば認められる。「自分の内面の一部が外に漏れている」という体験は、自我障害と呼ばれる統合失調症の基本症状である。「自分の内面」とは、たとえば思考内容で、「テレパシーで自分の考えが人に伝わっている」というのは、思考伝播と呼ばれる統合失調症の代表的な症状である。「自分の臭いを他人は感じ取っている」という体験もこれと共通点があり、したがって自己臭症は、自我障害の萌芽と解し得る症状である。このケースではその後、人から何か言われている、つけられている、という感覚が生じ、これらは幻聴や被害妄想（追跡妄想）もしくはその前駆症状とみなすことができる。ここまでの経過からすでに、統合失調症の疑いが濃厚である。

　　オ　被告人は、平成14年3月13日、I病院神経科において、分裂病様障害と診断された。

　分裂病様障害。現代の用語法に従えば統合失調症様障害である。これは「統合失調症の診断基準を満たすまでには至らないが、統合失調症にかなり似た障害」を指す診断名である。現実的には、統合失調症の疑い濃厚だが、まだはっきりとした診断は下させないような時期のケースであることが多い。
　中学生頃から徐々に精神症状が進んできた本例、この後、統合失調症の症状が明らかになる。すなわち、統合失調症が徐々に発症し悪化していく典型的な経過をここに見ることができる。

妄想の発生／動機の萌芽

　被告人は、当初は自ら通院していたものの、ほどなくして、被告人の家族が薬をもらいに行くだけになった。この後、被告人は、「隣の家族がいろいろ言ってくる。頭に言ってくる。僕に言ってるねん。」などと、南側に隣接する菓子店「J店」に居住するA一家か

ら何か言われる声が聞こえると言うようになった。

　ここに来てはっきりした幻聴の体験が認められるようになっている．本人が通院し治療を受け続けていれば，悪化はくいとめられたはずだが，通院を中断してしまったため，以後，悪化の一途をたどり，ひいては本件犯行に至るという結果になっている．

　　　　なお，被告人は，Ａ方から聞こえてきたという声について，複数人が途中で入れ替わり，性別や誰が話しているのかについては分からなかったと供述している．被告人は，Ｆから，聞こえないなどと諭されても，Ｆに対し，「母さんは僕を騙そうとしている．僕の気持ちを分かってくれない．」などと，やや感情的になることが多くなった．

　ここには統合失調症の幻聴についての重要な性質が２つ描写されている．
　第一は，**「性別や誰が話しているのかについては分からなかった」**という点．「幻聴」というからには，声がはっきり聞こえるという体験であろうと考えられがちだが，統合失調症の幻聴体験はこのように，「声」の性質がはっきりとは自覚されないことがしばしばある．
　第二は，声など聞こえないという母親に対して**「母さんは僕を騙そうとしている．僕の気持ちを分かってくれない」**と憤慨している点である．統合失調症では，幻聴に対する病識はしばしば欠如しているので，実際にはそんな声はないことをいくら人から説明されても，納得せず，かえって憤慨したり孤立感を強めることは多い．妄想についても同様である．

　　　　なお，被告人は，高校在学中か大学入学のころ，Ａ方を訪れ，Ｂが被告人のことをアホとかボケなどと悪口を言っていると抗議したことがあった．その後，被告人は，Ａ方前の電柱に「お前はＪ店にマインドコントロールされている．」と手書きで書かれたビラを貼った．

　これも当時幻聴の体験があったことを強く推定させるエピソードである．

　　　　カ　被告人は，大学２回生の後期から休みがちになり，大学３回生の平

成 16 年秋ころには休学届を提出し、平成 18 年 3 月には退学届を提出した。被告人は、休学届を提出した後は、仕事をすることもなく、主に自宅にいて、テレビゲームをするなどしていた。被告人の主治医は、平成 16 年 9 月ころからは、被告人を入院させることも考慮するようになった。

　統合失調症が悪化していき、学校に行けなくなり、休学、そして退学。これも少なからず見られる典型的な経過の 1 つである。通院していないことが悪化の大きな要因である。「**仕事をすることもなく、主に自宅にいて、テレビゲームをするなどしていた**」と、外見上は引きこもりの形となっている。

　　キ　E は、平成 18 年 7 月 21 日、K 区保険福祉センターを訪れ、被告人の病状や、被告人に切り付けられたこと（下記 2．イ参照）などを相談し、被告人を入院治療させたいがどうしたらよいかや、両親が無理やり入院させることで被告人から将来恨まれることはないかなどの点について、指導を求めた。また、E は、同月 22 日、L 病院を代理受診したところ、被告人を同月 22 日又は 24 日に入院させるよう勧められた。

　家族は被告人から切り付けられたことをきっかけに公的機関に相談する。このように、かなり大きな問題が発生してはじめて専門家に相談するというのもまたよくあるパターンである。もちろんそうなる前に相談すべきところであるが、現実にはなかなかそこまで踏み切れないことが多い。
　いずれにせよ、この時点で被告人の統合失調症は、入院を要するほどの状態にまで悪化していたことが明らかである。
　この時の精神状態がいかに悪かったかは、犯行前の行動からも読み取れる。

妄想の発展

　　(2)　犯行前における被告人の特異な言動
　　ア　被告人は、平成 18 年 7 月 18 日午前 11 時 35 分ないし 50 分ころ、大阪府内の警察署を訪れ、「自宅の電話が盗聴されている。親に相談しても相手にしてくれない。」などと相談した。警察官が、NTT と連絡を取り合い、同日に被告人方を訪問することになった旨を伝

えると、被告人は、礼を言って帰宅した。

　盗聴被害の訴え。自分こそが被害者であるとして訴えるのは、**Case 1 ハードクレーマー** にもあったが、妄想を有する患者の典型的な行動の1つである。

　　　イ　被告人は、本件の10日前ころの未明に、自宅台所から包丁を持ち出し、起きてきたEに対し、「お父さんが僕を殺しにくるから、お父さんを殺す。」と言って、Eの左肩や左胸辺りを切り付けたことがあった。この理由について、被告人は、当公判廷において、「3階の自分の部屋にいたとき、2階で寝ていたEの寝言等を聞いて、追い出されそうになったと感じて、Eは助けてくれないのではないかと思い、切りかかってしまった。」旨を供述する。もっとも、被告人は、様子を見に来たFに「何してるの。」と強く言われると、すぐに大人しくなり、すっきりしたような感じの平然とした態度になった。

　奇異な行動である。妄想の存在を前提としても、行動に一貫性がない。思考障害の現れとみるのが妥当であろう。このあたり、妄想性障害と統合失調症の違いが現れている。妄想性障害では、**Case 3 尾行の影** や **Case 13 嫉妬の果てに** のように、妄想以外の点については思考も言動も健常者と変わらないことが多いのに対し、統合失調症ではこのように、妄想以外にも精神症状が認められるのが通例である。

　　　ウ　被告人は、平成18年7月中旬ころ、大量服薬やリストカットに及んだ。

　これだけの記載から、心情を読み取ることは困難だが、統合失調症の悪化に伴い、絶望感が高まった結果であるとみてよいであろう。但しその理由を「病気を悲観して」のような単純な解釈に解消することはできない。「悪化に伴い」とは、「伴い」という文字通りの意味を超えるものではない。統合失調症では、特に初期の段階で、客観的には理由不詳の不可解な自殺や自傷がしばしば見られるものである。

　　　エ　被告人は、平成18年7月20日前後ころ、自宅屋上の物置に閉じ

こもり、人が襲ってくるという内容の大声を発したことがあった。このときの状況について、被告人は、当公判廷において、「自室にいても声が聞こえてくるので、自室にはいない方がよいと思った。父も母も当てにならず、1人きりになって閉じこもろうと思った。」旨を供述している。

激しい幻聴があったことがわかる。悪化した統合失調症の症状である。

　オ　被告人は、平成18年7月21日、マンションを探しに行ったほか、同月22日、自転車で大阪城公園に行った。なお、被告人は、悪口を言われる状態が多少はよくなると思って引越しを考えていた、外に行けば楽になれると思っていたなどと説明している。また、被告人は、同日ころ、クーラーから声がするなどと言って、クーラーの室外機にカーテンの布をかぶせた。

いかにも統合失調症が悪化した典型例の病像である。この悪化が、犯行に向けての動きを加速する。

　(3)　犯行当日における被告人の言動
　ア　被告人は、平成18年7月23日午前2時前ころに目が覚め、自宅3階の自室において、テレビを見るかテレビゲームをした。被告人は、同日の早朝、警察に電話をかけ、「ファミコンがおかしい。」などと言った。Fが諭すと、被告人は、気分が落ち着いた様子で、自室に引き上げた。被告人は、同日午前7時ころから、自室で賃貸住宅の本や地図のようなものを読んでいた。Fが被告人に対し、朝食を食べるか聞いたところ、被告人は、「後で食べる。」と答えた。その後、被告人は、3階の自室から、パジャマとパンツという格好で自宅2階の台所に降りてきて、1人で朝食を食べた後、自室に戻った。

当日の朝。不穏な空気が漂っている。

　イ　被告人は、朝食後、疲れていたので、自室のテレビを消してベッドに横になった。しかし、被告人は、全く寝付けず、次第に気持ちが

　　　　　イライラしてきた。すると、被告人には、女性の声で「私と結婚して。」という声が聞こえてきて、さらに別の男女の声も聞こえてきた。被告人が「どこかに行け。」などと文句を言うと、「おたく。」、「臭い。」などと、声の内容が被告人に対する悪口に変わってきた。被告人は、A一家が悪口を言っていると思い、「黙れ。」、「殺すぞ。」などと言い返したが、なおも女性の声で「あんたに私は殺されへんで。」と言うのが聞こえた。

　被害妄想的な幻聴に苦しんでいる。統合失調症の症状悪化の典型である。

　　　　　被告人は、自分に対するいやがらせの対策として、引越しをすること、警察に相談をすること、弁護士に依頼して裁判を起こすことを考えていたが、いずれも功を奏しないと認識していた。

　この記載、すなわち本人が「対策」を何通りか考えたという記載は、裁判に特有のものである。一般の精神科臨床ではこのようなことが論じられることはまずない。言うまでもなくこれは、被告人に、犯行を回避する能力があったか否かを検討するための材料になるものである。最後の**「いずれも功を奏しないと認識していた」**が刑事裁判では重要で、ここでもし「功を奏する可能性ありと認識していた」ということにでもなれば、自力で犯行を回避できたのではないかという指摘が発生する。精神医学的には本質から逸れた議論に見えるが、本人を非難できるか否かを問う刑事裁判では一転して重要な論点になることが多い。

動機の固定

　　　　　そこで、被告人は、聞こえてくる声に対して八方ふさがりの状態になったと認識した。被告人は、その声に対し、「殺すぞ。」などと大声で言ったものの、余計におちょくるようなことを言うのが聞こえた。そこで、被告人は、A一家や付近のマンションの住人を殺すしかないと思った。

　前記からの流れでいえば、他の手段も検討したうえで、「殺すしかない」という結論に至ったと認める記載ということになろう。

激しい幻聴。それに対して大声を出している。周囲から見れば、大声の怒り独語である。十分な治療を受けていない統合失調症にしばしば見られる症状で、電車の中や駅などでも時々見かける情景である。

犯行

　　　ウ　被告人は、ズボンとシャツに着替え、特段駆け下りるという様子でもなく、3階の自室から2階に降り、台所から包丁を持ち出した。このときの被告人は、無表情ないし平然とした表情であった。Fは、被告人から包丁を取上げようと思ったが、被告人は、これを避けた上、Fに対し、「殺すぞ。」と言った。

　無表情ないし平然とした表情で、包丁を手にして降りてきた。そして、家族に次々と切り付ける。以下、生々しい犯行の具体的な描写である。

　　　エ　被告人は、同日午前11時30分ころ、A方1階のJ店出入口から、Aの横を包丁を持ったまま通り過ぎて、無言のまま2階に上がった。このときの被告人は平然とした表情であった。被告人は、A方2階の和室にいたBに対し、「お前か。」と2回くらい怒鳴り、右手に持った包丁で、左腕辺りを切り付けた。被告人は、逃げようとして廊下に出たBを追いかけ、さらに背中辺りを切り付けた。Cは、A方2階のトイレにいたところ、異様な物音が聞こえてきたため、2階和室に行くと、被告人がBに覆い被さっていたので、被告人に対し、「何してるの。やめてよ。」などと叫んだ。被告人とCは正対する状態になり、Cは、被告人の肩か胸の辺りを押して突き飛ばそうとしたが、被告人は、Cの胸部辺りを包丁で突き刺した。Aは、A方2階和室に行き、被告人を取り押さえようとした。しかし、被告人はAの方を振り向き、包丁でAの顔面を5、6回切り付けた。Dは、A方の3階にいたところ、2階から物音が聞こえてきたため、2階に行くと、Cが座り込み、Aが流血しながら被告人ともみ合っていた。Dは、被告人の背後から両肩を掴んでAと被告人を引き離し、被告人と向かい合う格好になった。被告人は、必死の表情であったものの、意識が飛んでいるような様子はなかった。被告人は、Dの左上腕部を突き刺した。被告人は、1階に続く階段の下り口のそばまで

　　　　　行き、Dを睨みながら「警察に電話するんやったら、してみやがれ。」などと言って、階段を下りて行った。

　このようにして犯行がなされた。その後。

　　　オ　被告人は、被告人方に戻り、同方2階台所流し台において、スポンジを使って包丁を洗った上、流し台の下の包丁立てに包丁を入れた。このときの被告人は、平然とした態度であり、悪びれたり呆然としたりする様子はなかった。

　殺人犯や傷害犯が、犯行後に凶器に付着した血液を洗い流すのはよくある行動である。もちろん犯行隠滅のためである。

　　　カ　被告人は、同日午前11時39分ころ、自ら110番通報をして、警察官に対し、「人を刺した、（住所略）、4人くらい包丁で刺した。男も女もいる。隣のお菓子屋さんにいる。」などと申告した。被告人は、被告人方に駆け付けた警察官から「お前がやったんか。」と問われて、同警察官に対し、「隣の家の奴等にずっといじめられて恨んでいたから、僕がみんな刺してやった。」と答え、さらに、「凶器の包丁はどこにあるんや。」と問われて、「流し台下の包丁入れに入れたけど、ないんやったらお母さんがどっかに持っていったんと違いますか。」と答え、同行の求めに黙って応じた。

　このように、自ら110番通報し、素直に逮捕に応じた。

　そして逮捕後も精神病症状が認められている。

　　（4）　本件当日後の被告人の様子
　　　　被告人は、平成18年12月20日、大阪拘置所の係官に対し、「他の舎房から声が聞こえる感じがする。」などと訴えた。被告人については、統合失調症の疑いがあるとされたことから、リスパダール錠の処方が開始された。その後、被告人は、平成19年2月9日には、うつ気分や食欲減退があると訴えた。そこで、リスパダール錠に加え、ワイパックス錠の処方が開始された。被告人は、平成19

年4月2日ころ、居室内の壁に自己の額を打ち続ける自傷行為に及んだため、保護室に収容された。

裁判

精神症状

　被告人の精神症状は、本件では上記「事実」に詳細に記されているので、本項は精神鑑定の結論部分のみを簡潔に記す。P、Qという2人の医師による精神鑑定が行われている。

(1) P医師の鑑定結果の概要
ア　病状
　　被告人は、中学2、3年ころ、妄想型統合失調症を発症したと推定され、病状は徐々に進行し、現在に至っている。病像は、妄想より幻聴が優位である。

(2) Q医師の鑑定結果の概要
ア　病状
　　被告人に精神症状が明らかに気付かれたのは、高校3年すなわち18歳ころであるが、その1、2年前から、「他人に臭いと言われる。」と言うことがあり、既に幻聴もしくは妄想が出現していた可能性がある。被告人は、高校在学中に破瓜型の統合失調症を発病したと推定される。本件犯行の約3か月前からは服薬中断に影響されて精神状態が悪化し、幻聴、妄想に関連する異常行動が顕著となった。犯行に先立って幻聴が急激に活発になり、被害者方から「悪口」が発せられるという被害妄想と怒りに駆られ、強度の精神運動興奮の状態に陥った。

　診断についてはP、Q医師ともに統合失調症で一致している。Q医師のいう「破瓜型」とは、現代では公式には用いられにくくなった用語だが、思春期に発症し、悪い経過をたどる統合失調症といった意味である。用語法はともかくとして、そのような一群が統合失調症にあることは、昔も今も変わらない事実

である。

　本件被告人がその「破瓜型」にあたるかどうかはともかく、上記Q鑑定人の要約は簡にして要を得ている。高校頃に発症した統合失調症が徐々に悪化し、本件犯行に至ったのである。

責任能力

　P、Q医師はいずれも、責任能力に直接言及しており、その結論は、P医師は心神耗弱、Q医師は心神喪失と、分かれている。

　　① P医師の見解（心神耗弱）
　　イ　犯行時における被告人の精神状態と責任能力に関する参考意見犯行時、被告人には、「臭い」、「オタク」などと悪口が聞こえてきた。被告人は反抗して言い返したが、それに応答するような「あんたに私は殺されへんで。」という幻聴に激高し、この上は隣家の人たちを殺害することによって自らを守るより仕方ないと考え、犯行に至った。犯行は幻聴に支配された復讐行動といえる。

「**犯行は幻聴に支配された復讐行動**」。まずはこのように認定している。「幻聴に支配された」のであれば心神喪失に傾きそうだが、さらに論考が続いている。

　　　　他方、被告人には、被告人に立ち向かって来た人物に攻撃を加え、許しを請うているように思える発言をした人物や逃げた者に対しては凶行に及ばなかったのであり、極めて主観的ではあるが、犯行についての違法性の認識があった。

　これがなぜ「**違法性の認識あり**」につながるかは必ずしも明らかでないが、とにかくP医師はそう述べている。

　　　　被告人は、問診時には犯行中にも幻聴があったように語っているが、興奮し目的をもって行動している最中になお幻聴を聞いたとは考え難い。

「興奮し目的をもって行動している最中」には、幻聴の有無は不詳とみるほうが普通であろう。しかしそれ以前の問題として、そもそも「興奮し目的をもって行動している最中」における幻聴の有無を問題にすることの意義は薄弱である。

　　　　また、被告人は、「男女2人がスキップをしながら店にやってきた。」などと、あり得ない場面も語っている。これらの被告人の体験談は、追想妄想によるものと考えられる。

　「追想妄想」（「妄想追想」ともいう）とは、**Case 10　わが子の病に絶望した母[千葉]**にも見られたように、いわば「記憶の中の妄想」、すなわち、実際にその時にリアルタイムでは体験していなかったことについて、あたかも体験したかのような記憶があることを指す（現実には、その時の体験の有無は本人の記憶に基づく以外判定方法は存在しないから、妄想と追想妄想の区別は困難である）。

　　　　犯行が、幻聴に激高し、かつ支配されて行われたことは明らかである。一方で、行為の違法性の認識は犯行中も明瞭に存在し、犯行内容も、反省の意を示すならば殺したくないという、より柔軟な方向への思慮の変化が看取される。すなわち、本件犯行は、幻聴の支配力と違法性の認識という二重の見当識の上に成立していたのである。具体的には、幻聴による行動力が違法性の認識による抑制力を凌駕したことにより、本件が惹起されたことになる。以上より、本件犯行時における被告人の是非弁別能力及びこれに従って行動する能力は著しく減じていたものと思料する。

　「**是非弁別能力及びこれに従って行動する能力は著しく減じていた**」、すなわち心神耗弱という見解である。
　「二重の見当識」という言葉のP医師の使い方は精神医学の用語法からは逸脱しているがここでは追及しない。
　言葉の使い方はともかくとして、ここでの論点は、「幻聴の支配力」と「違法性の認識」の相克があったと認定し、前者が勝利した結果、犯行がなされたというのがP医師の説明となっている。

②　Q医師の見解　（心神喪失）
イ　犯行時における被告人の精神状態と責任能力に関する参考意見
　本件犯行時において、被告人は、統合失調症の寛解期ではなく症状が活発な病勢期にあった。違法性の認識を行為の最中にも保持していたとは考えにくい。行動態様からも明らかなように、犯行の経過中は強度の精神運動興奮の状態にあった。犯行後になって速やかに興奮が醒めており、その時点で違法性の認識が現れたとみるべきである。

　このように「違法性の認識」についての見解は、P医師は「有」、Q医師は「無」と分かれている。Q医師は「無」の根拠として、犯行時被告人が「強度の精神運動興奮」にあったことを指摘している。それが違法性認識無しの根拠になるかどうかはいったん措くとして、犯行時の精神状態としてはQ医師の指摘の通り、「強度の精神運動興奮」であったことに疑いはない。
　Q医師は、違法性認識についての論を次のようにさらに深く進めている。

　また、仮に犯行時に違法性の認識が多少とも存在したとしても、これをもって是非弁別能力が保持されていたとすることには疑問がある。被告人の主観においては、犯行は報復、懲らしめ、あるいは不当な行為を中止させるための最後の手段として認識されている。被害者らの不当な行為すなわち「悪口」は言うまでもなく幻聴であり、被告人は合理的な根拠なく不当性を確信していた。言い換えれば、法律で罰せられることを（知識として）知っていたとしても、被告人は合理的な根拠なく自己の行為を正当とみなしていた。
　仮に弁別能力が多少とも保持されていたとしても、問答無用の行動態様に現れているように、怒りという情動（急激に生じる強度の感情）に支配されており、弁別によって行動を制御する能力は失われていたとみるべきである。以上より、本件犯行時における被告人の是非善悪を弁別し、その弁別に従って行動する能力は失われていたと考えられる。

　このように、P医師とQ医師の見解は分かれている。著者はQ医師のほうが正しいと考える。ただ、だからといってそのまま心神喪失という判断に直結するとは考えない。正しいというのは、精神症状の捉え方としてはQ医師が

正しいという意味である。キーワードは「**犯行の経過中は強度の精神運動興奮の状態にあった**」であり、精神状態をこのように認定するということが本件では最も重要な精神医学的ポイントである。

　裁判所の判断はどうか。結論を先に述べると、心神喪失である。

　　③　裁判所の見解（心神喪失）
（3）当裁判所の判断
ア　本件犯行時の被告人の病状（ア）被告人の病状に関しては、P鑑定及びQ鑑定ともに、被告人は、遅くとも高校在学中には統合失調症を発病したこと、犯行時における被告人の精神状態は悪化していたこと、本件は、被害者方から「悪口」が発せられるという被害妄想と怒りに駆られた犯行であること、被告人に対しては、統合失調症の専門的治療が必要であることなどについてはほぼ一致している。上記に加えて、前記前提となる事実のとおり、被告人については、家族が関係機関に被告人を入院させたいと相談し、医師から、本件犯行の翌日である平成18年7月24日までには入院させるように勧められていたこと、統合失調症による幻聴や妄想に由来するものと認められる異常行動がたびたび現れていたことに照らすと、被告人の統合失調症は、入院を要する程度に症状が悪化していたものと認められる。

　犯行時、被告人の統合失調症はかなり悪化していたという認定である。ここまではどこからも異論のないところである。

　　　イ　これに対して検察官は、被告人の犯行当時の病状は、統合失調症妄想型ではあるものの、その状態は、人格の崩壊に至るような重篤なものではなかったと主張する。

　検察官のこの主張自体は正しいと思われるが、しかしそれは本件被告人の責任能力とは無関係である。統合失調症が慢性化すれば、人格の崩壊に至ることはある。しかしそこまで至らなければ心神喪失ではないというのは、少なくとも現代の我が国では受け容れられていない考え方である。

　　　　検察官は、その根拠として、被告人は、犯行の2日前である平成

18年7月21日、転居するマンションを探し、同月22日には大阪城周辺へ自転車で出掛けていたほか、犯行当日の午前中も、賃貸住宅についての雑誌などを読むなどした後、朝食を食べて自室に戻っており、自己を律して通常の社会生活を営んでいたことなどを挙げる。

　これも上記同様、事実の指摘としては正しいと思われるが、本件被告人の責任能力とは無関係である。

確かに、P医師は、鑑定時において被告人には人格の解体あるいは荒廃はほとんどないと思う旨を証言し、Q医師も、鑑定時において被告人の人格が荒廃しているとまではいえず、人格水準が低下しているというべきであると証言している。

　P医師、Q医師ともに、被告人は人格の荒廃までには至っていないと認定しており、妥当な見解である。だが繰り返すが、人格の荒廃がないことは、責任能力があるという結論には結びつかない。

しかし、被告人は、平成16年秋ころ、大学を休学してから一切職に就くこともなく、引きこもりの状態であって、通常の社会生活というにはほど遠い生活を送っていたのであり、Q医師は、このような生活状況を統合失調症と診断する1つの要素として考慮しているのである。また、検察官が指摘するように、被告人が引越し先を探し、自転車で外出したのも、悪口などの幻聴から遠ざかろうとしたというもので、通常の社会生活を営んでいるようにみえても、その実質は統合失調症による幻聴や妄想に強く影響された行動といえる。加えて、被告人は、本件の約10日前からは、実の父親であるEを包丁で切り付ける、自宅屋上の物置に閉じこもる、クーラーの室外機にカーテンの布をかぶせるといった異常な行動に及んでおり、被告人の供述するところによれば、これらはいずれも統合失調症による幻聴や妄想に強く影響された行動であると認められるから、被告人が幻聴や妄想に左右されることなく自己を律して通常の社会生活を営んでいたとは到底いえない。

この認定そのものはきわめて妥当である。しかし論点はやや逸れている。「人格が荒廃していないからといって、それは責任能力ありと認定する事情にはなり得ない」と明確にはねのけるのが、より正しい認定というべきであろう。上記結論部分が「**自己を律して通常の社会生活を営んでいたとは到底いえない**」となっているのは、検察官の主張の排斥という文脈からはやむを得ないとはいえ、では「**自己を律して通常の社会生活を営んで**」いた場合には責任能力ありに傾くのか、という疑問が生じる不合理なものとなっている。責任能力とはあくまでも犯行時のものであって、犯行時以外における幻聴や妄想が如何なるものであったかという点は、犯行時の精神病症状を間接的に推定する材料としての意味はあっても、それ以上の意味はない。

> 　犯行時における病状について、P医師は、「幻覚妄想状態が中心で、漸次悪化していることがわかる」旨を述べ、Q医師も、「犯行時は、明らかな急性期であり、例えて言えば、病気が燃え盛っている状態である」旨を証言しており、被告人の統合失調症は、犯行時、活発な幻聴や妄想があり、病勢の盛んな状態であったことは明らかである。被告人が、人格の解体あるいは荒廃にまで至っていなかったとはいえ、このような病状にあったことは、被告人の責任能力を判断する上で、十分考慮しなければならない。

　当然の認定である。論ずるべきは犯行時の病状・精神状態であって、犯行時が「**明らかな急性期**」であった以上、「**人格の解体あるいは荒廃にまで至っていなかった**」ことは責任能力とは無関係である。
　そして次に裁判所は、犯行のまさにその時に幻聴があったか否かという問いの検討に入る。しかし精神医学的にはこの問い自体が不適切なものである。その理由は後述するとして、まずは裁判所の検討を見てみよう。非常に精密なものである。

> 　イ　被告人は本件犯行時に幻聴を聞いたか（ア）弁護人は、被告人は、本件各犯行の最中にも幻聴を聞いており、幻聴に支配されていたと主張する。

　「**被告人は、本件各犯行の最中にも幻聴を聞いており、幻聴に支配されていた**」という弁護人の主張の背後には、幻聴を聞き、幻聴に従って行動したので

あれば、心神喪失と認定される可能性が非常に高いという裁判のいわば慣習がある。精神医学的にはそのような判定手法は大いに疑問であるが、その理由については後述するとして、裁判所の論考を見てみることとする。

被告人も、P鑑定の問診時に、「（2階でBを）5回くらい刺したと思う。（Bは）最後は『許してくれ。』と言うたのでやめた。そのあと下に降りたらAさんとMさんがいて、『もうしようもないことしない。』と言ったので帰ろうとした。J店から出たら、男女2人スキップしながら店にやって来たので、『あの人たちはお客ですか。』とMさんに聞くと、自分の家の者ですと言うた。2人は2階に上がって行った。」、「私もMさんに『あいつら、またするかもしれんから、2階に上がっていいか。』と聞いたら、『じゃ2階に上がってください。』と言ったので、2階に上がってたしか、『お前らもいやがらせや人殺しせえへんな。』という感じのことを言ったら、『お前死ぬまでいやがらせする。』と言うたので、『刃物持っている意味わかっているなあ。』と言ったら、『お前ら私を殺しに来たんやろ。』とたしかそのようなことを言ったので、女の人の胸の方を刺した。」、「女の人が奥の部屋に逃げ、『もうしない。』と言ったので、それ以上追いかけなかった。そのあと男の人が『女を刺しやがってどうのこうの。』と言って向かって来たので刺した。」、「1階に降りると、Aさんが店舗部分と住居部分の境辺りにいて、向かってきたのでおそらく顔を刺したと思う。『もうせえへん。』と言いながら逃げた。店舗部分にいたMさんに『お前もうせえへんな。』と聞いたら、『せえへん、こらえてくれ。』と言うたので、自宅に戻った。」などと、犯行の最中にも幻聴が聞こえていたように述べている。

上記は鑑定医による問診記録の一部の引用である。裁判所はこの部分から、幻聴の有無に着目している。しかしそれはある意味失当であって、上記記録から読み取れる最も重要な精神医学的所見は、犯行時、被告人は著しい幻覚妄想を伴う精神運動興奮状態であったということである。それ以上のことがどこまで言えるかは疑わしい。

また、被告人は、当公判廷においても、「被害者方の2階に行き、Bに対し、『お前が悪口を言っているのか。』などと言ったところ、Bは、

『お前があほだから、悪いんや。』などと言った。悪口は、B君を刺す前は、聞こえていた。B君を刺した後は、多少、聞こえてたように思う。」などと供述している。上記のうち、Bは、当時12歳で、本件に至るまでは被告人との面識はなかったものと認められるから、あえて被告人を揶揄する発言をしたとは認め難い。また、関係証拠を検討しても、その余の被害者らが被告人の述べたような発言をしたとは認め難い。被告人がBに切りかかった後に男女2人スキップしながら被害者方に入ってきたとする点や、被害者側の者から2階に上がるように言われたとする点も、前記前提となる事実とは全面的に相違している。したがって、犯行時の状況として被告人の説明する内容や当時における被告人の統合失調症の症状を前提とすると、被告人が本件各犯行の最中にも幻聴を聞いていた可能性が十分に存することになる。

　ここでも裁判所は幻聴の有無にこだわっている。しかしやはり言えるのは、著しい幻覚妄想状態とそれに伴う精神運動興奮状態であった、ということまでである。統合失調症の患者がかかる状態にある時、本人が当時を振り返って語る言葉からそれ以上のことを理解しようとするのは推定のし過ぎである。統合失調症が急性増悪した著しい幻覚妄想状態における主観的体験は、言葉にできないものであるからである。にもかかわらず、言葉を深く分析して理解しようという論考には、根本的な無理がある。知り得ないことについては、沈黙しなければならない。

　　　（イ）　被告人の上記説明に関して、P医師は、「興奮し目的をもって行動している最中になお幻聴を聞いたとは考え難い。同時に現場では、あり得ないであろう場面も語っている。これらの被告人の体験談は、追想妄想によるものと考えられる。」などと説明する。しかし、P医師は、その理由について、「興奮状態のときには、目的を持って行動しており、病的情動に支配されている場合は、新しい幻聴を聞くことはない。理由は分からないが、現象としてそのようなものであると述べている。」と証言するにとどまっている。

　説明を求められれば、鑑定医は何らかの説明をすることになる。知り得ないことについては沈黙するのが正しい応答であるが、証人尋問ではそうはいかな

いこともしばしばある。すると上記 P 医師のように、私的な見解を述べることになる。それはあくまで私的な見解にすぎないのであるから、反論しようとすれば容易なものになる。現に Q 医師は別の見解を述べている。犯行時に幻聴体験はあり得るという見解である。

> 一方、Q 医師は、「怒りという情動が発生したからといって、幻聴が消えてしまうということはないと思う。怒りに任せて殺害しようと一生懸命行動に出ている最中にも、更に新たな幻聴を聞くことはあり得ると思う。これは臨床経験上言えると思う。被告人は、犯行時に関しては、強い情動に支配されて、意識が必ずしも清明でなかった可能性がある。P 医師はそれを追想妄想と考えているようであり、その可能性ももちろんあると思うが、犯行の最中に、意識そのものが必ずしも通常の状態ではなかったと思う。」として、犯行の最中にも幻聴があった可能性を否定しない。

本件犯行時のような激しい精神症状のさなか、幻聴を聞いていることは、P 医師は「無い」、Q 医師は「有る」と正反対の見解を述べている。両医師ともに根拠は自らの臨床経験である。どちらの医師の見解が信用できるか、判定するのはもちろん裁判所である。次の通り。

> Q 医師は、自己の臨床例に照らして、専門的立場から証言したものと認められる。また、前記前提となる事実によると、被告人は、本件犯行直前にも多くの幻聴を聞いていたものと認められる。これらを総合すると、Q 医師の上記証言を容易に排斥することはできない。
>
> （ウ）そうすると、被告人は、本件各犯行の最中にも幻聴を聞いていたという可能性を排斥できないというべきである。

この判定は妥当のようだが、論理的には重大な欺瞞が少なくとも 2 つある。

第一は、一方が経験上「有る」、他方が経験上「無い」と述べるとき、「有る」のほうが信用できるのは普遍的な事実であるから、これは両者を比較したことにならない。いかなる場合も「無い」という証明が不可能なのは論理学の基本的常識であり、P 医師が経験上「無い」といっても、それは「無い」ことを証明したことにはなり得ない。対して Q 医師が経験上「有る」という時、Q 医師を信用しないという何らかの理由がない限りは、「有る」の証明になる。「有る」

と「無い」が対立すれば、「有る」が勝つのは論理としては一義的なのである。

　第二に、Q医師が「**怒りに任せて殺害しようと一生懸命行動に出ている最中にも、さらに新たな幻聴を聞くことはあり得ると思う。これは臨床経験上言えると思う**」という時、その根拠はきわめて薄弱である。なぜなら、幻聴とは専ら主観的なものであるから、ある患者が「これこれの時に幻聴があった」と述べたとしても、それを客観的に証明することは不可能である。したがって、Q医師の言うところの「臨床経験上」は、本件に何ら追加情報をもたらすものではない。本件では被告人は犯行時に幻聴を聞いたと言っている。それを信用するかしないか、という議論において、Q医師がいかに名医であっても、またQ医師が過去の臨床経験をいくら持ち出しても、幻聴があったという判断を強化するものにはなり得ない。

　結局のところ、このような著しい幻覚妄想状態においては、「幻聴があったかなかったかは、わからない」が唯一の正確な答えなのである。にもかかわらず、あった、なかったの議論をすることは滑稽でさえある。知り得ないことについては、沈黙しなければならないのだ。

　それはそれとして、本件判決文に見られる裁判所の論考は非常に精密である。この後、動機、態様などの論考が続く。まず動機である。

　　ウ　犯行動機
　　（ア）　前記前提となる事実によると、被告人は、統合失調症によるものと認められる幻聴や妄想により、実父であるEを包丁で切り付ける、自宅屋上の物置に閉じこもる、クーラーの室外機にカーテンの布をかぶせるなどの異常行動に及んでいた。そして、被告人は、本件当日も、疲労によりベッドに横になったところ、またもや幻聴が聞こえてきて八方ふさがりの状態になり、その声に向かって「殺すぞ。」と言ったもののおちょくるようなことを言われたため、この上は、A一家や付近のマンションの住人を殺害するしかないと決意したものと認められる。

妄想から動機が生まれ、発展し、犯行につながった。本書各ケースに付したフローチャートの通りのパターンである。本件では妄想だけでなく幻聴が加わる形となっている。

　　　　　　被告人は自宅3階の自室にいた際に上記の声を聞いたとするもの

の、被告人とAらとはほとんど交流がなく、Aらが被告人に聞こえるような声で悪口を言うとは到底認め難いことからすると、被告人が犯行直前に聞いたとする声は幻聴にほかならず、この幻聴やA一家から悪口を言われるという被害妄想は統合失調症によるものであることは明らかである。そして、このような幻聴や妄想により被害者一家らを殺害しようと決意したというのは、何ら自らの生命や身体の安全が脅かされたわけでもないことからすると、いかにも突飛かつ不合理であり、了解することは著しく困難というほかない。

　これが妥当な認定というものである。
　幻聴や妄想は、本人にとっては事実である。その幻聴や妄想の内容が、本人を迫害するものであれば、その迫害者に対する敵意が生まれることを、「一応」了解可能、とする認定が、本書で紹介してきた判例だけを見ても複数存在するが、「一応」も何も、そもそもの幻聴や妄想が健常者の思考や体験からは逸脱した病的なものなのであるから、それらを取り除いた後の心理を了解できるとかできないとかいっても意味はない。

　　　　（イ）これに対し、検察官は、〔1〕被告人が本件各犯行の最中に新しい幻聴を聞いたかどうかは疑わしい上、仮にそのような幻聴を聞いたとしても、それは被告人に対し殺害を命令するような内容ではないから、被告人には、幻聴に対して主体的に意思決定をすることができた、〔2〕被告人が聴いたという幻聴の内容は、被告人に対する悪口や「あんたに私は殺されへんで。」などという被告人を揶揄するものであり、それに対する憤まんが高じて殺意を抱くことは、一応了解可能である旨を主張する。

　上記、また出た、「一応」了解可能。検察官の腰が引けた反論である。遠吠えのニュアンスさえ感じられる。この裁判所には通用しまい。

　　　　　　　しかし、〔1〕前記前提となる事実によると、被告人は、本件犯行の直前の幻聴により八方ふさがりの状態になり、この声が聞こえてこないようにするには、悪口を言っているA一家やマンションの住人を殺害するしかないと思うまでに追い詰められていたものと認められるから、幻聴に対して主体的に意思決定をすることができたとは

認め難い。また、〔2〕上記のとおり、悪口を言ったと思料される人物を問い質すこともなく、直ちに一家4人を包丁で切り付ける行為に出るというのは、通常人の思考とはかけ離れたものであって、動機を了解することは著しく困難というべきである。検察官の上記主張はいずれも採用できない。

〔1〕も〔2〕も妥当な指摘である。「一応」了解可能とさえ言えない、という認定である。
次に犯行態様についての論考が続く。

　エ　犯行態様
（ア）犯行態様についてみると、前記前提となる事実のとおり、被告人は、平然とした表情で無言のままA方の2階に上がり込み、わずか12歳のBに対して包丁で切り付けたばかりか、Bが逃げようとするのも意に介さず、背後からさらに切り付けた上、その後も、我に返ったり、躊躇したりする様子もなく、次々と被害者らを切り付けるというもので、幻聴や妄想に基づくということを考慮しなくとも、悪口を言われたに過ぎない者の行動としては、一見して極めて異常なものである。また、被告人は、A方の1階にAがいたことを認識したものの、そのまま2階に上がって犯行に及んでいる。この点について、被告人は、Q医師の問診において、AとMを刺さないで2階に上がった理由を問われて、「（悪口を）言ってない人だと思っていた。」と答えており、被告人は、特定の誰というよりも、悪口の聞こえてきたA方2階に行って、そこにいる悪口を言っている者に直接危害を加えようと考えて犯行に及んだものとみられる。このように、被告人が正に犯行に及ぶ際にも、統合失調症による幻聴や妄想が強く影響していて、自ら主体的に意思決定をしたり、その決定内容に従って行動することができなかったのではないかとの疑いは濃厚である。

　精密な事実認定であるといえる。実質上の論考をしないままに「**極めて強固な殺意に基づく残虐なものである**」と切って捨てた **Case 14　邪気** の認定の著しい粗雑さが、本件の判決文と比べると特に際出つ。

（イ）　これに対して、P医師は、「被告人には、終始犯行についての違法性の認識があり、極めて主観的ではあるが、被告人に立ち向かって来た人物に攻撃を加え、許しを請うているように思える発言をした人物や逃げた者に対しては凶行に及ばなかったという。」、「行為の違法性の意識は犯行中も明瞭に存在し、犯行内容も反省の意を示すならば殺したくないというより柔軟な方向への思慮の変化が看取される。」としており、さらに、「主観的にであるが、犯行時、被告人には行為に対する逡巡がある。（逡巡とは、具体的には、）主観的ではあるが、向かってきた人物に対しては攻撃を加えるけれども、相手が許しを請うならば許すというふうな内容の話である。」、「客観的な状況はともかくとして、被告人自身の気持ちとしては、こういうような—被告人に立ち向かって来た人物に攻撃を加え、許しを請うているように思える発言をした人物や逃げた者に対しては凶行に及ばないというような—気持ちが主観的にあったということである。」という趣旨の説明を加えている。

　P医師のこの説明にも、合理性がないとはいえない。しかし裁判所はそれを上回る合理性をもって排斥する。

　　　　前提として、上記のとおり、被告人の被害者らに対する切付け行為には、躊躇している様子が全く認められず、むしろ、一家4人を問答無用に切り付けることで、悪口を言われたという幻聴や妄想についての報復行為を貫徹しているものといえる。すなわち、P医師が指摘する「被告人に立ち向かって来た人物に攻撃を加え、許しを請うているように思える発言をした人物や逃げた者に対しては凶行に及ばなかった」という事実は、客観的には一切存在しない。

　この排斥方法は、裁判所が鑑定医の意見を却下する際の定法である。すなわち、事実認定の食い違いを指摘する。精神医学という土俵で鑑定医と争おうとした場合、裁判所は専門性において明らかに不利であるが、事実認定は法律家の土俵である。そこに持ち込めば、鑑定医はそれ以上反論できなくなる。**Case 9 宮古島の砂**でも裁判所は基本的に同じ手法を用いて鑑定結果を排斥している。

ところで、P医師は、先に述べたとおり、被告人が聞いたという、上記指摘に沿う内容の被害者らの声（「許してくれ。」、「もうしようもないことしない。」、「お前死ぬまでいやがらせする。」、「もうしない。」、「女を刺しやがってどうのこうの。」等の声）は、「男女2人がスキップをしながら店にやってきた。」などの事実に反する記憶とともに、追想妄想である可能性が高いと説明している。そうすると、P医師の説明によれば被告人が犯行後に妄想的な思い出し方をしたに過ぎないとされる被害者らの声やそれに応じた被告人自身の行動（これらは、上記のとおり、客観的事実に反するものである。）を取上げ、それを犯行時に被告人が主観的に逡巡した根拠とすることには疑問がある。

　裁判所の合理的な論考である。追想妄想とは、記憶の改変である。記憶の中の妄想である。統合失調症が悪化したときの行動や、あるいは、妄想性障害で過去のことを語るとき、そこにはしばしば追想妄想がある。これは刑事裁判では厄介な概念である。それが本当に追想妄想なのか、それとも現にその時に妄想があったかのか、証明し難いことがその理由である。だがP医師の論理には致命的かつ初歩的な欠陥があった。一方で被告人の語る内容を追想妄想であるとしながら、他方でその内容を逡巡の根拠としたことである。裁判所がこの論理の欠陥を見逃すはずはない。P医師は答えに窮したであろう。

　なお、上記イで検討したとおり、被告人は、本件各犯行の最中に、P医師の上記指摘に沿う内容の声を、追想妄想ではなく、犯行時に存する幻聴として聞いていた可能性がある。そうだとすれば、被告人は、現実には被害者らの発言や態度に応じて犯行に及ぶか否かを選択したわけでは全くないのであるから、単に、犯行時、そのような幻聴を聞いていたに過ぎないことになる。このように統合失調症の症状である幻聴のただ中にあった被告人について、幻聴の内容からみて主観的に逡巡があるとして、犯行時に違法性の認識があったと評価することも相当でないと思われる。

　弁護人が冒頭で「**被告人は、本件各犯行の最中にも幻聴を聞いており、幻聴に支配されていた**」と主張したのを受ける形で、幻聴の有無がこの判決文の主要なテーマとなっている。だが「犯行時に幻聴があった」ことを軸とする論考

には後述の通り重大な欠陥がある。

　　　　（ウ）検察官は、上記P鑑定を前提としつつ、被告人が、P医師の問診に対して、「（向こうが悪いけれども、自分のやっていることも良くないことだと当時から分かっていたか）はい、そうです。」、「犯行の途中でも、自分は悪いことはしていると思った。」などと答え、Q医師の問診に対しても、「殺すのはどうかと思って、ためらった。」、「（途中で止めようという気持ちは）あったことはあった。」などと答えており、犯行を躊躇した様子がみられることなどを指摘して、本件犯行時の被告人には違法性の認識が存在していた旨を主張する。

　これは一見すると妥当な指摘に見えるが。

　　　　しかし、Q医師は、被告人の上記のような思考について、「被告人が犯罪歴は全くないこと、発病するまでは、真面目であったことなどから、幻聴に起因する恨みを晴らすことと人を殺すことはいけないという気持ちが、葛藤を起こしても不思議ではない。その現れが逡巡ということになって現れてくるのであって、それをもって直ちに是非善悪の弁識がある程度できたことにはならない。」と証言している。

　P医師に反論するQ医師。妥当な反論といえよう。

　　　　Q医師の上記証言は相応の説得力がある上、被告人が、本件犯行直前における幻聴により八方ふさがりの状態になり、精神的に追い込まれた状況になっていたこと、犯行の具体的状況において、被告人が被害者らの言動により犯行を回避しようとした形跡はなく、問答無用に切り付けたことに照らすと、仮に多少は犯行を躊躇したことがあったとしても、統合失調症による幻聴や妄想の強い影響の下で、自ら主体的に意思決定をしたり、その決定内容に従って行動することができたりしたとは認め難い。

　躊躇の有無にこだわるのではなく、精神病症状の重篤さを重視すべきだという妥当な指摘である。

第3章　妄想の医学と法学

さらに、そもそも、被告人が犯行を躊躇したということ自体、上記（イ）のとおり、本件各犯行の問答無用で容赦のない執拗な犯行態様に照らし、本件各犯行の最中に聞いていた可能性のある幻聴（上記「許してくれ。」、「もうしようもないことしない。」等）による、あるいは、P医師が説明する追想妄想による、誤った認識ないし思い込みであるとも考えられる。

　躊躇したかどうかは疑問であるという指摘は妥当であるが、幻聴の本質にかかわる重大な誤りがある論考である。**「幻聴による……誤った認識ないし思い込み」**という部分である。まとめて後述する。

　　　また、被告人が犯行を躊躇した旨の供述は、被告人の捜査段階における供述調書に見当たらず、Q医師の問診時に一旦言いよどんだ後に出てきたことからみて、弁護人が弁論で指摘するように、既に幻聴及びこれに対する怒りの支配から脱し、規範意識が作用する中で、被告人が（殺害を）ためらったと答えた可能性も否定できない。そして、被告人がP医師の問診時に述べた「反省してくれるのなら人殺しのつもりはなかった。」、「犯行の途中でも、自分は悪いことはしていると思った。」といった心理状態の説明についても、同様に解釈しうる余地がある。
　　　いずれにせよ、検察官の上記主張は採用できない。

　逡巡の有無は、責任能力の判断においてはかなり重視されるのが常である。本件では、逡巡はなかったという認定により退けられている。
　裁判所の論考は、水も漏らさぬ細部に及んでいる。次は犯行時の記憶についてである。

　　オ　犯行時の記憶
　（ア）　被告人は、捜査段階において、「Aさんの家の1階には、AさんとMさんが座っていたが、2人とも逃げたので、私は、追いかけることはせずに、2階に上がった。」、「2階で、中学生くらいの男の子が口で刃向かってきた」、「私が1階に下りると、Aさんが近付いてきたので、顔の辺りやお腹や胸を刺したように思う。」などと、前記前提となる事実と反する供述をしており、また、P医師及びQ医師

の問診時にも、上記イ（ア）で指摘したとおり、到底事実とは思われないことについて述べているのであるから、犯行当時の被告人の意識が清明でなく、記憶が正しく保持されていない疑いは濃厚である。Q医師も、当公判廷において、「被告人が記憶に基づいてきちんと供述してるかどうかは疑問である。被害者の供述と、かなり食い違っているところがあったり、2人の男女がスキップをして走ってきたというふうな、全くあり得ない話を記憶として語っていることから、犯行時の記憶はかなり問題がある。ということは、強い情動に支配されて、この犯行の最中に関しては、意識が必ずしも清明でなかった可能性はある。P医師はそれを追想妄想、つまり過去にさかのぼって妄想的な意味づけをしてる、妄想的に別の話を作ってしまってるというふうに考えているところ、その可能性もあると思うが、行為の最中に、意識そのものが必ずしも通常の状態ではなかったと思う。」旨を証言している。

（イ）これに対し、検察官は、被告人の犯行時の記憶は清明であり、被告人が犯行時、見当識を失っていなかった旨を主張する。しかし、先に検討したように、被告人は、既に捜査段階やP医師の問診時において、被害者らの供述と異なる事実や到底あり得ない事実について述べていたものであり、これを追想妄想であると断定することはできないのである。そうすると、犯行の最中、被告人の意識そのものが必ずしも通常の状態ではなかったと思うとするQ医師の上記証言を排斥することはできず、犯行時における被告人の意識が清明であったとは断定し難く、その記憶が正しく保持されているともいえない。

　犯行時の被告人は、統合失調症の急性期であり、激しい幻覚妄想を伴う強度の精神運動興奮状態にあった。精神医学の正統的な症状論に基づけば、このような状態であっても意識障害はない。Q医師の**「意識そのものが必ずしも通常の状態ではなかったと思う」**という証言は、「意識障害ではないが、通常の意識状態とは異なっていた」ことを伝えようとする慎重な表現を取ったものであると思われる。

　裁判所は、さらに、犯行後の言動も検討している。

カ　犯行後の言動
　　　検察官は、被告人が本件犯行直後、被害者方を去る際に、「警察に電話するんやったら、してみやがれ。」などと捨てぜりふを吐いていることから、警察沙汰になることを理解しているといえること、本件犯行直後に110番通報をしていること、被告人は、捜査段階において、「人を刺したことは犯罪だと分かっていたことなので、警察に捕まるのは仕方がないと思い、警察に電話をかけた。」などと供述していることなどから、被告人は、本件犯行直後に行為の違法性の認識があり、ひいては、犯行時にも違法性の認識があったと主張する。

一見すると妥当な主張にも見えるが。

　　　しかし、Q医師は、被告人の犯行後の言動について、「違法性の認識を行為の最中にも保持していたとは考えにくい。行為態様から明らかなように、犯行の経過中は強度の精神運動興奮の状態にあった。しかし、犯行後は速やかに興奮が醒めており、違法性の認識はその時点で現れたと見るべきである。」と述べ、犯行後に110番通報をしたことは、直ちに犯行時にも違法性の認識があったことの裏付けにならないとする。また、被告人が統合失調症による幻聴や妄想の影響で異常行動に及ぶ一方で、その直後には表面上は平静さを取り戻すということについては、本件の約10日前にあった、被告人のEに対する切付け行為とも相通じるものがあり、Q医師によれば、「統合失調症の幻覚の特徴として、いきなり降ってわいたように幻聴の声が押し寄せてくると、それに振り回されてしまうが、それがすっと消えると、まるで何事もなかったかのような状態になってしまう。それはいかにも不自然で、父親を切ったときにも、それだけのことをしていながら、何事もなかったように振る舞っていたというのは、これは正に統合失調症の特徴だろうと思う。」と説明されている。

　鑑定人たるものこのような説明をしなければならない。統合失調症という精神病の特徴とは、日常的な正常心理からの類推では決して到達できないものであるから、それを裁判所に正確に伝えることこそが鑑定人の責務であるといえ

よう。その意味で上記 Q 医師の説明は秀逸である。
　「それだけのことをしていながら、何事もなかったように振る舞っていた」という情景は、アンリ・エイの有名な教科書にも記されている、統合失調症の犯罪のあるタイプの顕著な特徴である[1]。

　このQ医師の見解は、被告人の異常行動とその直後の様子との落差を説明する上で相応の説得力を有するものといえる。

　精神医学的に正確な説明が、法曹にとって説得力ある説明になるとは限らないのだが、本件は正確性と説得性が一致する幸運なケースとなった。いや「幸運」ではなく「妥当」と言うべきであるが、現実の裁判での精神医学的見解と法的見解の齟齬が非常に多いことに照らせば、「幸運」が正しい表現であろう。

　これらを踏まえると、犯行後の行動から犯行時の被告人に違法性の認識があったと直ちに断定することはできないというべきである。この点につき、検察官は、被告人が当公判廷において、裁判官の「包丁を持って家を出るときは、悪いことをしに行くという気持ちはなかったのか。」という質問に対し、「あった。」旨を供述していることを挙げて、被告人には犯行時に違法性の認識があったと主張する。しかし、被告人は、それに引き続いて、被害者らを刺すなどしている際には、悪いことだとは分からない状態になっていたと思う旨を供述しているから、検察官の上記主張は必ずしも当たらない。

　裁判では公判廷での供述が重視されるのは当然であるが、**Case 13　嫉妬の果てに**　でも述べたように、精神症状のかかわる供述については、通常の供述と同列の手法で判定することは重大な誤謬を導くおそれがある。Q医師も述べている通り、精神病症状が激しい時期における自分自身の体験や思いを被告人（患者）が語る時、その内容の正確性は相当に疑問があるとみなければならない。被告人は公判廷での裁判官からの質問に対して、上記の通り、包丁を持って家を出るときは悪いことをしに行くという気持ちがあったと述べており、その部分だけを取り出してみれば弁識能力はあったということになるが、**「被告人は、それに引き続いて、被害者らを刺すなどしている際には、悪いことだとは分からない状態になっていたと思う」**と供述したことに基づき、弁識能力は

なかったと裁判所は認定している。結果としては裁判所の認定は正当であるが、統合失調症の急性期の状態について本人が振り返って当時の心境を述べる時、一問一答形式で正確に説明できるかどうかはかなり疑問であり、むしろ個々の供述よりも症状の全体像を重視すべきである場合が多いものである。

> 一方、被告人は、犯行直後、被告人方に戻り、平然とした態度で、犯行に使用した包丁を洗って包丁立てにしまったほか、臨場した警察官に対し、自己の犯行を後悔するような言動を示していなかったのである。このような被告人の犯行後の行動は、むしろ、被告人が犯行時に違法性の認識を有していたと推認することに疑いを生じさせる事情といえる。

妥当な認定である。先のアンリ・エイの教科書記載の通りの事情である。
判決文にはこれに続いて被告人の本来の人格とは異質の犯行であることも論じられているが省略し、まとめに入る。

ケ 小括

> 以上に検討したところによると、被告人は、統合失調症の症状を相当悪化させ、幻聴や妄想が活発化していたところ、本件犯行直前に聞いた幻聴により八方ふさがりの状態になったことから、この上は被害者一家を殺害しようと決意したものであって、このような犯行動機は了解することが著しく困難であるし、被告人の本来の人格とは全く異質なものであり、統合失調症による幻聴や妄想がなければ殺害を決意することはなかったという意味において、幻聴や妄想に強く影響されていたことは明らかである。また、犯行時の状況も、被告人が犯行をためらった形跡はなく、110番通報をしたことなどの犯行後の行動を検討しても、被告人が正に犯行時に違法性の認識を有していたとは断定し難い。被告人は、常日頃、殺人が違法な行為であるという抽象的かつ観念的な知識を有していたが、犯行時、統合失調症による幻聴や妄想の強い影響を受けて、自らの行為について、長年にわたって悪口を言ってくるという不当な行為に対する最後の対抗手段として、正当性を有するものと不合理にも認識していたものと認められ、反対動機を形成する前提として、自己の直面する具体的状況に応じて行為の是非善悪を弁別する能力は、完全に

失われていた疑いが濃厚である。さらに、幻聴とのやり取りで激情に駆られ、強度の精神運動興奮の状態にあり、意識が清明でなかった可能性すらあるのであるから、仮に犯行時、是非善悪を弁別する能力がごくわずかに残存していたとしても、その弁別に従って自己の行動を制御する能力は失われていた疑いが濃厚である。検察官は、違法性の認識、是非弁別能力及び行動制御能力のいずれも欠けていたとするQ鑑定を論難して、上記判断と異なり、被告人は心神耗弱状態にとどまっていた旨を主張するが、既に説示したところから明らかなとおり、採用の限りではない。そうすると、被告人は、本件犯行時、是非善悪を弁別し、それに従って行動を制御する能力を失っており、心神喪失の状態であったとの合理的な疑いが残るといわざるを得ない。

第三　結論

よって、被告人の本件各行為は、心神喪失者の行為として罪とならないから、刑事訴訟法336条前段により、被告人に対し無罪の言渡しをする。よって、主文のとおり判決する（求刑　懲役10年、文化包丁の没収）。

主文のとおりすなわち心神喪失で無罪である。
本件の先行事情から犯行に至る心理のフローチャートを図3-15Aに示す。

先行事情
統合失調症に罹患
A方からの幻聴（**a**）

妄想
Aの一家が自分に悪意を持っている（**b**）

動機の萌芽
Aへの怒り、恨み

発展
統合失調症の悪化（**c**）

動機の固定
八方ふさがりとなり、Aを殺すしかないと決意（**d**）

犯行
包丁を持ってA方に侵入し、
殺意を持って切り付けた（**e**）

(**a**) 証拠上は妄想に先立って幻聴が発生している。
(**b**) まず幻聴があり、その結果として妄想が発生した。症状発生の順番からはその通りであるが、そのような解釈に実は問題点があることは本文に記した通りである。
(**c**) 家族への切り付け、自殺企図、警察への訴え、奇行など。服薬中断による統合失調症の悪化であることは明らかである。服薬を続けていれば悪化することはなく、したがって本件犯行もなかった。
(**d**) 妄想に直結した動機であることは明らかである。
(**e**) 統合失調症への罹患から犯行まで真っ直ぐな一本の線で連続している。したがって、犯行時の幻聴の有無は本質的な問題ではなく、統合失調症が重篤に悪化した際の心理を精密に追究しようとするのは過剰な可知論といわざるを得ない。知り得ないことについては沈黙しなければならない。

「犯行は幻聴の命令によってなされた」と説明すれば、一般的には納得されやすいが、だからといって幻聴によって行為を説明するのは鑑定人として誠実と言えるか否か、悩ましいところである。

図 3-15A　Case 15：心理のフローチャート

医の観点

　Case 1 ハードクレーマー とともに、本件には、統合失調症の発症から悪化に至る1つの典型的な経過が見られている。両者を対比したのが表 3-15（次ページ）である。

　他のどんな病気とも同じように、統合失調症にはこのように典型的な経過というものがある。経過は、そして、ステージに分けることができる。表 3-15 に示した通り、時間経過にしたがって病気が進行・悪化していくステージである。各ステージにおける症状の細部はケースにより異なっている。だが本質は共通している。たとえば **Case 1 ハードクレーマー** の、ラジオ局からの嫌がらせと、**Case 15 幻聴はあったか** の、隣の家族からの嫌がらせは、いずれも被害関係念慮という共通点がある。これは、Case 1 と Case 15 の脳内に共通する変調が生じていることを示している。

　他のどんな病気とも同じように、統合失調症には原因がある。原因は、しかし、不明である。不明であるが、脳内にあることは確実である。ドーパミン系に関連していることも確実である。だが確実なのはそこまでである。すなわち、不明な点がまだまだ多いが、原因はとにかく脳内にある。だから統合失調症は内因性の病気と呼ばれる。図 3-15B のように、この内因は、遺伝と環境

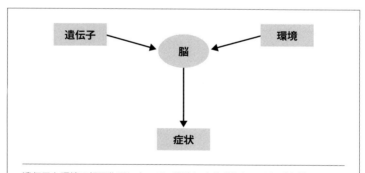

遺伝子と環境の相互作用によって、脳内に変化が生じ、それが症状として現れる。いかなる精神疾患も、突きつめればこのメカニズムに帰着する（この図は、Case4 拡大自殺 に、「うつ病の成因」として掲載したものと同一である）。統合失調症では、内因性うつ病と同様、環境（ストレス）の占める割合はあまり大きくない。

図 3-15B　精神疾患の成因

表 3-15　Case 1 と Case 15 の経過

	Case 1　ハードクレーマー	Case 15　幻聴はあったか
非特異的な不調（a）	中学　不登校がち 自殺企図 引きこもり	中学　断続的な不登校
自我障害の萌芽（b）	音に過敏に反応	高校　自己臭症 孤立しがち
不確実な精神病症状（c）	ラジオの DJ が自分の手紙に反応した	人から何か言われている。人につけられている気がする
幻聴、被害妄想（d）	ラジオで自分のことを言われている	A 方（被害者方）から色々言ってくる
改善（e）	（無治療）	服薬
再燃（f）		服薬中断
症状の悪化（g）	ラジオ局への怒りが募り、自暴自棄となる	明らかな幻聴と被害妄想に苦悩する
破綻（h）	放火	殺人未遂

(a) もちろんこの段階では、この不調が何に由来するものかは不明である。だが後の経過から振り返ってみれば、これは統合失調症の前駆症状であったことがわかる。統合失調症の初期には、その非特異的な症状のため、うつ病ではないかと思われることもしばしばある。
(b) 本来は自分の中にあるものが外に漏れ出て行くというのは、自我障害にあたる症状である。精神科には自己臭恐怖症という診断名もあり、「自己臭」が必ずしも統合失調症の自我障害の萌芽であるとは限らない。だが本ケースでは、やはり後の経過から振り返ってみることにより、この頃には統合失調症が発症しかけていたことがわかる。
(c) この段階では、単なる勘繰りや自意識過剰などと見られていることがしばしばある。
(d)「顕在発症」と呼ばれる段階である。統合失調症という脳の病気を考えた時、脳内での過程は上記の非特異的な不調の段階から徐々に始まっていると考えられるが、臨床症状が統合失調症の診断基準を満たすのはこの顕在発症の段階である。現代の精神科の臨床では、顕在発症より前の早期にいかにして統合失調症を診断し、発症を予防するかが 1 つの課題となっている。
(e) Case 1 に解説した通り、統合失調症の主たる脳内変化はドーパミン系の変調であり、この変調を修正する薬によって統合失調症は治療できる。100％治療できるという段階に現代の精神医学は達していないが、幻聴や被害妄想に対して相当な効果があることは確実である。すなわち、適切に薬物療法が行われれば、統合失調症が著しく悪化することはなく、したがって本件 Case 15 のような事件が起こることもない。
(f) 本件 Case 15 はいったん治療が開始されたものの、残念ながら治療が中断され、症状が再燃した。統合失調症が刑事事件につながるケースの大部分は、本件 Case 15 のように治療が中断されたケースか、Case 1 ハードクレーマーのように全く治療がなされていないケースである。
(g) 再燃した症状は徐々に悪化している。これが身体の病気であれば、治療中断によって再燃・悪化した場合には、治療を再開することで再び改善に向かわせることが比較的スムースにできるが、統合失調症では悪化すると病識が失われ、治療を再開することが困難になることが多い。
(h) 症状の悪化が犯行を生んだことはあまりにも明らかである。

から形成される。遺伝と環境の相互作用によって形成されて脳内に生じた何らかの変化が進行していくのが、統合失調症という病気である。

他の病気であれば、自分に生じた変化を症状として自覚できる。自覚するのは脳である。だがその脳そのものに変化が生じる統合失調症では、変化を正確に自覚することができなくなる。多くの場合、変化が生じたのは自分ではなく外界のほうであると感じ取る。統合失調症の症状である幻覚や妄想などは、「異常体験」という言葉でまとめることもあり、それはすなわち、自分に生じた変化を外界の異常として体験するという症状にほかならない。

　精神科の診断は、この体験を捉えることに尽きるが、それは本人の言葉を通してしか捉えることができない。したがって、精神科の診察において、本人の言葉を綿密に聴くことの重要さはいくら強調してもし過ぎることはないが、ここで注意すべきことは、本人にとっても異常体験は人生における新奇の体験であるから、本人自身もそれを正確に表現する言葉を持ち合わせておらず、語られた言葉は、既存の言葉によって近似的に置き換えられて表現されたものにすぎないという点である。

　その顕著な例が幻聴という体験である。「幻聴」というからには、何かが聴こえているのだと人は思いがちで、それは誤りではないが、統合失調症患者に幻聴体験を詳しく語ってもらうと、それは健常者における「聴こえる」という体験とは異なることが明らかになることが多い。特に発症の初期においては聴覚性は稀薄で、自分の考えなのか声なのか区別がつかないとか、声というよりそういう内容が頭に入ってくるなどの表現をされることがしばしばある。病勢が進行すると、より「声」に近いものになるが、それでもやはり多くの場合は通常の意味の「声」とは異なる体験であることが、詳細に話を聞くと明らかになるものである。それでも「声が聴こえる」と語られるのは、既存の言葉にはその体験にぴったり適合する表現がないからであり、あるいは、質問する側がそのような語りを誘導するからである（誘導するという意図はなくても、自らが体験したことのない内容を聴取する際には、自らが体験したことのある内容にあてはめて理解する以外にないので、結局は誘導になる）。

　幻聴に限らない。言葉で表現されるのは、統合失調症の体験のごく一面にすぎない。語られた言葉から、体験内容を可能な限り深く読み取るのが、精神科の診断学である。精神医学用語として確定された各症状の有無を確認していくというDSMのような操作的診断は、精神科診断学の入口にすぎない。

法の観点

　犯行時の弁識能力と制御能力。本書のどの判例も例外なく、それを被告人の心理や行動の分析に基づいて判定している。どの精神鑑定で行われている作業も同様である。

　これは、**Case 10** でも解説した通り、**可知論**と呼ばれる立場に依拠した責任能力判定法である。

　対義語は**不可知論**である。不可知論とは、精神障害がその人の意思や行動の決定過程にどのように関わるかは不可知、すなわち評価不可能であるという立場を指す。

　不可知論に依拠すれば、被告人が精神障害に罹患していると診断されれば、そこから先の心理分析は不要である。精神障害者の心理は知り得ないというのが不可知の立場だからである。不可知論においては、責任能力に関しては、精神医学者と司法関係者の間の「慣例」によって決定される（たとえば、「統合失調症と診断されれば心神喪失とする」、などのように、診断名と責任能力を一対一で対応させる）。

　かつての我が国の司法場面には、不可知論が席捲していたが、現代においては可知論が圧倒的に優勢になっている。厚労省研究班による『刑事責任能力に関する精神鑑定書作成の手引き』の冒頭にも、「責任能力の評価と検討は可知論的な視点からおこなうことを推奨する」と明記されており[2]、精神鑑定、裁判ともに、実務はそのように進行している。但し、同書にも記されているが、可知論の限界も熟知しておく必要がある。本例 **Case 15 幻聴はあったか** は、まさにそれを実感させられるケースである。

　本件被告人が犯行時、統合失調症の急性期の強度の精神運動性興奮状態にあったことは確実で、裁判においてもこの点についての争いはない。このような状態になった統合失調症患者を一度でも目の前で見た経験があれば、可知論は通用しないと実感できるはずである。まさにその時における意思や行動の決定過程を理解するなど、できるはずがないと誰もが思う激烈な興奮状態がそこにはある。この時に彼が何を思い、何を感じていたかは、不可知の領域にある。

　それを如何にして可知論の領域で議論するかという難題の解決に向けて真摯な努力がなされたことが、本件の判決文から読み取れる。最大のポイントとされたのが、犯行時の幻聴の有無である。幻聴はなかったとするP医師、幻聴はあったとするQ医師、この2人の鑑定内容を精密に分析した結果、裁判所

は、幻聴はあったと結論した。そしてこの結論が、心神喪失で無罪という判決に直結した。

「幻聴はあったか」という問いに対して、P、Q２人の医師の論考を比較検討すれば、Q医師の「幻聴はあった」という回答が正しいという判定は正当であろう。だが本件においては、「幻聴はあったか」という問いを立てること自体が、精神医学的には適切とは言えない。

なぜなら、本件犯行時における被告人は、強度の精神運動興奮状態にあったのであり、であればこの時の精神状態は不可知論の領域にあるからである。犯行の後に精神状態が改善し、犯行を振り返って語る言葉は、いかにそれが誠実なものであっても、犯行時のことを正確に反映しているとは考え難い。

したがって、論点は幻聴ではなくむしろ意識を前面に出すほうが、本件においては適切であると言える。Q医師が述べるように、「**犯行の最中、被告人の意識そのものが必ずしも通常の状態ではなかった**」という点を前面に出すのである。裁判所はこれを受けて「**犯行時における被告人の意識が清明であったとは断定しにくく**」と述べており、これは医学における「意識」という用語の使い方とは矛盾するが（「意識が清明でない」とは、医学的には「意識障害」にあたるが、統合失調症では、症状が如何に悪化しても「意識障害」には至らない。Q医師の「**意識そのものが必ずしも通常の状態ではなかった**」は医学的には微妙な表現で、「医学的な意味での意識障害はなかった」ことを正確に言わんとしたものと推察される）、「意識」は日常用語としても普通に用いられる言葉であるから、医学用語としての使い方のほうが正しいと主張することは必ずしも適切ではないであろう。そして、「意識に大きな問題があれば、弁識能力・制御能力は著しく損なわれているか、または、完全に損なわれている」という論理で責任能力を判定することは、医学的に容認できる範囲の用語法である。

だが「幻聴」は医学用語である。特に統合失調症における「幻聴」は純然たる医学用語であり、日常用語とは一線を画した意味を持っている。裁判においても、「幻聴」をめぐる論考においては、医学用語として正確に用いなければならない。

前述の通り、統合失調症患者における幻聴は、健常者における「聴こえる」という体験とは異なる。本件においても被告人の「**性別や誰が話しているのかについては分からなかった**」という供述から、それが読み取れる。聴こえたというからには声の性質（性別、大小など）がわかりそうなものだと健常者は思いがちだが、幻聴の内容は、健常者に聴こえる「声」とは異質のものであるから、このように、「声」の性質がはっきりとは自覚されないのはむしろ普通の

ことである。したがって法廷や取調べ場面などで幻聴体験の具体的内容を問われたとき、統合失調症患者の証言は曖昧になることはがしばしばある。これをそのままとらえて、「幻聴があったかどうかはっきりしない」と判定する、さらにはその発展として「幻聴としては軽い」、「統合失調症の症状としては軽い」と判定するのは根本的な誤りである（時には詐病を疑われる根拠とされることもある。重大かつ深刻な誤謬である）。統合失調症の幻聴の本質は、「他者の意志が自分に侵入する」という自我障害の体験であって、「声」すなわち聴覚性は本質ではないのである。

　本件、検察官は、「（犯行時に幻聴を聞いたとしても）**それは被告人に対し殺害を命令するような内容ではないから、被告人には、幻聴に対して主体的に意思決定をすることができた**」という主張をしている。

　この主張に対極するものとして、「幻聴は被告人に対し殺害を命令する内容であって、被告人は同命令に逆らうことができず、犯行におよんだ」という認定が考えられる。これは上記検察官の主張の逆であって、このような認定になれば心神喪失となるのが我が国の裁判の通例である。結果から見れば、そこまでの幻聴であれば心神喪失とされることは不合理なことではないが、逆に統合失調症で心神喪失となる場合の典型例が「幻聴の命令に逆らうことができない場合」と規定することは、幻聴という精神症状の本質を見失った論であって、精神医学的には大きな問題がある。可知論・不可知論という軸においては、それは過剰な可知論であろう。統合失調症の症状が重度な状態における意思や行動決定過程に、「声による命令」という一見するとわかりやすい（しかし、幻聴の本質からは逸脱した）要素を過剰に重視することによって、可知論に帳尻を合わせた論法となっているとの感が否めない。「幻聴はあったか」という問いを中心に据えた本件はその典型例と言えよう。

　Q医師は、「意識」、「幻聴」という2つのキーワードによって本件を説明し、裁判所はそれを採用した。「犯行の最中に幻聴を聞き、それに従って犯行におよんだ」という図式は、鑑定医からの説明として最も受け入れられやすいものの1つである。

　だがそれは、精神医学的には正確な説明ではない。

　正確だが難しい説明を提示すべきか。不正確だがわかりやすい説明を提示すべきか。これは、医学と法学という次元の異なる領域が出会うとき、顕在・潜在を問わず常に存在する深刻な問題である。

　しかし医学と法学が水と油の関係になれば、それは社会にとって非常に不幸な事態である。医と法の対話を不断に行い、両者のギャップを埋めていくこと

が望まれよう。

参考
1) エイ 精神分裂病　アンリィ・エイ著　石野博志訳　金剛出版　東京　1981. 75頁

Case 16

中大教授刺殺事件

妄想性パーソナリティ障害・妄想性障害／心神耗弱

殺人被告事件
東京地方裁判所平成21年（合わ）第413号
平成22年12月21日刑事第3部判決

被告人は妄想性パーソナリティ障害を有し、さらに妄想性障害を発症したとされ、犯行には妄想性パーソナリティ障害の影響が強いと認定された。

大学時代の指導教授を大学内で刺殺した事件である。判決文には大学名が伏せられているが、本件が東京都の中央大学で発生した事件であることはマスコミでも大々的に報道され広く知られているので、事件名は「中大教授刺殺事件」とした。

事実

罪となるべき事実

被告人は、平成11年4月から平成16年3月まで学校法人甲大学理工学部に在籍していたものであるが、同学部研究室で指導を受けた同学部教授B（当時45歳）を殺害することを計画し、平成21年1月14日午前10時22分ころ、東京都文京区（以下省略）の同学部1号館4階男子トイレ内において、殺意をもって、同人の胸部、腹部、背部等を刈込ばさみを分解して片刃にした自作の刃物（刃体の長さ約27.8センチメートル、全長約78.3センチメートル）で多数回突き刺すなどし、よって、そのころ、同所において、同人を胸部刺創による胸腔内臓器損傷に基づく失血により死亡させた。

なお、被告人は、本件犯行当時、妄想性障害の影響のため心神耗弱の状態にあった。

以上の通り、大学卒業5年後、白昼の大学に侵入し、大学時代に自分の指導教授であった恩師を殺害したという事件である。

判決文中、外形的事実についての記述はほぼ上記のみで、判決文の大部分は被告人の精神状態と責任能力の検討に割かれている。上記最終行の通り、本件では責任能力については検察・弁護人双方とも心神耗弱と認めているのであるが、裁判所は次のように述べている。

被告人の責任能力に関する判断
1 本件においては、被告人が本件犯行当時心神耗弱の状態にあったことについて、当事者間に争いがない。しかしながら、この事件の実体を理解する上で必須であるとともに、有罪となれば被告人の量刑を決める上で重要な事情であるので、被告人の責任能力について立ち入って検討する。

2
(1) 被告人の精神状態を判断する上で重要な専門家の見解として、起訴前鑑定書及びこれを行った医師（以下併せて「鑑定医の意見」という。）を取り調べた。鑑定医の意見は、本件犯行当時の被告人の精神状態を以下のとおり説明しているが、当裁判所も、その意見は合理的なものと考える。

つまり、本件では鑑定医の見解を裁判所が全面的に認める形となっている。

先行事情

ア　被告人には、もともと、周りのさまざまな出来事などを悪意のあるものと解釈しやすいパーソナリティ（妄想性パーソナリティ障害）があった。これは性格の偏りというべきものであり、病気ではない。

被告人にはもともと妄想性パーソナリティ障害があった。それは性格の偏りであり病気でない。何気なく見える書き出しだが、これは結論を左右するきわめて重大な意味を持っている。もし犯行が性格に基づくものであれば、完全責任能力となるからである。

妄想の発生 ／ 動機の萌芽 ／ 妄想の発展

ア　しかし、妄想性パーソナリティ障害を基盤にして、大学生活で勉強や友人関係がうまくいかないこと、望みどおりの就職先が決まらないことなどの事実をきっかけに、精神障害である妄想性障害を発症し、「被害者を要とする圧力団体が、自分に対し、被害者の名誉を傷つけた罰として精神的な苦痛を与え続け、最終的には命を狙っている。」と強く信じるようになった。

もともとは妄想性パーソナリティ障害。しかるにその後、妄想性障害を発症した。すなわち犯行時における被告人は妄想性障害であった。これが本件の大前提となっている。

3 その上で、妄想性障害が本件犯行に与えた影響について、鑑定医の意見は、被告人の妄想は、現実の体験に由来すること、本人の疑い深い性格のために生じ、大きく育ったものであること、訂正できないほど深刻な精神障害に基づくものでないこと、法的に悪いことであるという認識がうかがわれること、目的に合った精密な準備や行動ができていることなどを根拠に、被告人の精神障害は、本件犯行に至る過程（特に動機）に非常に大きな影響を与えていたが、犯行当時の考えや行動のすべてにわたって強く影響を与えていたわけではないと指摘している。当裁判所は、当公判廷で取り調べた証拠と照らし合わせて検討した結果、この意見も合理的なものと考えた。以下にその理由を述べる。

「精神障害は、……犯行当時の考えや行動のすべてにわたって強く影響を与えていたわけではない」は、「精神障害（妄想）に支配されていたわけではない」と言い換えることができ、すなわちこれは「心神喪失でない」と翻訳できる。その根拠として上に挙げられているのは次の5点である。

 a. 現実の体験に由来すること
 b. 本人の疑い深い性格のために生じ、大きく育ったものであること
 c. 訂正できないほど深刻な精神障害に基づくものでないこと
 d. 法的に悪いことであるという認識が窺われること
 e. 目的に合った精密な準備や行動ができていること

そして、裁判所が鑑定医のこの見解を合理的と判断した理由が述べられている。
　まず、動機形成。これについては妄想の影響ありと認定している。

　　（1）　動機形成の過程
　　　　被告人は、被害者を要とする圧力団体が自分に苦痛を与えており、これをやめてもらいたいということを伝えたかった、また、被害者が要であることを確かめたかったなどと述べている。

「被害者を要とする圧力団体が自分に苦痛を与えており」、これは明らかに妄想であり、鑑定医も裁判所も妄想であると認めている。しかも、たとえば

第3章　妄想の医学と法学

Case 5 階上に住む迫害者に見られるような、近隣住民が自分に嫌がらせをしている、という妄想に比べると、かなり異様なもので、存在しない圧力団体を確信していることだけを取り上げてみても、正常心理の延長としてみることには無理があろう。

> また、鑑定医の意見も、被告人は、嫌がらせの首謀者をはっきりさせたい、殺すことで嫌がらせが終わるかどうか自分で答えを見つけるしかない、嫌がらせにしてはひどすぎることへの怒りの結果、嫌がらせの首謀者と思われる被害者を殺害したもので、本件犯行の中心的な動機は妄想に基づいており、被告人の妄想性障害は本件犯行に至る過程（特に動機）に非常に大きな影響を与えていたと指摘している。妄想がなければ、被告人は、決して本件のような犯行を犯さなかったであろうことは明らかであり、これ以後の被告人の行為は、この動機に沿って一貫している。その意味で、動機形成の過程に妄想性障害による妄想の影響が強く認められることに疑いの余地はない。

動機形成への妄想の強い影響。したがって本件犯行は、妄想が生んだ動機に基づくことは明らかであり、裁判所もそれを認定している。すると、**Case 10 わが子の病に絶望した母**［千葉］の判示の通り、「妄想に基づく行為については、その病状の程度、犯行の動機、態様、状況、犯行に至る経過等の諸事情を総合してその有無を判断すべき」とするのが適切であり、本件裁判所も基本的にこの立場を取っていることが判決文全体から読み取れる。しかしながら裁判所は、その立場を取りつつ、次のように独特といえる見解を披露している。

> (2) 犯行決意の過程
> ただし、動機がそうであるからといって、被告人が被害者の殺害を決意したことに対し、妄想が直接的な影響を及ぼしていたと断定するのは早計である。

動機が妄想の影響を強く受けたものであることを認定したうえで、殺意形成については、この動機と切り離して論考しているのである。

> 被告人の立場に立ってみても、そういう状況に対処するためには、

被害者を殺害するという手段に出る以外にも、被害者に直接会って談判する、警察に相談するなど、いくつかの手段が考えられるからである。

　「**いくつかの手段が考えられる**」ことについてはどこからも異論の出る余地はないが。

　現に、被告人は、解決手段として①自殺、②座して死を待つ、③被害者の殺害という選択肢を思い浮かべたと述べている。

　この文章の流れは慎重に読むべきである。「**被害者に直接会って談判する、警察に相談するなど、いくつかの手段が考えられる**」のはその通りであるが、被告人は「**被害者に直接会って談判する**」、「**警察に相談する**」という通常の手段は一切考えず、上記①、②、③の極端な選択肢に飛躍しているのである。これは当然に被告人の異常性が読み取れる事情である。

　しかし、被告人は、①、②については直ちに考慮の外に置き、③の殺害という手段を選び取っている。

　しかもこのように、①、②、③の中で、最も激しく犯罪性の高い手段を直ちに採用している。これが妄想の影響でなく何だというのか。

　そして、このことにつき、被告人は、幕末期の武士であれば、嫌がらせを受ければその相手に対してやり返すという発想になったはずであり、自分も同様に考えたと、独特の価値観で説明している。

　これが「妄想の影響はそこまで大きくない」とする裁判所の判断根拠である。上記を「独特の価値観」といえばその通りであるが、そこに妄想の大きな影響がなかったといえる根拠はどこにもない。

　鑑定医の意見は、妄想の影響がまったくなかったとはいえないものの、むしろ、被告人の性格や独特の価値観に起因する部分が大きいという趣旨のものである。確かに、いくつかの選択肢の中からあえて殺害という極端な手段に出たことに妄想の影響がなかったと断定

するのははばかられるが、妄想の存在を前提に考えてみたときに、武士を引き合いに出した被告人の説明（なお、被告人は、「神風特攻隊」に例えた説明もしている。）は、それなりに理解できる。このように考えると、犯行を決意する過程における妄想性障害の影響は限られたものであったという鑑定医の意見は、裁判所としても納得できるものである。

　出た。「**それなりに理解できる**」である。「それなりに」をつければ、およそいかなる人間の思考も理解できないことはない。「それなりに」や「一応」は、刑事裁判において、妄想の影響を除外ないしは矮小化する際の万能の口実となっている。
　なるほど武士をひきあいに出すという被告人の説明は確かに「それなりに」は理解できるが、だからといって「殺す」という決定が妄想の影響ではないという理由になるのは全く非論理的である。まさか裁判所は鑑定医の顔を立てて非論理性に目をつぶったわけではないと思うが。

　そして犯行準備と実行に至る。

犯行

　　（3）　犯行準備から実行に至る過程
　　　　被告人は平成20年5月ころに被害者の殺害を決意したが、平成21年1月に実行するまでには半年以上の期間があり、その間には翻意する機会も十分にあった。被告人は、この点につき、自分は頑固な方で一度こうだと決めたら思い込んでしまう性格である、被害者が自分の命を狙っているとはいっても今すぐに殺されるというような差し迫ったものではなかったが、大学が1月15日から試験休みに入るので1月14日までにやり遂げる必要があったと説明している。

　自分は頑固な方だから、そうした。自分は妄想患者ではない。ただ頑固なだけだ。自分の行動の理由として妄想以外の事柄を持ち出すのは、すべての妄想患者が自分について説明する時の言い方である。したがって、このような本人の説明をもって、妄想ではなく性格の影響だと判断するのは妄想というものの捉え方についてのかなり基本的な誤りである。「**実行するまでには半年以上の**

期間があり、その間には翻意する機会も十分にあった」のにもかかわらず実行したのは、それだけ妄想が強固であったという判定もあり得るわけで（妄想に基づく犯行においては、むしろそういうケースのほうが普通である）、本人の説明をもとにこの判定を棄却するのは、精神疾患についての論考とは言い難い幼稚なものである。

> また、被告人は、被害者の行動を確認したり、現場の下見を繰り返したり、現場に頭髪を落とさないようニット帽を被ったり、犯行前日に凶器を手にして繰り返し練習したりするなど、極めて綿密、周到な準備をして犯行に及んでいる。以上の事情は、被告人の一度決めたことはやり遂げる性格の表れ、あるいは被告人が、犯行の遂行に向けて計画的かつ冷静に取り組んでいたことを示すものとして理解することができる。

それはそのまま、妄想の強さの反映という解釈もでき、ここでもそれが精神医学的には正統的な解釈である。その正統的な解釈を覆すからにはそれだけの根拠が必要であるが、「**一度決めたことはやり遂げる性格の表れ**」では説明になっていない。

> 他方、犯行態様は、被害者を多数回にわたって突き刺すという非常に残忍かつ執拗なものであり、一見すると、妄想性障害による直接的な影響が疑われても不思議ではない事案のようにも思われる。

Case 12 ケモノか人か、**Case 15 幻聴はあったか** などに見られるように、その通り、まさに妄想の直接的な影響と見るのが普通である。

> この点について、鑑定医の意見によれば、健常人であっても、興奮や不安などからこの程度の攻撃に出ることはあり得るというのである。

説明になっていない。「あり得る」は事実であっても、反証にはならない。「**健常人であっても、興奮や不安などからこの程度の攻撃に出ることはあり得る**」は事実であっても（もし事実でないとするならば、残虐な犯行はすべて妄想の影響ということになってしまう）、だからといって妄想を有する本件被告人に

第3章 妄想の医学と法学

おいて、この残虐な行動が妄想の直接的影響であることの反証にはなり得ない。

　　　確かに、被告人は、最初の攻撃で心臓を刺すつもりだったのに外れたことや、被害者が足で蹴るなどの反撃に出たことが予想外で、慌てたことを認めている。このように見ると、一見特異な犯行態様についても、妄想による直接の影響があったとみることは相当でないと判断する。

　「**最初の攻撃で心臓を刺すつもりだったのに外れたことや、被害者が足で蹴るなどの反撃に出たことが予想外で、慌てたこと**」がなぜ「**妄想による直接の影響があったとみることは相当でない**」につながるのか。全く非論理的である。この非論理性が裁判所に認識できないはずはない。鑑定医の顔を無理に立てようとしているとしか思えない。
　そして結論。ここではじめて「責任能力」という言葉が出てくる。

責任能力

　　（4）　結論
　　　以上の検討を経て、被告人の責任能力については、裁判所として、以下のような結論に至った。被告人が被害者を殺害しようと考えた動機には、妄想性障害による妄想の影響が強く認められる。これ以後の被告人の行為は、この動機に沿って一貫しており、妄想がなければ、被告人が本件犯行に及ぶことはなかった。その意味で、妄想が犯行に至る被告人の一連の行動を大きく方向付けたことは疑う余地がない。すなわち、被告人は、妄想性障害に基づく妄想の影響を著しく受けて本件犯行を行ったというべきである。他方で、被告人が被害者を殺害しようと決意してから以降の過程における被告人の行動は、被告人のもともとの性格やものの考え方に起因する部分が大きく、妄想の影響は、仮にあるとしても限られたものであった。この意味からは、被告人の行動は、妄想性障害に基づく妄想の影響以外の心理に基づく判断によって犯したといえる部分も残っていると評価することができる。そこで、被告人は、本件犯行時心神耗弱の状態にあったと判断したものである。

動機の萌芽。妄想の発展。動機の固定。いずれにも、もともとの性格が影響しているというのが上記裁判所の結論である。
　そして責任能力についての結論は、心神耗弱となった。もっとも、鑑定医・検察官・弁護人のすべてが心神耗弱と認定している以上、裁判所があえてそれを覆す必要はないということもあるのであろう。ゆえにこの結論までの非論理性の指摘はここまでとする。
　次は量刑理由である。本件ではこちらのほうが、精神医学的にはより大きな問題が含まれている。

　　　　　量刑の理由
　　　1　本件は、妄想性障害による妄想の著しい影響を受けて心神耗弱の状態にあった被告人が、大学時代の恩師であった被害者に対し、被害者を要とする団体が自分の命を狙っているのではないかと考えて被害者を殺害することを計画し、自作の刃物でその胸部、背部等を多数回突き刺すなどして死亡させたという事案である。被告人に対し、検察官は懲役20年の、弁護人は懲役6年の刑が相当であると主張している。
　　　2
　　（1）当事者双方の主張をみると、検察官が、本件犯行の結果や態様、処罰感情や社会に与えた影響など、主に本件犯行の客観的な側面に重点を置くべきであると主張するのに対し、弁護人は、被告人の側から、妄想性障害という被告人に非難を帰し得ない事情があることを指摘するとともに、処罰だけでなく治療に向けた配慮をも求めているものと考えられる。

　20年を主張する検察官と、6年を主張する弁護人の対立する立場の説明。これは「説明」のようだが、精神疾患を有する被告人についての検察官・弁護人のごく一般的な立場が記されているにすぎず、判決文にわざわざ「説明」として記載する必要性は疑問であるが、おそらく裁判員の納得感を鑑みての記載ということなのであろう。

　　（2）本件は、心神耗弱が認められる事案ではあるが、前記のとおり、妄想性障害は動機形成過程に強く影響を与えた反面、その他の場面、特に殺意の形成から犯行に至るまでの過程への影響が限定的である

という点に特徴がある。

「特徴がある」とは本件にはそういう固有の特徴があるという意味か、妄想性障害というものにはそういう特徴があるという意味か、この文章からはどちらとも解釈できるが（この文章は文法上、主語が「**本件は**」なのか「**妄想性障害は**」なのかがわからない）、前者の意味と解するべきであろう。

だがいずれにせよ、**Case 10　わが子の病に絶望した母［千葉］**などからもわかる通り、妄想の犯行への影響とは直接的には動機へのものであって、そこから犯行までは真っ直ぐな一本の線で繋がった合理的な流れになっていることがしばしばある。したがって表面的に見れば動機以外の過程には妄想の影響がないように見えるのは決して例外的なことではない。むしろ本件は、妄想に影響された犯行のごく平凡な一例にすぎない。妄想は、動機形成にもっとも強くかかわる。そしてその動機に駆動されて人は行動するのであって、その後から犯行までの行動は合理的である。その合理的なこと自体が、病気の深刻さにほかならない。

　　したがって、まず、検察官の主張する本件犯行の客観的な側面に焦点を当てて量刑の大枠を設定し、次いで、妄想性障害の影響を中心にした被告人の主観的側面を考慮しながら具体的な量刑を絞り込むという検討手順が合理的と判断した。なお、弁護人の主張のうち、被告人を刑務所に収容することは被告人の精神疾患の治療に資するものではないという点については、鑑定医が述べるとおり、被告人の妄想性障害の病状や、もともとの性格、生活状況などを考慮すると、刑務所に収容することが被告人の精神疾患の治療にとって必ずしも消極に働くわけではないと考える。

「消極に働くわけではない」は、判決文にしばしば見られる独特の表現で、「マイナスとは限らない」といった意味である。本件、なぜそう言えるのか、この判決文の記載だけからは判定不能である。

　　3　検察官が主張する事実のうち、量刑の大枠を定める事情として特に重視したものは、以下のとおりである。
　(1)　被害者は、被告人の学生時代の恩師であり、被告人から感謝されこそすれ、殺害されなければならないような落ち度は全くなかった。

突然に被告人に襲われ、驚き、恐怖と苦痛の中で、全身に夥しい数の刺切創を負いながら、45歳の若さでその尊い命を失った。被害者は、将来を嘱望された研究者であり、その温厚で誠実な人柄は周囲から敬愛されていた。本件犯行は、そういう人の生命を奪った理不尽な行為であり、結果は誠に重大である。

(2) 被告人は、被害者に対し、鋭利な凶器を用い、強い殺意をもって、その背後から背中を突き刺し、被害者が被告人の方を振り返って抵抗するや、その胸部や腹部を数回突き刺し、仰向けに倒れた被害者の足を刺した上、うつ伏せになった被害者の背中を何回も突き刺した。その態様は、執拗かつ残虐である。特に、うつ伏せになった被害者に対する攻撃は、8回も身体を貫通し、さらにその床のビニールシートを貫通し、その下のコンクリートに凶器の先がめり込むほどにすさまじいものであった。

(3) 被告人は、現場の下見を繰り返し、被害者の行動を確認して、凶器を自作し、凶器を隠すための道具を購入したり衣服を細工し、犯行前日には凶器を突き刺す動きを繰り返し練習するなど、入念な計画を立てて周到な準備を行っている。このような計画的な犯行は、そうでない犯行に比べ、より重く処罰すべきであることも当然である。

4 以上に対し、弁護人が主張する被告人側の事情、とりわけ、被告人が妄想性障害に罹患しており、その妄想に大きな影響を受けて犯行に及んだという事実は、被告人の刑を軽減する事情として考慮されるべきである。

以上が量刑を決めるための「材料」である。

そこで検討すると、被告人は、①被害者を要とする圧力団体が、被害者の名誉を傷つけた罰として自分に精神的苦痛を与え、最終的には命を狙っているなどと思い込み、②最終的に被害者の殺害を実行することを決意し、③周到な準備、計画を経て、被害者殺害の行為に及んでいる。上記のとおり、①は、妄想性障害に基づく妄想の影響を著しく受けていると認められ、それだけ被告人に向けられる非難が弱められるべきものであるものの、②及び③については、被告人のもともとの性格傾向から導き出された部分が大きいと認められ

る。そうすると、被告人が妄想性障害に罹患していたという事実は、被告人の刑を軽減する方向で十分に考慮されるべきであるが、その程度は、限定されたものにとどまるといわざるを得ない。

　実行の決意、そして周到な準備・計画のうえでの実行を、「**被告人のもともとの性格傾向から導き出された部分が大きい**」という結論である。
　そして冒頭に記した通り、犯行が性格に基づく要因が大きければ、それだけ本人に問われる責任は大きくなる。

　　　なお、被告人側の事情として、被告人が妄想性パーソナリティ障害を有するに至ったことについては、その成育歴にも原因があり、妄想性障害を発症し、本件犯行に至ったことは、その全てを被告人の責任といえないのではないかと考える余地もある。しかし、これに対しては、被告人以上に悪い成育環境の下で育つ人はいくらでもいるはずであり、量刑上必ずしも重視すべき事情ではないと判断した。

　これは一見合理的に見えるが、重大な論理矛盾がある。合理的に見える理由は、「**被告人以上に悪い成育環境の下で育つ人はいくらでもいる**」という記載である。この記載は普遍的に正しい。普遍的に正しいことは、誰が読んでも納得できる。すると文章全体への納得度を高める方向に作用しがちだが、そこに惑わされると論理矛盾に気づかないことになる。この文章、要旨は「妄想性パーソナリティ障害を有することに至ったことの原因を、生育歴に求めることはできない」ということである。この要旨自体も正しいであろう。しかし、では、「生育歴に求めることはできない」のであれば、どこに求めることができるのか。後天的要素を否定するのであれば、残りは先天的な要素しかない。つまり彼の妄想性パーソナリティ障害は先天性のものだというのが裁判所の判断である。では人は先天的な要素に責任があるのか。あるはずがない。
　刑事裁判では、事例によって、生育歴が重視されたりされなかったりする。日和見主義に決められているという感を禁じ得ない。原因が後天的な時に本人の責任は減免されるのか。それとも先天的なときに減免されるのか。どちらかに定めなければ論理的整合性はない。

　　5　さらに、被告人の量刑を考える上では、次のような事情も考慮に値

する。

(1) 遺族は深い苦しみ、悲しみの中にあり、特に被害者の母親は、極刑を望んでおり、その処罰感情は峻烈である。法廷で明らかにされた遺族の悲嘆には、同情を禁じ得ない。また、被害者を取り巻く多数の者が被害者の死を悼んでいる。

(2) 昼の大学構内で敢行された事件である上、被害者と同様の立場にある教育関係者など、事件によって影響を受けた者も多く、社会に与えた影響は無視できない。

(3) 被告人には前科前歴がなく、妄想により本件を行ったことを除けば、社会生活上は真面目な日常を送っていた。

(4) 弁護人が、被告人の妄想性障害の治療を行うために環境を整備するなど、社会復帰後の更生に向けて努力する意向を表明している。

6 量刑検索システムにより、本件と同種の態様、結果（殺人1件、刃物使用、被害者に落ち度なし等）のデータを入力した殺人事件の量刑分布をみたところ、懲役15年又は16年を中心として、懲役3年（執行猶予を含む）から無期懲役までに及ぶ量刑グラフが得られたが、本件は、心神耗弱を考慮しない場合、その量刑分布の中では重い方に位置づけられる事案であると考えた。そして、そこから心神耗弱による減軽の程度を検討し、併せて、本件において、検察官が懲役20年、弁護人が懲役6年を求めている点も、当事者双方の意見として参考とした上で、前記のような諸事情をあてはめ、主文の結論に至ったものである。

7 よって、主文のとおり判決する。（求刑─懲役20年）

判決は懲役18年である。
本件の先行事情から犯行に至る心理のフローチャートを図3-16Aに示す。

先行事情
妄想性パーソナリティ障害(**a**)
望み通りの就職ができなかった

妄想
教授はある組織の首謀者で、自分の命を狙っている(**b**)
妄想性障害の発症(**c**)

動機の萌芽
教授への怒り、恨み

発展
怒り、恨みが募る。複数の方策を考える(**d**)

動機の固定
教授を殺すしかない(**e**)
計画、準備

犯行
大学に侵入し、残虐な方法で教授を殺害(**f**)

(**a**) 本件の鑑定人・法廷は、この障害は性格であって病気ではないと断じている。それは1つの立場ではあるが、異論もある。いずれにせよ、この立場が出発点となり、本件全体の論考を大きく方向づけている。
(**b**) 被告人の性格（＝妄想性パーソナリティ障害）から生まれたと裁判所は認定した。
(**c**) 妄想性パーソナリティ障害と妄想性障害が、互いに一線を画した2つの障害とみなされている。診断基準に忠実に従えば、この考え方は正しいが、問題も多いのは「医の観点」に記した通りである。
(**d**) ①自殺、②座して死を待つ、③教授を殺す、の3つを被告人は考えた。
(**e**) ③を選択した。この選択は「本人の意思」であると裁判所は認定した。すなわち、根本的な動機は妄想から生まれているが、殺害という手段を選んだことには妄想の影響は乏しいという認定となっている。
(**f**) 被告人を強く非難する根拠となった。しかしながら、もし犯行への妄想が強いという認定であれば、残虐な方法は妄想の影響が強いとされ、逆に非難が減じられることも考えられたところである。

図 3-16A　Case 16: 心理のフローチャート

医の観点

　動機の形成には妄想性障害の影響が大きかった。だがそこから犯行に至るまでの行動は、元々の性格に起因する部分が大きく、妄想の影響は、仮にあるとしても限られたものであった。これが裁判所の結論である。そして、被告人の元々の性格が妄想性パーソナリティ障害であったことも裁判所は認定している。すなわち、裁判所の論理は図 3-16B の通りである。

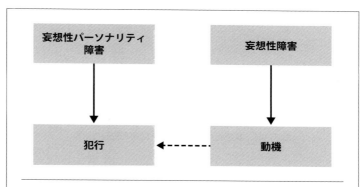

動機は妄想性障害から生まれた。しかし犯行は妄想性パーソナリティ障害から生まれた。被告人に犯行を決意させたのは、元々の性格である（図で動機と犯行を破線で結んだのは、動機と犯行の繋がりが直接的でないことを示している）。これが本件裁判所の論理である。

図 3-16B　Case 16 についての裁判所の論理

　この図 3-16B は、精神医学的には大いに違和感のあるものである。それは、妄想性パーソナリティ障害と妄想性障害をそれぞれ別の障害として影響を評価している点にある。DSM-5 では確かにこの 2 つは独立した診断名であるが、ある 1 人の人物において、妄想性パーソナリティ障害から妄想性障害に発展した場合は（本件被告人について裁判所はそのような場合であると認定している）、両者は共通の脳基盤をもつ 1 つの病気の現れと見るべきであろう。したがって図 3-16B は図 3-16C のように書き換えられなければならない。

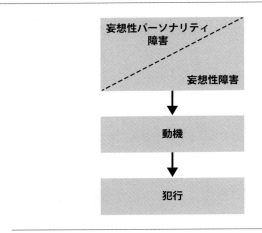

図 3-16C　妄想性パーソナリティ障害と妄想性障害

　本件判示のように、妄想性パーソナリティ障害と妄想性障害の影響を別々に考えるのは、DSM-5 をあまりに機械的に用いた論考であるという感が否めない。

法の観点

　図 3-16B にはさらなる疑問がある。それは、動機と犯行を切り離し、それぞれに対する障害の影響を評価している点である。「(本件被告人の) **妄想性障害は……殺意の形成から犯行に至るまでの過程への影響が限定的**」と裁判所は述べている。妄想性障害とは、端的には、「妄想以外の点は正常な精神障害」であるから、その妄想に影響された犯行では一般に、動機形成以後の行動は正常である。**Case 6　青物横丁医師射殺事件** がその顕著な例で、同事件における被告人の犯行実行までの行動は綿密に計画されており、その合理性だけを見れば、精神障害の影響を見出すことはできない。だが、動機から犯行までを真っ直ぐな一本の線で結べることが妄想の強固さを反映しており、したがって犯行は (「動機は」ではない) 妄想性障害の大きな影響を受けたものであると言える

のである。

　すると本件判決は、妄想性障害の本質を見誤ったものであるようにも見えるが、その批判があたらないように巧妙な論考がなされている。それは、「動機」と「殺意形成」を切り離していることである。前記「**犯行決意の過程**」の項、「**ただし、動機がそうであるからといって、被告人が被害者の殺害を決意したことに対し、妄想が直接的な影響を及ぼしていたと断定するのは早計である**」から始まる論考は、要約すれば、「そもそもの動機は妄想性障害の影響を強く受けているが、動機から殺意が形成される過程は、元々の性格の影響が大きく、妄想性障害の影響は、あったとしても小さい」という結論である。

　かくして裁判所は、本件から「妄想性パーソナリティ障害」、「妄想性障害」、「動機」、「犯行」という4つの要素を分節し、論理的には隙のない判決文を完成した。図 3-16B（363 ページ）がその要約である。

　このように図式化すれば、論理的には整合性が認められる。

　だがその図のそもそもの形式、すなわち、それぞれの要素を分離すること自体が適切かどうかという深刻な問題が背後にある。

　本件において、「動機」と「犯行」を分節するのは不当であると私は個人的には考える。だが法というシステムにおいては、このように人間の心理や行動を分節しなければ話が進まないと反論されれば、その反論も一定の妥当性を持っていると認めざるを得ない。

　一方、「妄想性パーソナリティ障害」と「妄想性障害」を分節するのは不当である。これは個人的な見解ではなく、精神医学的に不当であるという意味である。だが DSM が「妄想性パーソナリティ障害」と「妄想性障害」を別項目として記載している以上、精神医学的にもこの分節は妥当なのではないかと反論されれば、その反論も一定の妥当性を持っていると認めざるを得ない。

　精神疾患の分類学における妄想性障害の位置づけは、精神医学における歴史的な議論の的であり、しかし解決されないままに水面下に潜んでいる課題である。裁判ではこの未解決に伴う矛盾が否応なく顕在化する。そして裁判所は、その場で結論を出す。その結論が精神医学的に見て不適切だとすれば、それは問題を未解決のまま放置している精神医学の責任であろう。

Case 17

2家族7人殺人事件

精神障害なし／完全責任能力

殺人、殺人未遂、現住建造物等放火被告事件
神戸地方裁判所平成16年（わ）第1064号、第1157号
平成21年5月29日第4刑事部判決

妄想あり、妄想なしと結論の分かれた2つの鑑定書が提出されたが、裁判所は妄想なしと認定、死刑判決となった。

隣家の親戚及び隣人から見下されている、という確信に基づき2家族7人を殺害した事件である。

事件

先行事情

　（1）関係者等
　　ア　被告人は、昭和31年12月5日、父M（以下「M」という。）と母J（以下「J」という。）の間で出生し、その下に、弟N（以下「N」という。）（昭和35年2月10日生）、妹O（以下「O」という。）（昭和37年6月24日生）がいる。被告人は、幼少の頃から、短気で些細なことにカッとなって興奮しやすい性格であり、小学校高学年ころ、精神科で診察を受け、てんかん性性格と診断されたことはあったが、何らかの精神的な病気との診断を受けたことはなかった。

　幼少の頃から短気な性格だった。「てんかん性性格」とは、てんかんという診断がつくという意味ではなく、一定以上に短気な性格を指す医学用語である。

　　　　被告人は、喧嘩っ早い性格であるが、単なる喧嘩にとどまらず、小学校2年生か3年生くらいのころ、嫌がらせを受けた相手を包丁を持って追いかけたことがあり、また、中学生のころ、何度も嫌がらせを受けていた同級生と喧嘩になり、持っていた刃物で切り付けたことがあり、高校生のころには、因縁を付けられたり嫌がらせを受けていた同級生に対し、持っていた刃物で腹部を刺したことがあり、その他にも、頭に血が上ると刃物を持ち出して振り回したことが何度かあった。被告人は、これらの件で学校の先生等から注意や叱責を受けたが、原因となった腹立ちが治まらず、反省や悔悟をすることはなかった。

　喧嘩で刃物を持ち出すことが複数回あり、相手を傷つけたこともある。しかも反省も悔悟もしなかった。かなり粗暴な性格だと言える。

被告人は、高校卒業後、就職するも、人間関係の問題等で長続きせず、職を転々とした後、自宅でぶらぶらするといった生活をしていた。被告人は、母Jにばかり苦労をかけている父Mに対して立腹し、同人に対し殴りかかる素振りを見せたり、座ってテレビを見ていた同人をにらみ付け、同人の近く目掛けて台所にあった包丁を投げ付けたりしたこともあった。被告人は、昭和62年ころ、Mが家を出て姿をくらまし、弟や妹も独立したこともあって、昭和63年ころからはJと2人で暮らしていた。被告人は、Jの体調等を気遣ったり、Oの結婚式に参加して写真撮影役を買って出たり、Oの娘やNの飼い犬を可愛がったりするなど、Jや、N、Oに対しては優しかった。

誰に対しても粗暴というわけではなかったという記述である。

　　イ　被害者A（以下「A」という。）は、Mの兄であり、P家の家督を継いだQと結婚し、本家方に居住していたところ、Mは、昭和26年ころ分家して、本家の西隣に家を建てて、そこに住むようになった。被告人らが居住している播州地方では、本家のことを母屋、分家のことを新宅と呼ぶ習わしであった（そこで、以下、「母屋」、「新宅」の言葉を用いることとする。）。新宅の建物（被告人方）が建っている敷地は母屋の所有する敷地であった。被告人方は、本件当時、隣近所の建物とも隣接しており、その台所には、北向きに大きな窓があり、被告人方の北東にあるR方から台所の様子がはっきりわかる状態であったし、被告人が自宅の西側に作ったプレハブ小屋も、その中は外部から容易に見える状況にあった。

上記の第一文、ややわかりにくいが、QがM（被告人の父）の兄で、Aはその妻である。この地方の言葉に従えば、被告人は分家＝新宅に住むようになった。その隣の本家＝母屋に、後に被害者となる伯父の一家が住む。

　　ウ　被害者H（以下「H」という。）はAの長男、被害者D（以下「D」という。）は次男、被害者I（以下「I」という。）はHの妻である。
　　エ　被害者B（以下「B」という。）は、被告人との親族関係はないが、先祖の代からa町bに居住しており、被害者E（以下「E」という。）

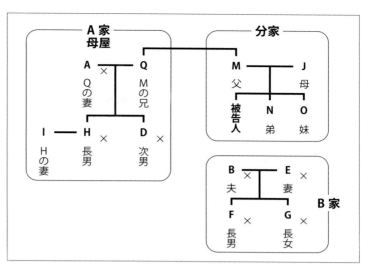

図 3-17A　Case17 の人間関係
×は本件の被害者である。

　　はその妻、被害者 F（以下「F」という。）と被害者 G（以下「G」という。）は B と E の間の長男と長女である。

オ　S（以下「S」という。）とその夫である T（以下「T」という。）は、被告人方の北側に居住し、R（以下「R」という。）は、被告人方の北東側に居住する近隣者である。S と E は非常に親しく、互いの家を行き来する仲であり、道路で立ち話などをすることもあった。

　以上、被害者は、兄一家（兄の妻 A、その長男 H、次男 D）、そして近所の別の一家（B、その妻 E、長男 F、長女 G）である。

カ　被告人らの居住していた b 地域は、地縁血縁も濃く、親子代々にわたる人間関係も濃密で、隣近所との結びつきが濃厚で互いの家の事情に精通し、些細な出来事も噂としてあっという間に伝播するような土地柄であった。J も、M から、b 地域は、他人の噂話が好きなところで、人が集まるとすぐに他人の家の些細な出来事を大袈裟に取り上げ、それが噂になって広がってしまうことから、井戸端会議などには加わらないよう言われていた。

このように被告人の居住地は、噂話が好まれ、噂がすぐに広がりやすい地域であった。

　　（2）本件に至る経緯
　　ア　AとJの関係等
　　　　Aは、JがMに嫁いできた昭和29年ころ以降、出自の違い等から、Jに対して、露骨な嫌みを言ったり、近隣住民に対しJの悪口を言いふらしたり、嘘を言ってQとMの間柄を混乱させようとしたりするなど、嫌がらせともいえる仕打ちを重ねていた。また、新宅の敷地は母屋の所有のままであったが、同地区での従来の財産分けの慣習からすると、分家するときに、「新宅分け」として、母屋から無償で譲渡して貰えるはずであったが、Aがこれに反対したことから、そのままにされた。このようなAとJの間の確執については、被告人も幼いころから見聞きしていた様子で、Jは、中学生くらいであった被告人から、「お母ちゃん、どないしたんや。また、母屋にいじめられたんか。」と心配そうに言われたことがあった。

　母屋（本家）との確執。この後に明らかになってくるが、これが事件の根本にあった。以下も確執の記述が続く。

動機の萌芽

　　イ　被告人とAら母屋の親族との関係等
　　　　Aは、母屋の土地にこだわり、母屋の権威を盾に無理を言っては新宅のJら家族を困らせ、被告人が新宅で作業をしているときも、それを見張るような行動を取ったり、文句を言うなどし、被告人は、このようなAを幼い頃から身勝手で陰険な人物だと思い、見下されていると感じていた。また、Aの息子であるHやDとの間でも幼少時からトラブルがあり、暴力を振るわれたりしたこともあって、見下されていると感じていた。実際に、AやDらは、被告人ら一家を軽んじ、見下すような言動をすることがあった。被告人は、Aら母屋の者に対して反感や憎しみを募らせ、いつしか殺してやりたいと思うようになっていった。

恨みが募り、「いつしか殺してやりたい」という動機（殺意）が発生した。但し「**実際に、AやDらは、被告人ら一家を軽んじ、見下すような言動をすることがあった**」のであり、すなわち、動機の発生はそれなりの事実に基づいている。妄想と思われる考えが生まれるのはこの後であるから、動機は妄想から生まれたのではないということになる。少なくとも、裁判所の認定によればそういうことになる。

　　　被告人は、平成12年ころ、Dが飼っていた犬が大声で吠えたり、新宅の敷地で糞をしたりすることから、何度かA方へ苦情を言いに行ったが適当にあしらわれただけであった。そこで、被告人は、Aらの態度次第によっては、Aらを刺殺しようと思い、家から骨すき包丁を持って文句を言いに行ったところ、Hから、「そんなんやったら轡（くつわ）を付ければええねん。」などと馬鹿にしたように言われ、その場でAとHを刺殺しようと思い、Hの首に骨すき包丁を突き付けたが、実行に移すことはできず、自宅に帰った。そして、被告人は、このころ、いつかAら母屋の者を殺すときに使おうと、ガソリンの入った一斗缶を新宅の離れに置いていた。被告人は、Aを見るたびに、「あのくそ母屋が。許さへんぞ。」などと憎々しげに言っていた。

　先の「いつしか殺してやりたいと思う」から現実の行動に発展した。「**Hの首に骨すき包丁を突き付けた**」とは、相当な行為で、すでに犯罪である。

　　ウ　被告人ら家族とBら近隣住民との関係等
　　　Mが家出をした昭和62年以降、Jは、近隣住民らから、顔を合わせるたびに、「Mさんどこ行ったんよ。何で出て行ったんよ。いつ帰ってくるんよ」などと根ほり葉ほり聞かれ、特にBの妻であるEはしつこく詮索してきた。被告人も、Jに対し、「また、あのガキら、寄って、話しとった。うちの悪口言っとら。」などと、EやSらが道ばたに集まって噂話などをしていることに怒りを表して、Eらに対し、石を投げたり、備中鍬を振り上げ威嚇するなどの対応を採ることもあった。

　近所の噂が募っている。それに対して被告人が威嚇行為をしている。但し上

記威嚇行為の時の噂話が、本当に被告人についての噂話であったか否かはこの記載からは不詳である。

　　　　Ｊは、Ｅらの井戸端会議の内容について直接聞いたわけではなかったが、井戸端会議の最中にＪに気付いたＥらは、ちらちらとＪに視線を送り、まずい、という表情を浮かべ、Ｊが軽く会釈したりしても、挨拶もそこそこにそそくさとその場から去っていくということが多かったことから、そのような態度を取るのは、被告人ら家族のことについて噂話をしていたからであると思っていた。

　Ｊ（被告人の母）は、上のように思っていた。ここでも、その時の噂話が被告人ら家族についての噂話か否かは不詳である。

　　　　ＮとＯも、被告人ら家族を見下すようなＥらの態度を苦痛に感じ腹を立てていたし、被告人は、近所の目を気にし、物音を立てないよう気を遣ったり、自己が外出している間に何かなかったかをＪに尋ねたりしていた。平成13年6月ころ、被告人がプレハブ小屋を建てる際、Ｊが工事の挨拶のため、Ｓに洗剤を渡そうとしたが、Ｓは、これまでの被告人との軋轢があったこともあり、その受け取りを拒んだ。同年7月、Ｓが庭にいるとき、被告人がＳ方の敷地内に入ってきて、Ｓの胸ぐらを掴み、助けに入ったＳの夫Ｔに対しても、その胸ぐらを掴んで押しながら、「家の中で話しとっても一緒じゃい。わしがおったら、いかんのかい。」などと怒鳴った。Ｓらが被告人に謝ると、被告人は帰っていった。

　精神科の臨床という観点からすれば、「**被告人は、近所の目を気にし、物音を立てないよう気を遣ったり**」という描写は、妄想を有する患者にしばしば見られる行為に一致しており、「**Ｓ方の敷地内に入ってきて、Ｓの胸ぐらを掴み、助けに入ったＳの夫Ｔに対しても、その胸ぐらを掴んで押しながら、"家の中で話しとっても一緒じゃい。わしがおったら、いかんのかい"などと怒鳴った**」という描写もまた、妄想を有する患者の病状が悪化した際に妄想の対象者に対して取る攻撃行動に一致している。

　　　　平成14年6月1日、Ｓが敷地の四隅に浄めの塩を置き、被告人の

　　　　　プレハブ小屋に一番近い角に塩を置こうとしたとき、被告人がＳに対し、「こらあ、何しよんどい。」と怒鳴りつけた。また、同月ころ、Ｔが敷地内の畑で草抜きをしていたとき、突然被告人が飛び出してきて、Ｔに向かって「おばはんのガキが。」などと怒鳴りつけ、Ｔを押し倒して馬乗りになってきたことがあった。

　これも前記と同様の色彩のある粗暴行為である。やはり妄想を有する患者の病状が悪化した際の攻撃行動に一致している。

　　　　エ　平成13年ころから、Ｒの妻であるＵが、被告人とＪの夕食時に、頻繁に敷地内の草取りや水撒きなどをするようになったが、被告人方北側の壁とＶ方離れは隣接しており、Ｕは、その隣接する被告人方の食堂の窓のすぐ下あたりの敷地内で水撒きをしたりするため、その水が、被告人方の外壁のトタン板にかかり、うるさい音を立てることがあった。被告人は、その音に対し、「トタンが腐ってしまうやないか。業沸く（「腹が立って仕方ない」の意。）。」などと怒りを露わにしていた。また、Ｕらが両家の境界付近に近付いてくると、被告人方の内部の物音等が聞こえる状況にあったため、被告人は、夕食時には、食事をしながら、食堂の窓の外の様子を気にするようになり、トタンに水がかかったり、人影が見えたりすると、ＵやＲを怒鳴るなどし、ときには、食堂の窓からいきなりコーヒーカップやレンガを投げ付けたりすることもあった。

　音に対する過敏な反応。これは統合失調症によく見られる症状に一致している。

妄想の発生　／　妄想の発展

　　　　Ｊは、これらの件についてＵに謝りに行った際、Ｕから、「Ｗちゃん、何で、あないに、おばちゃんに怒るの。」と、被告人がＪに怒ることについて聞かれたが、このころ、Ｊは被告人からしょっちゅう食事の味付け等について文句を言われ、叱られていたことから、Ｊは、Ｕが、草取り等をするふりをしながら被告人ら家族の会話を盗み聞きしていると思った。被告人も、そのように感じており、Ｊらが食

堂で普通の声で話をしている際にも、外に丸聞こえで何を言われるか分からないため、大きな声で喋らないよう注意していた。

　先行事情からここまで、近隣に対する被告人の敵意は、了解可能な形で発展してきているように見えるが、「**草取り等をするふりをしながら被告人ら家族の会話を盗み聞きしていると思った**」というのもいかにも妄想の典型例に一致した内容であり、ここに来て妄想が発生したと見ることが可能である。

　　　　平成16年6月ころ、被告人は、Rが灯油を撒いたことに対して怒鳴り込みに行ったが、Rが事情を説明してすぐに謝罪したことから納得して、そう怒らなかった。被告人は、トラブルがあっても、相手方が謝ったりすればそれ以上粗暴な行為に出ることはなかった。

　上記の記述は責任能力が争われる刑事事件では意味深長である。つまり、相手が謝ればひきさがるということは、自分の行動を制御する能力があったとみなせることになる。少なくともそのようにみなす余地はある。
　ここで判決文は2年前の出来事に戻る。この出来事、「洗車事件」が1つの動機形成に大きく影響したというのが裁判所の認定である。

動機の固定

　　　オ　平成14年ころのB一家とのトラブル
　　　　平成14年春ころ、B方で娘Gが洗車していたところ、その水が被告人方の敷地に流れ込んでくることに対して、被告人がEに文句を言ったことがあった。平成14年6月か7月ころ、被告人が用事のため車で公道に出ようとしたところ、息子Fが車を公道にはみ出して駐車させ、公道を塞ぐ状態になっていたため、被告人はB方に赴き、BやFに、「車出られへんやないかい。」などと言うと、Bは、「今からどけるやんけ。」などと鬱陶しそうな怒った口調で言ってきたため、被告人は、Bを突いて尻餅をつかせた。そのころ、Jは被告人を止めようと、被告人に車を出すよう促していたところ、外に出てきていたFが、いきなり、Jに対し、「くそ婆、黙っとれ。」罵ってきた。これを聞いた被告人は、「何どおい。」と怒鳴りつけたが、Fはこれに対し、「警察呼んどうぞ。何や、やるんか。」などと挑発し、

　　　　　被告人もこれに言い返した。Fが車をどけてその場は収まったが、帰宅した被告人は、Jに対し、「あのガキら業沸く。ひとこと、「ごめんな。のけらあ。」言ったらことがすんどんやないか。まして、あのくそガキが、おかあにくそ婆いいやがって、くそ生意気が。」と腹を立てており、この一件を根に持ち、Bら一家について悪感情を持つようになった。そして、この一件があって間もなく、被告人がそれまでプレハブ小屋で続けていたパン作りをやめると言い出し、Jがその理由を尋ねると、被告人は、「業沸いてしょうがないさかい、もうカタつけるんや。」などと言った。

　「**もうカタつけるんや**」、口だけでなく、実行の準備に着手する。ガソリンの購入である。

　　　　　その直後ころ、被告人は、Aらの住む母屋の建物や、Hら一家、Bら一家など、近隣住民の家に放火して殺害するため、ガソリンの入った一斗缶を買い足した。しかし、これらの建物に放火すれば、Jら被告人の家族に後始末の責任がかかることになると考えて断念したが、殺害すること自体は諦めてはおらず、殺害を実行した後、被告人の古い住居がマスコミに取上げられることが恥ずかしかったため、この自宅を燃やしてしまうことにした。前記ガソリンの入った一斗缶を見付けたJが被告人を問い詰めると、被告人は、その旨答え、Jが必死に諭して止めさせようとするも、全く聞き入れる様子はなかった。このときは、Nが被告人を説得して収まったが、被告人はその後も何かにつけて、「あのガキが、ちょこざいな。許せへん。わしらを馬鹿にしとる。」とB一家のことについて度々恨み言を口にしていた。

　一触即発の雰囲気である。

　　　　カ　被告人は、その後、続けていたパン作りも止め、いつかAら母屋の者らとB一家をはじめ、被告人やJらを見下し馬鹿にして邪魔者扱いしてきた近所の者らを一挙に殺してしまおうと思うようになり、自分の人生ももう終わりだという気持ちになっていた。そして、被告人は、近隣住民らの行動に対し、事あるごとに反感や恨み、憎し

みを募らせ、殺害決行への踏ん切りを付けようと、気に入らない周囲の者らに対して、自分から攻撃的な態度に出るようになった。その間、被告人は、被告人の様子を心配した弟Nから転居を勧められたが、Aらに屈することになると考えて、これに応じなかった。

以上、殺害に向けて前進を続けている。

キ　犯行前日の状況
　平成16年8月1日、被告人らが夕食を食べている際、Rが水撒きをしていたため、被告人が食堂の窓を開けると、Rが、「水撒きよるだけやんか。」と言った。これに対し、被告人は、Rを怒鳴りつけ、台所に置いてあったパン切り包丁を外に投げつけた。その日は加古川の花火大会があり、被告人とJは午後8時過ぎころから自宅の2階で見ていたところ、Rの次男であるCの乗っていた自転車のライトが被告人方の玄関を照らしたことから、被告人は、「何じゃあ。」とCを怒鳴りつけると、被告人に気付いたCは、「何どい、出てこんかい、ボケ。」などと怒鳴り返してきたため、被告人は激昂し、骨すき包丁を持ってCを探しに行ったが見つからなかった。被告人は、Cを刺し殺した上、Aら母屋の者やB一家らを一挙に殺そうと思い、骨すき包丁を玄関の下駄箱あたりに隠しておいた。Cは被告人の気付かぬ間に帰宅していたため、被告人は、まず恨みの深いAら母屋の連中とB一家の者らを襲った後にCらを殺そうと考えた。そして、被告人は、母屋の2階から侵入するために脚立を用意し、玄関土間の辺りにガソリン入りの一斗缶を置いた。その一斗缶を見付けたJは、被告人に対し、このことを問いただすと、被告人は、「人殺したら、テレビに家が映るやろが。こんな汚い家映ったらなり悪いやろ。それで家焼いとくんじゃ。」と興奮した口調で答えた。Jはなんとか宥めようとするも、被告人は、「わしは承知できへん。業が沸くんじゃ。」と言って聞かなかった。被告人は、その後も、落ち着きのない様子で、独り言のように、「今日は、いてもたる。今日こそ、いてもたる。」と繰り返しており、宥めるJに対しても、「わしの身にもなってみい。もう辛抱できん。」などと興奮して、宥めようがなかった。

興奮がおさまらない。そして犯行に至る。翌日である。

犯行

　犯行は、A（被告人の伯父の妻）一家とB一家の2家族7人を短時間に連続殺害したという凄惨なものである。被告人は玄能（金槌）と骨すき包丁を持って、まずA宅に侵入する。

　　（3）犯行状況
　　ア　被告人は、平成16年8月2日午前3時ころ、玄能と骨すき包丁（角型）を持って、脚立を立てかけて母屋の建物の庇へ渡り、2階西側の部屋の無施錠の窓からその部屋で寝ていたDを認めた。被告人が同部屋に侵入すると、それに気付いたDが立ち上がってきたことから、被告人は、持っていた玄能で、命乞いするDの頭部を4、5回殴りつけ、倒れた同人を更に殴り付け、持っていた骨すき包丁でDの胸から首を目掛けて何度も突き刺して同人を殺害した。

　このように、寝室に侵入し、D（被告人の伯父の次男）文字通りめった打ち、めった刺しにより殺害した。

　　　　その後、被告人は、Aを襲うため、1階へ移動し、立っていたAの頭を玄能で何度も殴った。そのうちAが動かなくなったことから、被告人は、Aが死んだと思い、今度はB一家を襲うために、母屋を出ていったん自宅へ帰った。

　A（被告人の伯父の妻）を殴打。後に明らかになるが、この時点でAは絶命していなかった。

　　　　被告人は、使用した玄能と骨すき包丁（角型）を自宅に置いたが、後の放火に備えて自宅にガソリンを少し撒いている間にJによって隠され、玄能等が見つからなかったことから、車の中に置いていた骨すき包丁（丸型）を持って、B方へ向かった。

　いったん自宅に戻った後、今度はBの家に向かい、侵入。さらに凶行を続

け る。

　　イ　被告人は、Ｂ方にその縁側から侵入すると、目を覚ましたＢの上半身目掛けて骨すき包丁で数回突き刺して同人を殺害した。

寝室に侵入してＢを刺し殺した。これで２人。

　　　その後、被告人は奥の部屋の方へ歩いて行き、起きてきたＥの上半身目掛けて骨すき包丁で数回突き刺して同女を殺害した。

３人目Ｅ（Ｂの妻）も刺殺。

　　　被告人は、Ｅを刺した後、Ｆが寝起きしていた離れに行き、その南側の部屋で眠っていたＦの背中を少し蹴って起こし、目を覚まして被告人の方を振り向こうとしたＦに対し、骨すき包丁で何度も突き刺して同人を殺害した。

４人目Ｆ（Ｂの長男）も刺殺。

　　　そして、被告人は、Ｇも殺そうと、離れから移動して再びＢ方の２階に上がり、自室のドアを押さえるＧに対し、ドアに体当たりして室内に押し入り、Ｇを骨すき包丁で刺殺した。

　　ウ　Ｂ一家を殺害し終えた被告人は自宅に戻り、妹Ｏに対し、母屋の人間とＢ一家を殺害したことを告げ、自分の家に火を付けること、Ｊのことを頼む旨伝えた。

５人目Ｇ（Ｂの長女）も刺殺。これでＢ一家は皆殺しにされた。そして計画通り放火に移る。

　　　その後、母屋の建物の２階から「Ｄ、Ｄ」と喚く女性の声が聞こえたので、母屋と縁のある者ならば殺害しようと思い、骨すき包丁（丸型）を持って再度母屋の２階に行った。すると、そこにＨが立っていたことから、被告人は、持っていた骨すき包丁をＨの胸から上

>を目掛けて突き刺して同人を殺害した。

6人目H（被告人の伯父の長男）の刺殺である。

>その後、被告人は、Hの妻であるIを見付け、同女も殺害しようと思い、同女の胸から上を目掛けて、骨すき包丁で数回突き刺した。しかし、Iは、これまで被告人を馬鹿にしたことはなかったし、刺されて弱っており、放っておいても死ぬと思い、また、既に8人を襲って疲れており、それ以上Iを刺す気力も無くしていたことから、それ以上の攻撃には及ばなかった。

これは殺人未遂である。殺害しなかった理由の1つは被告人が疲労していたこと、そして相手を選んでいること。これは、後の責任能力判定において重要になってくる。

>エ　その後、被告人は、母屋の階段を下りて1階に行くと、殺したと思っていたはずのAがそこに立っていたことから、逃げるAを追いかけ、門扉のところで追いつき、骨すき包丁でAの首辺りを突き刺して同女を殺害した。

先に殴打したA（被告人の伯父の妻）を襲い、7人目の殺害を完遂。

>オ　その後、自宅に戻った被告人は、自宅や、プレハブ小屋にガソリンを撒いてライターで火を付けた。被告人は、プレハブ小屋の火が一気に燃えたので慌てて外へ出た後、何か身の置き所のない妙な気分になり、「もうええ、もうええ。殺人なんかもうええわ。」と呟き、V一家を襲うことは止めることにした。

放火の実行と、殺害の停止である。

>（4）犯行後の状況
>被告人は、本件犯行後、自動車でNの自宅兼事務所まで行き、Nに対し、本件犯行を告白し、謝った。N方を立ち去った被告人は、加古川バイパスを走った後、壁へ自車を衝突させ、ライターで助手席

のシートに火を付けたが、車内に積んでいたガソリンに引火して一気に火がついてしまったことに驚き、車外に出たところ、警察官に保護された。

裁判

精神状態

2つの精神鑑定が行われ、被告人の診断は次の通りであった。
- P鑑定：妄想性障害　及び　パーソナリティ障害
- Q鑑定：パーソナリティ障害（妄想なし）

したがって、妄想の有無が大きな相違点となっていた。
それぞれの精神鑑定の骨子は次の通りである。

P鑑定

鑑定人P作成の鑑定書及び第6回公判調書中の同人の供述部分（以下合わせて「P鑑定」という。）によれば、被告人には、本件各犯行当時、特定の人物に対する迫害妄想があり、その精神症状は、DSM-4-TRの診断システムにおける精神障害（精神病）レベル（第1軸）を満たし、人格障害レベル（第2軸）の6項目中5項目を満たしていることから、被告人は妄想性障害（被害型）（パラノイア）に罹患しており、現在も同じ状態が続いているとされる。

Q鑑定

鑑定人Q作成の鑑定書及び同人の証人尋問調書（以下合わせて「Q鑑定」という。）によれば、被告人の人格には、感情的不安定性と自己統制の欠如、社会的な面での抑制、否定的評価に対する過敏性等を特徴とする著しい偏りがあり、これらの人格的偏りは、国際診断基準（ICD10）による分類中、特定の人格障害の共通する診断基準4項目全部を満たし、その下位分類である情緒不安定性人格障害の診断基準の5項目（3項目以上が要件）中5項目を満たし、かつ、不安性（回避性）人格障害の診断基準の5項目（3項目以上が要件）

中5項目を満たしているもので、被告人は情緒不安定性人格障害と診断され、これに不安性（回避性）人格障害の特徴を併せ有し、さらに、被告人には特定の隣人を対象とする被害念慮も認められ、本件犯行は、これらの人格障害と被害念慮が影響したものであるとされ、本件各犯行当時の精神病罹患の有無については、統合失調症や躁うつ病などの精神病を疑わせるような兆候や妄想は見られないとして、妄想性障害の診断は否定している。

　裁判所はQ鑑定を採用している。すなわち、妄想はなかったと認定している。この認定に至る裁判所の論考は精密である。まず、PとQの論点の違いを次のように明確化することから始めている。

　　3　検討
　（1）P、Q両鑑定において、両鑑定人は精神科医として十分な経験を有し、身体検査及び心理検査等の所見、面接の結果等や前提となる事実についても両鑑定に大きな相違点はないところ、両鑑定が、前記のとおり、被告人の精神疾患についての鑑定結果に差異を生じた原因を探ると、それぞれが依拠する国際診断基準に違いがあったこともさることながら、本件犯行の動機の中核をなしている、被告人が抱いていた認識、すなわち、特定の親族や近隣者からの様々な嫌がらせを受けてきたという被害者意識について、これを持続性妄想性障害にいうところの「妄想」であるとみるのか（P鑑定）、それとも、精神病に見られる妄想とは区別されるところの、心理的反応としての「被害念慮（あるいは妄想様観念ともいうべきもの）」であるとみるのか（Q鑑定）という点に帰着すると解される。

　被告人は被害者らに対し、「**被害者意識**」を持っていたことは確実である。それが「**妄想**」か「**被害念慮（あるいは妄想様観念ともいうべきもの）**」か、これが論点である。
　議論に先立ち裁判所は、妄想の定義を確認する。

　　ちなみに、持続性妄想性障害にいう「妄想」とは、現実での出来事に関連することが妄想内容に取り込まれているが、現実では明らかにあり得ない内容を訂正不能な形で確信することをいうとされ、他

方、「被害念慮」とは、現実での出来事に関連する点では「妄想」と同様であるが、仮に現実に存在しないことを認識していたとしても、現実の状況から大きくは逸脱しておらず、通常人であってもそのような認識を生じかねないような内容のものを意味するとされる。

この記載からは、「**現実では明らかにあり得ない内容**」とはどのようなことを指しているかが明らかでないが、後の記載から、了解不能という趣旨であることがわかる。超越的、荒唐無稽とまでの趣旨ではない。

したがって、本件で両鑑定の採否を決めるにあたっては、被告人が抱いていた観念、認識内容が、前記認定の事実関係から考えて明らかにあり得ないものか、それとも前記認定の事実関係から考えて通常人であればそのように考えることも了解可能な程度にとどまる内容といえるかが中心的な問題点ということになる。以下、この点について詳説する。

そしてまさに「**詳説**」と呼ぶにふさわしい論考が展開されている。まずは被告人の人格特徴の検討である。

(2) 被告人の認識内容とその評価
ア 被告人の人格的特徴等について
被告人の前記認識内容を正しく理解するためには、その認識主体である被告人の性格についての理解が不可欠といえるところ、鑑定結果等によれば、被告人の人格、行動の特徴として、以下の事実が認められる。
第1に、中学生のころから本件に至るまでに持続してみられた、自分を侮辱したり、自分に向かってくると考えた強者と思われる相手に対しては、怒りから興奮して、突発的に刃物を持ち出して反撃行動に出るといった被告人の行動傾向に最もよく現れているところではあるが、被告人は、感情が不安定で、激しやすいこと、感情的な耐性に乏しいこと、短絡的に、見境のない暴力に走るといった、衝動的で強い攻撃性、爆発性を有していること、社会の価値観や基準が内面化されておらず、自分の行動に対する社会的な判断力が不足

しており、他から侵害されているから自分が攻撃することは正当であると信じて疑わないといった正義感があること、暴力親和的で、反撃として暴力を肯定する考えをもっており、このような攻撃行動に関する社会的な抑止はほとんど働かない状態にあるといったことなどを、被告人の特徴的な性格として認めることができる。

衝動的であり、筋違いな正義感を持っている。これが被告人の性格の特徴である。自分が正しいと信じて疑わない信念に基づく攻撃性は、ある意味もっとも始末の悪いものである。

　第2に、そのような粗暴な行為に出た後も、反省することなく、むしろ相手方に対する怒り等を長く根に持っていること等からは、頑固で融通が利かず、自分の意見や信念に固執し、こだわりや思い込みが強い傾向も看取できる。

攻撃性プラス執念深さを兼ね備えている。

　第3に、被告人は、自尊心は強いが、元々小心で傷つきやすく、自信が持てない、気の弱い子であったが、父Mの、母Jに対する暴力や家庭を顧みない身勝手な行動、母屋と新宅の間の対立といった養育環境の不遇さの中で育ち、被告人自身が勉強をしないことから学業成績が極めて悪く、中学生のころから粗暴な態度が目立ち、周囲からは乱暴者と見なされ、同級生の多くが被告人とは距離を置くようになって、身内や一部の者を除いて他者との適切な人間関係を結ぶことができず、高校卒業後も職を転々とするが、いずれも長続きせず、やがて地元に戻り、就職することなく母と共に自宅で暮らすようになった。

衝動的・攻撃的で執念深い性格、そして劣悪な環境で育った。

　このような生育歴や生活歴からも窺われるとおり、被告人は、強い劣等感と無力感を有するようになっており、他者に対しては警戒的、猜疑的で、対人関係を敵対的に捉える傾向を有していたこと、感情的なストレスへの耐性の乏しさと、情報の取入れ、統合が苦手

なため、出来事の複雑な関係を見ようとはせず、状況を誤解しやすく、独断的となり、前記の固執する性格も相まって、感情的なストレスの下では、物事を被害的に捉えやすく、かつ、そのような観念を持ち続ける傾向性も有していたことが認められる。なお、このような対人関係からくる感情的ストレスに対しては、被告人が成長するにつれ、引きこもりや空想等でそれを抑圧したり、職を変え、接触を避けて回避するといった防衛機制でもって、ある程度は解消することもできるようになっていた。

　事実を精密に分析した結果、裁判所はこのように被告人の人物像を鮮やかに描出した。大量殺人という重大な犯罪がなぜ行われたのか、その分析のための基礎として、まずこのように性格特徴、行動特徴を確実に把握するのは、裁判が人間を観る営みである以上当然といえば当然であるが、必ずしもどの裁判でもここまでの分析がなされているとは言えないことから見ても、本件は見事な裁判である。精神疾患の原因を分析する精神科臨床も、本件裁判の論考からは学ぶべき点が多い。
　なお、上記のような性格・行動特徴は、社会生活上明らかに障害をもたらすものであり、したがって被告人には何らかのパーソナリティ障害の診断がつくことはこの時点で確実といえる。
　さて、ここからが本件犯行に直結する分析になる。

　　イ　被告人の認識内容とその評価
　　　まず、前記認定事実によれば、被告人が近隣者らから被害を受けていたとの事実の有無に関しては、被告人ら一家は、被告人が幼少の頃から、母屋の権威を盾にするAら母屋の人間から見下され、理不尽な仕打ちを受け続けており、子供のころからの被告人の粗暴な行動もあって、被害者ら近隣住民から疎んじられ、新宅の当主でもあるMが家出し、残りの家族はその家に留まって生活を続けているということもあり、被告人やその家族のことが近隣住民の井戸端会議の格好の話題となるような状況もあり、被告人が、隣接するV家の住人から被告人ら家族の会話を盗み聞きされていると感じるような出来事も実際にあったことが認められる。

　前述の通り、裁判所の論考のポイントは、被告人の「**被害者意識**」が「**妄想**」

か「被害念慮（あるいは妄想様観念ともいうべきもの）」かということである。もし全く何の根拠もなく被告人が「自分は被害を受けている」と思い込んでいたのであれば、明らかに妄想である。逆に何らかの根拠があった場合はどうか。Case 2 逃避行の終末、Case 10 わが子の病に絶望した母［千葉］、Case 11 わが子の病に絶望した母［さいたま］などのように、先行事情と関連した妄想が発生することはしばしばあるから、それだけをもって「妄想ではない」と言うことはできない。Case 9 に記した笠原による妄想の定義のまとめに、**原則として他の葛藤的体験から反応的に全く導きだされぬか、導きだされるとしてもせいぜい一部であって、全部を他の体験から了解しつくすこと、導出しつくすことはできぬこと**と記されている通りである。整理すればこうなる。

　　a. 全く根拠なし　　→　　妄想
　　b. 何らかの根拠あり　→　　妄想のこともあれば、妄想でないこともある

　本件は b である。すなわち、被告人と被告人一家は、近隣の住人から疎んじられていたという先行事情は確かに存在した。すると、被告人の確信が妄想か否かの判定の指標は、その確信が同先行事情から「**導きだされるとしてもせいぜい一部であって、全部を他の体験から了解しつくすこと、導出しつくすことはできぬ**」か、それとも全部が了解・導出しつくせるかということになる。

　　　このような状況に照らすと、被告人が、母屋の人間から常に見下され、近隣住民らから疎外され、うわさ話の対象になっており、これらの者から監視されたり、何をされるか分からない、何らかの嫌がらせを受けることもあるのではといった認識ないし被害者意識を抱くことは、被告人の立場に置かれたとき、通常人でもあり得ることであり、被告人のそのような認識をもって現実の状況から大きく逸脱した通常あり得ない妄想であると断ずることはできない。

　ここは慎重に読む必要がある。最終の一文は「**妄想であると断ずることはできない**」である。「妄想ではない」と断定しているわけではない。あくまでも上記「a. 全く根拠なし」にはあたらないということまでであって、したがってここまでの論考から導かれるのは「b. 何らかの根拠あり」であり、「妄想のこともあれば、妄想でないこともある」までである。
　そして裁判所は被告人の性格論に言及する。

　　　　その認識内容にかなりの誤解や思い過ごしが含まれていたとして
　　　も、うわさ話があればその全てを被告人らに対する悪口と考えてし
　　　まうことは、対人関係を単純に敵対的・被害的に捉えてしまう被告
　　　人の性格からも十分理解可能である。

　先の指摘のように、被告人が近隣住民から疎んじられていたという事実は
あった。そして被告人は「対人関係を単純に敵対的・被害的に捉えてしまう」
という性格特徴を持っている。この両者を総合すれば、「噂話があればその全
てを被告人らに対する悪口と考えてしまう」ことは「十分理解可能」、これが、
被告人の被害者意識についての裁判所の結論である。先に引用した笠原の表現
に合わせれば、「全部が了解・導出しつくせる」ということになる。

　　　　また、監視されていると思い、自分らの動静を知られまいとして、
　　　身内からもみても異常さを感じるほど過敏な、警戒と監視のための
　　　行動をとっていたことについても、前述の感情的ストレス耐性が低
　　　いことから、そのストレスをできるだけ避けようとする防衛本能に
　　　よるものとして十分理解できるものであるし、近隣者に対する過剰
　　　な攻撃行為がみられた点についても、近隣者らが少しでも被告人の
　　　権利を侵害すると、侮辱ととらえ、被害を受けたとして、激しく攻
　　　撃的な反応行為に出てしまったものであり、前述の被告人の有する
　　　正義感や攻撃的な性格からも了解できるものであり、犯行前にみら
　　　れた、これら被告人の異常にもみえる行動についても、妄想といえ
　　　るような被害者意識があったことを窺わせるような事情には当たら
　　　ない。

　「監視されている」という思いは、統合失調症や妄想性障害における典型的
な妄想に一致している。患者からこの言葉を聞けば、妄想の可能性が大きいと
考えるのが精神科の臨床的常識である。もちろん「妄想の可能性が大きい」と
「妄想である」の間にはまだギャップがある。このギャップの検討を裁判所は
上記の通り、被告人の「防衛本能」、「正義感や攻撃的な性格」によって行って
いる。すなわち、被告人においては「監視されている」という思いは、「防衛
本能」、「正義感や攻撃的な性格」によるものとして了解できる。したがって妄
想ではない。これが本件での裁判所の論理である。
　ここで判決文はP、Q 2つの精神鑑定の検討に移る。まずP鑑定である。

この点、P鑑定は、被告人がAら母屋の人間やB一家ら近隣住民らに憎しみを抱いた点は措くとしても、そのような被害者意識があるからといって、短時間の間に7名も殺害し、1名に対しても瀕死の重傷を負わせるという行為に及んだこととは不釣り合いであり、人を殺害するという多大なエネルギーのいる行為を一定時間継続していることも、通常了解できず、精神病態下にあった可能性を指摘して、いわば、本件犯行動機には妄想を前提にしないと理解できないものがあると判断したものである。

　以上、P鑑定は、結果から妄想の存在を想定している。この論法は臨床では通用しても、精神鑑定では不可である。
　精神医学で用いられている妄想の重症度の判定基準では、その妄想に基づく行動化の有無が重視されている。たとえば統合失調症の症状評価尺度であるPANSSの妄想の項目では「妄想なし」の0ポイントから、最重度である「重篤 severe」の6ポイントが定められており、非現実的な確信(すなわち妄想)に基づき不適切な行動(殺人は当然不適切な行動である)に出た場合が最重度の6ポイントである。だがこのスケールは、妄想があることを前提としたうえでその妄想の強さを評価するものであるから、行動の激しさをもって逆に妄想ありと判定することはできない。
　とは言え、臨床ではしばしばそうした判定手法が採られる。「監視されている」、「嫌がらせを受けている」という思い。その思いだけでは妄想とは断定できなくても、激しい行動に出た時、それを根拠に「監視されている」、「嫌がらせを受けている」は妄想であるとする判定法である。しかしこの判定法は裁判には通用しない。なぜなら、妄想に基づかない激しい他害行為については精神科医の専門外であるから、行動の激しさからそれが妄想に基づくか否かを判定するだけの専門性を精神科医は有していないのに対し、裁判所は、妄想については非専門家であるが、妄想に基づかない重大犯罪については精神科医よりはるかに深い造詣を有しているからである。裁判所は次のようにしてP鑑定の判定を否定している。

　　　しかし、前述したとおり、被告人の、衝動的、爆発的な攻撃性といった性格や、刃物を持ち出して反撃する行動傾向からすると、近隣者らから受けた蓄積したストレスに耐えきれなくなれば、今まで以上の激しい反撃行為、刃物を用いた殺傷行為に及ぶことも十分考

えられる。直接のきっかけは近隣者の１人からの侮辱であるが、このことから多数の近隣者の殺害行為に発展した理由や、Ｐ鑑定のいう殺害という多大なエネルギーを維持できた理由については、被告人は、前述のとおり、人格的な未熟さと偏りを持っていたところ、職を転々とした後に自宅に戻って母と暮らし始めた以後は、Ａら母屋の人間やＢ一家ら近隣住民らとの接点が増え、対人関係のストレスを回避することができず、長年にわたり、恨みや憎しみ、好奇の目に対する不快感を蓄積することになり、被告人やＪを侮辱した母屋の人間及びＢ一家に対する殺意を固定化させた平成14年以降も、これらの者の殺害を決意しながら、その行為の重大性から実行の機会が得られないまま、更なる恨みや憎しみを蓄積させていき、抑圧や回避もままならぬ状況でそのストレスは被告人の防衛の閾値を超えて高まり続けていたときに、本件のきっかけとなったＣの殺害をまず決意して、包丁を持って追い掛けたが、その姿を見失って殺害できず、その怒りが収まらない困難な状況に直面して、被告人の防衛規制は容易に破綻してしまって、前々から反撃として殺害を考えていた、迫害者の象徴であるＡら母屋の人間と、駐車場を巡るトラブルでいわば被告人のトラウマともなっていたＢ一家から順に殺害を決行するという情動行為に至ったもので、被告人のこのような心理的な機序は十分了解可能であるし、著しく高まった感情的ストレスを発散させるエネルギー放出行為かつ被告人の正義、公平感に則った、迷いのない行動でもあり、被告人の体力からみてもその心的エネルギーを維持し得たことは十分理解可能といえるものである。

　精密な論考である。精密な論考により、被告人の行動は「**十分理解可能**」という結論が導かれている。

　但しここで注意すべき点は、**Case 11　わが子の病に絶望した母［さいたま］**でも指摘した通り、「了解」とは、左右非対称の概念であるということである。「左右非対称」とは、一般に人は「了解可能」という判定に大きく傾きやすいということを意味している。しかも、人間の心理を精密に論考すればするほど、判定は「了解可能」に傾いていく。その論考が「精密」なのか、「深読みのし過ぎ」や「曲解」なのかの峻別は実のところ非常に困難である。

また、P鑑定やこれに依拠する弁護人は、被告人の近隣住民らに対する憎しみは、殺害後もなお残存しており、訂正不能である点も指摘するが、被告人が長年にわたり蓄積してきた近隣住民らに対する憎しみは、被告人にとって相当大きなものであったといえ、被告人はむしろ自分が被害者であるという認識を有している上、被告人の性格、とりわけ、頑固で、根に持ちやすく、自分の意見や信念に固執する傾向を考慮すれば、訂正不能である点も妄想性障害の影響によるものとはいえず、被告人の本件犯行に至る経緯と被告人の性格によるものと考えられる。

　このように、犯行後の言動についても、あえて妄想を持ち出さなくても被告人の性格によって了解できるという認定である。

　　　したがって、このような被告人が形成してきた人格及びAら母屋の人間や近隣住民らとの間の長年にわたる確執を考慮すると、本件犯行当時、被告人が、Aら母屋の人間及びB一家など近隣住民らから見下され、理不尽な扱いを受けていると感じ、これらの者に対する殺意を抱いたことは、被告人の立場に置かれた通常人であってもそのような考えを抱くことはあり得、必ずしも現実と程遠い考えであると断ずることはできず、被告人が妄想を抱いていたとはいえない。

　以上、長年にわたる確執と、元々の人格を合わせれば、理解できることであり、妄想とは言えないという認定である。
　そして裁判所は次のように結論した。

　　ウ　小括
　　　以上検討したところによれば、被告人の前記認識は、持続性妄想性障害にいう「妄想」であるとはいえないのであるから、P鑑定が、被告人の前記認識は了解不能であり、持続性妄想性障害にいう「妄想」である旨判断している点は、前提事実の評価を誤ったものであり、これを前提に、被告人につき妄想性障害であると鑑別したP鑑定を採用することはできない。他方、被告人の母屋の人間や近隣住民らに対する被害的認識を「妄想」であるとは評価せず、被害念慮

あるいは妄想様観念であるとするQ鑑定は、前提事実を適切に評価した合理的な判断であり、当裁判所はこの鑑定結果を採用した。したがって、信用できるQ鑑定によれば、被告人は、本件犯行当時、妄想性障害に罹患してはおらず、情緒不安定性人格障害に不安性（回避性）人格障害の特徴を併せ有していたに過ぎないと認められる。

責任能力

　裁判所はQ鑑定を信用できるものとして採用した。しかしQ鑑定は、責任能力については心神耗弱を示唆している。裁判所は責任能力についてはあらためて検討し、Q鑑定のうち責任能力示唆部分は却下している。**Case 6** に示した最高裁平成21年12月8日決定にそった手法である。以下が却下理由の記述で、論点は3つ挙げられているが、最初の2点は本書のテーマである妄想とは無関係であるので、転記するにとどめる。

　　(3)　Q鑑定の参考意見について
　　　　Q鑑定においては、被告人の養育環境は劣悪であった上、幼児期より、てんかん発作に関連すると思われる表出性言語障害が認められ、これが対人関係や社会化の過程に様々な困難をもたらすと同時に、被告人の人格形成に大きな影響を及ぼし、加えて隣人らに対する強固な被害念慮が本件犯行を促す上で重要な役割を果たしたのであって、これらの点を総合すれば、被告人に限定責任能力を認めても不当ではないとの意見が述べられている。また、Q鑑定人の証言によれば、被告人の有する表出性言語障害は、その前提と推測されるてんかんという生物学的なものと関係しているということで、それが、病的、疾病価の高いものがあり、本件犯行を促す重要な一因としての被害念慮も事情に入れると、限定責任能力という判断をする余地もあることを示唆したとされる。そこで検討するに、まず、論拠の1つとして、被告人の養育環境の劣悪さを指摘するが、父Mに利己的暴力的な性格の偏りや家庭を顧みない身勝手な行動があり、母屋親族との確執により母Jらが伯母Aらから嫌がらせやいじめを受けていたことなど、確かに良好とは言い難く、被告人の人格形成に影響したことは否定できない。しかし、父Mは、大手の会

社に勤務して人並み以上の稼ぎの中からある程度の生活費を入れており、母Jは、優しく誠実な人柄で、昼夜働いて生活費を補う傍ら、被告人ら子どもに愛情を注いできており、曲がりなりにも両親が揃い、子ども3人を高校に行かせるだけの経済力もあったもので、養育環境が著しく劣悪であるとまではいえず、同じ環境でも被告人の弟や妹は立派に成長しているのであり、通常人の規範意識、価値観が養えないほどの劣悪なものであったとして、被告人に対して責任能力を軽減させる事情の1つとして過大評価することには疑問がある。次に、被告人の持っていた表出性言語障害については、たしかに、Q鑑定の指摘するとおり、被告人は生後半年くらいから3歳くらいになるまでの間、ひきつけを起こすことが度々あり、2歳ころまでほとんど話さず発語が遅れ、中学生ころから軽度の吃音があり、被告人自身、自分の話し方を気にしているところもあって、このようなてんかん発作に関連すると思われる表出性言語障害が被告人の人格形成に何らかの影響を及ぼした可能性は否定できない。しかしながら、被告人は、発語は遅れていたものの、先天的な聴覚障害者と異なり、耳から入った他人の話については理解できていた様子である上、被告人のひきつけも、3歳になるころには収まり、それ以降ははっきりと言葉も喋るようになり、知的能力にも特段問題はなく、他者とのコミュニケーションに大きな問題があった事実は見受けられない。Q鑑定人は、被告人の表出性言語障害は、てんかん発作と関連した後天型（脳障害、頭部外傷等による）と見ることができる、脳器質的な問題が関与している可能性を思わせるものである旨をいうが、被告人の現在の身体所見には、有意な器質的異常は認められていないし、てんかんという身体的病変ないし病気があると疑って、被告人の犯行には、病的で、疾病価値の高いものが関わっているものとしても、それを責任能力の判断における他の精神障害の疾病と同列に論じることはできない。また、被告人の場合、表出性言語障害のためコミュニケーション能力が非常に障害されて、社会に出るときその弱点を全部押さえ込んだため、非常に偏った人格が形成されたので、例外的に、生物学的に影響があった、病的と評価しうるという説明があるが、この点は、前述のとおり、被告人は対人関係は不得手ではあったが、コミュニケーション能力が非常に障害されたというほどの事実は認められないものであ

> る。かえって、被告人は、感情表現が器用ではなく、すぐに行動に出る一面はあるものの、弟ら家族とは通常の関係を保ち、親しい友達や信頼できる教師も数人おり、義務教育を経て高校も卒業するなど、生活環境や人間関係も劣悪とまではいえないし、成人してからは、職にも就いて特に目立つトラブルを起こすことなく働き、トラブルや不本意な出来事があっても、退職など当該環境から自ら身を引くことで対処しており、被告人は、自己の人格的偏りを認識し、その成長過程において、回避的な形とはいえ、衝動性、粗暴性など自己の人格的偏りが行動に表われることを抑制する術を自分なりに身につけ、実行する能力も有していたことが認められる。

ここからが妄想に関連した部分である。但しすでに裁判所は被告人に妄想があることは否定し、「被害念慮」としている。

> 第3に、被害念慮についても、確かに強固なものではあったが、Q鑑定人も証言するとおり、その被害念慮に直接基づいて犯行がなされたわけではなく、これが決定的な引き金となったわけではないとの評価であることからすると、その被害念慮が被告人の事理弁識判断を著しく困難ならしめたものではないことはもちろん、被告人の有する感情ストレス耐性の低さや、攻撃性、歪んだ正義感等の性格が制御困難な情動行為を招いただけであり、その被害念慮が被告人の行動制御能力を著しく低下させたものでもないことが認められる。
> したがって、Q鑑定の前記参考意見は理由がなく、これを採用することはしない。

それが妄想であったにせよ被害念慮であったにせよ、本件は「**その被害念慮に直接基づいて犯行がなされたわけではなく**」としている。さらに「**これが決定的な引き金となったわけではない**」としている。なぜそのように言えるのかは必ずしも明確でないが、そのように言えることを前提とするならば、被告人の被害念慮は責任能力減免には結びつかないことになる。

以上、被告人は完全責任能力である。完全責任能力である以上、これ以下の判決文は被告人を非難する言葉の連発になっている。判決は死刑である[1]。

本件の先行事情から犯行に至る被告人の心理のフローチャートを図3-17Bに示す。

先行事情
粗暴な性格
本家との確執(**a**)

↓

妄想
本家からの嫌がらせ(**b**)

↓

動機の萌芽
本家への怒り、恨み(**c**)

↓

発展
怒り、恨みが募る(**d**)
いつか殺してやると思うようになる

↓

動機の固定
洗車事件
計画、準備(**e**)

↓

犯行
放火、殺人(**f**)

(**a**) 本家から見下され、しばしば嫌味を言われるなどの事実があった。
(**b**) 被害者が認識していた本家からの嫌がらせは、事実としてもあったが、事実に反するものもあった。事実に反するものは妄想と呼ぶことが可能である。P医師は「妄想」、Q医師は妄想とはいえない「被害念慮」のレベルであると判定した。
(**c**) 妄想という概念を持ち出さずとも、被告人の性格を考慮すれば、先行事情から直接に動機が発生したと認定できると裁判所は結論している。
(**d**) この時期、音に過敏になるなど、精神病によく見られる症状も現われている。
(**e**) ガソリンを買う。周到とまではいえないが、計画・準備をしている。
(**f**) 被告人に妄想があったとするP医師の論拠の1つは、犯行自体が妄想を前提としないと理解できない性質のものであるというものであったが、結果から逆算するこのような判定法は鑑定では通用しない。かかる判定法を受け入れれば、理解困難な犯行はすべて精神病に基づくことになるからである。

図3-17B　Case17: 心理のフローチャート

医の観点

　犯行は被告人の性格に基づく。被告人に妄想はない。したがって完全責任能力。判決は死刑。

　本件の判決に至る裁判所の論理は、**Case 7 一家皆殺しの企て** と基本的に同一である。違いは、本件では被告人には妄想はないという認定であるのに対し、**Case 7** では、妄想はあったものの、犯行に影響したのは妄想ではなく性格だという認定であったことである。論理としては本件のほうがすっきりしている。妄想があったのにもかかわらず、犯行は妄想とは無関係というのはいかにも無理がある認定である。それに対し本件は、そもそも妄想はなかったというのであるから、そこからの論理は流れるように自然に進行しており、疑問を差し挟む余地はほとんどない。

　しかしながら本件、そもそも妄想はなかったと言えるのか。

　本件はP、Qの2つの精神鑑定が行われ、被告人の妄想の有無という重大なポイントについて、結論が分かれている。そこで裁判所は、「**被告人が抱いていた認識、すなわち、特定の親族や近隣者からの様々な嫌がらせを受けてきたという被害者意識について、これを持続性妄想性障害にいうところの"妄想"であるとみるのか（P鑑定）、それとも、精神病に見られる妄想とは区別されるところの、心理的反応としての"被害念慮（あるいは妄想様観念ともいうべきもの）"であるとみるのか（Q鑑定）という点に帰着すると解される**」と整理したうえで精密な論考に入り、妄想ではなく被害念慮（妄想様観念）であるという結論を導いている。この時、ポイントとなったのは、彼の被害者意識は、「被告人の性格からすれば、了解可能である」という論法である。

　だがこれは、精神医学的に見れば、妄想を否定する根拠にはならない。

　妄想についての最も詳細な定義は、**Case 9** に紹介した、笠原による「妄想の定義のまとめ」である。そこには、本人の性格についての記述は一切ない。当然である。著しく偏った性格とは、それ自体が精神医学的には病的なのであって、その性格を前提とすればその思考は異常とは言えないという論法は意味をなしていない。逆に言えば、著しく偏った性格を前提としなければ了解できない被害者意識は、定義上、被害妄想なのである[2]。

法の観点

　それは**妄想**か**被害念慮**か．
　本件判決文で主要な論点となった問いは，責任能力が問題となる裁判でしばしば発せられる問いである．**被害念慮**にかえて，**妄想様観念**，**思い込み**，**邪推**などという言葉が用いられることもある．それぞれの言葉の定義を厳密に検討することは不毛である．妄想の定義と比較することも不毛である．結局のところ，本件判示にも見られる通り，裁判所が妄想かそうでないかを判定する分かれ目は，了解できるかできないかが重視される．この時，「一応了解可能」，「あながち了解できないことではない」，「全く了解できないとまではいえない」のような表現を容認すれば，大部分の妄想は妄想でないことになる．
　そして本件裁判所は，この了解概念を，妄想の発生過程にまで拡大している．すなわち，被告人が被害者に対して被害的な考えを持ったことは，「被告人の性格からすれば，了解可能である」と認定したのである．この手法には精神医学的には矛盾があるのは前述の通りであるが，最終目的が本人（患者）の利益を追求することである医と，最終目的が正義を追求することである法とでは，妄想の定義に温度差があるのはある意味当然であるとも言えよう．ここで，妄想とはあくまで医学的概念である以上，精神医学の定義を採用すべきであるという主張は，精神医学という学の未熟性を直視した時，説得力に乏しいものとならざるを得ない．
　では，法の立場に立つ時，妄想と被害念慮（などの言葉で表現される，妄想に似て非なるもの）はどう区別するのが適切か．
　1つの有力な手法は，当該症状のみ（本件でいえば被害者意識そのもの）に着目するのではなく，その根底に精神障害（統合失調症と妄想性障害が妄想を生ずる精神障害の代表である）が存するか否かをあわせて判断するというものである．**Case 13　嫉妬の果てに**のN鑑定が，まさにその手法によるものであった．すなわち，妄想知覚，妄想加工などの症状を被告人が有することを見出すことで，妄想性障害の診断を確定し，この診断とあわせて，被告人の思考が妄想であると判定したのである．この手法は，臨床精神医学的診断の定法であるという点において医の立場に叶うものであり，性格なら非難の強化・病気なら非難の軽減という不文律的ルールを有する法の立場にも叶うものである．
　だがこの手法を採用せんとする時，直ちに，「では，精神障害とは何か」という問いが追い討ちをかけてくる．この問いは，「妄想とは何か」という問い

と同等に、またははるかに難解な問いである。この難解さの背景には、1つには、脳の病気としての精神障害を検査等で客観的に診断する手法の非存在がある。但しこの状況は脳科学の進歩により変化しつつある。だがその結果は、問いを解答に導くものではなく、かえって錯綜させるものにしている。本書の結びとして、**Case 18 金閣放火事件**、**Case 19 教頭ワグナー** という2つの歴史的大事件をもとに、この点について論ずる。

参考
1) 2015年5月25日、最高裁第2小法廷は上告を棄却する判決を言い渡し、死刑確定となった。報道によれば同小法廷は、妄想性障害という診断を認定する一方で、「妄想は現実とかけ離れた虚構の内容ではなく、動機も理解可能で、判断能力の著しい低下は認められない」とした。
2) 精神医学の古典においても、パラノイアの妄想とは、性格・環境・体験によって形成されるとするクレッチマーの有名な記述がある。すなわち、「被告人の性格からすれば、了解可能である」ことは、それが妄想であることを否定する根拠にはならない。

Case 18

金閣放火事件

精神病質／完全責任能力

放火兼国宝保存法違反被告事件
京都地方裁判所
昭和 25 年 12 月 28 日判決

金閣寺（京都府鹿苑寺舎利伝、通称金閣）は、昭和25年7月2日、焼失した。出火原因は放火である。放火したのは当時金閣の修行僧であった林養賢である。裁判所は犯行時の診断を精神病質（性格の偏り）とする精神鑑定の結果を採用し、完全責任能力を認定した。しかし被告人は受刑中に統合失調症を顕在発症し、釈放後に精神科病院に入院、そこで生涯をとじている。

1950年に発生した放火事件である。犯行動機は金閣の長（老師）に対する敵意と密接に関係していた。本件についてはかなり詳細な資料が公開されている。精神鑑定を行った京都大学教授・三浦百重医師は、精神病質（性格の偏り）と診断した。しかし犯行後に統合失調症を顕在発症したことが、小林淳鏡医師の論文により明らかにされている[1]。

　犯行動機と密接に関係する老師への敵意は妄想だったか否か、金閣放火は妄想に基づくものと言える行為だったか否か、犯行時の被告人の診断と精神状態は如何なるものであったか、本項ではこれらについて、公開されている資料[1,2]に基づき論考する。

事件

先行事情

　本件被告人・林養賢は昭和19年に金閣寺に入寺した。無口、孤独、明朗性にやや乏しく、偏屈、短気で、徒弟間で争うことが度々あったが、大きな問題を起こすには至らず、昭和22年には大谷大学予科に入学した。当初は真面目に登校、熱心に勉強し、成績は「中の上」であった。ところが昭和24年（予科3年）、突然に成績が急落し最下位となった。但し生活や行状には特に変化はなかった。

妄想の発生

　その夏から、それまで尊敬していた老師（小林淳鏡の論文では「長老」と記されている）に対する見方が変化する。論文の記載を引用する[1]。

> 同年夏から、それまで尊敬していた長老に対し、「何か好感が持てず、自分をよくみてくれない不平とか反抗の気持ちが急に出て来た」、「長老は親切のようで、何か奥歯にものがはさまったようで、自分だけを除け者にする」、「長老の他の徒弟に対する態度と、自分に対する態度とが確かに違っていました。朝出会っても、晩並んで挨拶する時も、目付きなんか確かに違っていました。横眼つかいとか、上眼つかいとか、変な目つきで」などと体験するようになった。

動機の萌芽

さらには「行く行くは誰かが鹿苑寺を支配するがそれが自分を含む3人の徒弟であるとわかった。3人の中自分が最も劣るから仕方ないと思ったが、長老が自分を変な目でみるのが癪にさわり住職になるのが不可能」との考えが発展した。

昭和24年9月（2学期）からは、大学へはほとんど登校しなくなり、11月からは全欠席となった。

発展

鑑定医から、「直接金閣を焼いてしまってやれと思ったのは何時頃」と問われたのに対し、被告人は次のように答えている[2]。

> 行く行くは此処の和尚になってやれと思って居りましたが、それも出来なくなり、和尚にも自分のみにくい態度が解ってしまって、自分を変な目で見て、「小さい事はコソコソやっても、大きい事はは出来るかい」と云う風に思って居ましたし……
> ……和尚には金閣による収入があずけられて居ますし、金閣が無かったら、あつかましい事が云えんだらいと思いましたから、いっその事焼いてしまったらそんな事無いだろうと思って……

犯行

そして昭和25年7月2日深夜、金閣に忍び込み放火し全焼させた。

裁判

精神鑑定

金閣放火事件は昭和25年7月2日。林養賢は直ちに逮捕され、同年8月から10月にわたり、京都大学精神科教授の三浦百重により精神鑑定が行われ、裁判所はこの鑑定を全面的に採用した。その鑑定書は公表されている[2]。

冒頭に記した通り、本件のポイントは、老師への敵意が妄想であったか否かである。三浦鑑定の結論の要旨は、①**被告人は精神病には罹患していなかった**、②**老師に対する被告人の敵意は妄想ではなかった**の２点であった。

① **被告人は精神病には罹患していなかった**
　三浦医師は被告人を、
　「**"分裂病質"として、精神病質者に加へるが至当である。但し、その程度は未だ高度のものとは思はれぬ**」
　と診断している。「分裂病質」は、性格の特性であって、病気の範疇には入れない。少なくともこの鑑定書で三浦医師は、「異常性格」の１つに分類している。
　「分裂病質」は、現代の診断基準 DSM-5 でいえば、シゾイドパーソナリティ障害 Schizoid personality disoder にほぼ相当する概念である。パーソナリティ障害は病気でなく、性格の偏りとするのが現代でも優勢な考え方である（但しそこには深い問題があることは **Case 16 中大教授刺殺事件** や **Case 17 ２家族７人殺害事件** などで述べた通りである）。

② **老師に対する被告人の敵意は妄想ではなかった**
　被告人は、放火の背景として、自分が老師（金閣寺の住職）や徒弟から排斥されていたことを述べている。これについて三浦医師は、
　「**精神病学に所謂優越観念に属する**」
　として、妄想ではないと結論している。
　優越観念とは、優格観念とか支配観念と呼ばれることもあり（優越観念、優格観念、支配観念の３つは同義と考えてよい。近年では優越観念という言葉はあまり使われない。支配観念と呼ぶほうが普通である）、正常範囲の思考とみなされるのが通例である。「強い思い込み」と言い換えることもできる。本書の他のケースの判決文に散見された「思い込み」、「邪推」などと同じような意味である。だが実のところ、「強い思い込み」と「妄想」の区別はきわめて曖昧である。現象の描写に基づいて使い分けているというより、正常か異常（病気）かという判断が先にあって、正常であれば「思い込み」、異常であれば「妄想」という言葉が充てられているとみるべき場合も少なくない。
　本件、三浦医師は、「分裂病質」（すなわち、被告人は精神病には罹患していない）と「優越観念」（すなわち、被告人は妄想を有していない）をキーワードとして、金閣放火事件と被告人の心理を次のように分析している。

> 周囲より擯斥さる>との観念も、か>る分裂性々格者には不平家、気難し家、空想家が多い事実を思へば、その性格に基くものであることは容易に理解される。
> 但し、該考慮が普通健康なる精神の所産なるか、はた又病的現象であるかは更に吟味を要する。
> 茲に於て、先づこれが妄想に非ざるかを観るに、既に証言中にも、他より嫌はれて居った旨の供述があり、又、長老より叱責せられたことも事実なるべければ、事実に相反する妄想とは異り、加かも、検診に知り得たる所では、他人の無関係なる挙止に就いては、何等被害妄想的意義を付する等のこと等もなく、従って、俄にこれを妄想とは謂ひ難い。

　上記「**周囲より擯斥さる>との観念も**」以下の記述は、被告人の性格からすれば、周囲から排斥されると考えることは了解可能だということである。
　また、「**これが妄想に非ざるかを観るに**」以下の記述は、現に長老から叱責されたという事実がある以上、妄想とは言えないということである。
　そして鑑定主文は次の通り。

> 昭和25年7月2日本件犯行当時及その前後に於ける被告人林養賢の精神状態は本鑑定期間乃至その平生と大差なく、軽度ではあるが、性格異常を呈し、「分裂病質」と診断すべき状態にあったと推定される。而して本犯行は同症の部分現象たる病的優越観念に発するものである。

　ここで、三浦医師が優越観念に「病的」を付し、「病的優越観念」としていることは意味深長である。「病的」というからには正常範囲内のものではないという趣旨であることは確かだが、しかし妄想とは認めていない。そして林養賢は性格異常であって統合失調症（当時の病名でいえば精神分裂病）ではないという結論である。
　さらに、「鑑定書の補足説明」と題する文章の中に、優越観念について、以下の説明がある。

> 優越観念
> 　これは、些細なことが原因となり、ある一定の観念或は観念群が異

常に重要性を帯びて、他の何れの観念よりも優勢になり、思ふまいとしても思ひ出され、除こうとしても除き難く、云ひ換へれば患者自らでは之を制御することができない時これを優越観念と云ふ。

　もちろん上記は正確な説明であるが、実際には妄想と優越観念（支配観念）の区別は非常に難しいことも多い。三浦医師は、「**優越観念は"客観的事実に就て誤れる"妄想とは異なるが、この観念から妄想が発展することはある**」と追記している。すなわち、客観的事実と合っているか合っていないかが、優越観念と妄想を区別する指標であるという説明である。この説明に従えば、現に長老から叱責されるなどの客観的事実があった以上、被告人の持っていた敵意は妄想ではないということになる。

　三浦百重の鑑定結果を採用した裁判所は、放火の動機を、自分の将来に絶望し、金閣に放火するとともに自殺しようとしたと認定し、懲役7年の判決を下し、被告人は加古川刑務所に収容された。

判決後の被告人

　被告人が精神病に罹患していたか、あるいは性格の偏りにすぎなかったか。また、被告人の動機を生んだのは妄想か、あるいは妄想とは言えないレベルの思い込みだったのか。この問いは本書の他のケースにも見られており、責任能力のかかわる刑事裁判ではしばしば論点になる問いである。本件金閣放火事件は、しかし、判決後の被告人が、その生涯をとじるまで、精神科医によって観察された記録が残されているという点で、他の類似の事例とは大きく異なる価値を持っている。その記録とは、先の小林淳鏡論文である[1]。以下は同論文からの情報である。

　昭和25年12月28日に懲役7年の判決を受けた被告人は、昭和26年1月28日に刑務所に入るが、2月からは異常状態のためしばしば夜間独居拘禁の処置を受けるようになった。
　そして昭和26年4月には体感幻覚、被害妄想がはっきりと現れ、統合失調症であることが明らかになった。
　昭和28年3月、精神障害及び肺結核のため移送された八王子医療刑務所では、拒食、緘黙、幻聴、被害妄想、被毒妄想、感情鈍麻が顕著で、しばしば独

語、涕泣し、時に衝動行為があった。

　昭和30年10月30日満期釈放となり、直ちに京都府立洛南病院に措置入院した。入院後10日間は拒絶、緘黙が続き、その後は幻聴、被害妄想、被影響体験、作為体験がさかんな状態が続いた。

　昭和31年2月、肺結核悪化。昭和31年3月7日死亡。

　以上の経過を小林淳鏡医師は次の通り要約している。

> 昭和24年夏頃を境として、明かに人格様態の変化がみられ、全体として、また結果からみて、病的過程の介入を想定すべきである。そして、その被排斥体験を妄想の萌芽とするのが妥当であろう。林は少くとも、体感幻覚や被害妄想のみられる昭和26年春には、分裂病であることは確実で、その病型はほぼ破瓜病に属するが、発病はさらに遡り、上記の昭和24年夏頃と考えられる。かくの如く、林の精神病は拘禁前に始ると考えられ、拘禁後に激化しているが、長期にわたり進行性の典型的の分裂病像を示し、且つ釈放後一般精神病院に於いても、拒絶症の軽減を除いては、病像に何ら変化がない。従って拘禁の影響は、拒絶症については認められるが、それ以外の病像や進行との間には本質的な関係は考えられず、林の精神障害が拘禁性精神病でないことは云うまでもない。

　統合失調症が慢性の経過をたどり、最終的には人格荒廃に至る。かつて、統合失調症はこういう経過が多かった。治療薬が存在しなかった。幻聴や被害妄想をおさえることもできなかった。本件被告人のように精神科病院で一生を終えるのは、例外的なことではなかった。統合失調症をはじめて病気概念として確立したクレペリンが、早発性痴呆と名づけた、そのままの経過を被告人はたどったのである。

　被告人の生涯を年表にまとめる。

昭和4年3月　出生	臨済宗東福寺派西徳寺、同胞なし。父は住職。
昭和16年4月	京都府立舞鶴中学に入学、伯父の家に寄留。平均的な中学生だった。
昭和17年12月	父他界。

昭和19年4月	金閣寺に入寺。 花園中学4年に編入。
昭和22年4月	大谷大学予科入学。 真面目に登校し、熱心に勉強した。成績は1年時83人中24番、2年時77人中35番。
昭和24年 予科3年	生活、行状はそれまでと特に相違なし。しかし成績が急落し、最下位となった。 同年夏から、それまで尊敬していた長老に対して被害妄想的となる。 長老は「林はそれまではさほど朗らかでなかったが、そう憂鬱ではなかった。この頃より何か憂鬱そうにみえた。しかし青年期によくある憂鬱だと思って放っておいた」と述べている。小林淳鏡は、林養賢の統合失調症はこのころに発症したと結論している。妥当な推定であろう。
昭和24年9月	2学期から登校しなくなる。心配した友人に誘われて2、3日行っても「面白くない」と言って何となくさぼる。友人は「この頃の林には笑いが少なくなり、荒んだ感じになったと」と言う。
昭和24年11月	全く登校しなくなる。
昭和24年12月	学校は林養賢と長老を呼び出した。が、林養賢は反応もなく返事もしなかった。
昭和25年1月	3学期になっても全く登校しなかった。
昭和25年7月2日	金閣放火。
8〜10月	精神鑑定(三浦百重教授)。
12月28日	判決懲役7年。
昭和26年1月18日	加古川刑務所に入る。
2月末	異常状態のためしばしば夜間独居拘禁。
昭和26年4月	体感幻覚、被害妄想。
昭和27年4月	手紙は支離滅裂で奇怪な表現が多くなる。
昭和28年3月	精神障害および肺結核のため八王子医療刑務所に移送。 拒食、緘黙、幻聴、被害妄想、被毒妄想、感情鈍麻が顕著。しばしば独語、涕泣。時に衝動行為。肺結核および分裂病と診断。

昭和 30 年 10 月	京都刑務所に移送。
昭和 30 年 10 月 30 日	満期釈放、ただちに京都府立洛南病院に措置入院。 当初は拒絶、緘黙。10 日で拒絶、緘黙は解けたが、幻聴、被害妄想、被影響体験、作為体験が顕著。
昭和 31 年 2 月	肺結核悪化。
昭和 31 年 3 月 7 日	死亡。

「それは妄想か否か」

責任能力が争点となる刑事裁判で繰り返されてきた問いである。

この問いに対する正攻法の議論は、それが妄想の定義に合致するか否かを精密に論考することである。だがこの手法だけでは必ずしも明快な答えを導くことはできない。妄想の定義自体が、客観的に判定できる性質のものではなく、判定者の解釈を含んだものだからである。

そこで、妄想の定義はひとまず措き、被告人が精神障害に罹患しているか否かの検討を行うという手法が裁判でもしばしば採られている。被告人が統合失調症や妄想性障害に罹患していれば、被告人の「思い込み」は、単なる思い込みとは次元の異なる「妄想」と判定するのである。

この手法は、ある意味本末転倒であるが、現実に即したものであると言える。「それは妄想か否か」という問いと「妄想を持ち得る精神障害に、被告人は罹患しているか」という問いは、相互に絡み合っており、どちらかの問いを先に検討するのではなく、両方の問いを同時並行的に検討するのが現実の手法なのである。

本件における三浦医師の手法もそれにあたる。

三浦医師は、被告人を「分裂病質」と診断し、被告人の思い込みを「優越観念」と判定している。「分裂病質」は現代語に翻訳すればパーソナリティ障害の一種であり、したがって統合失調症や妄想性障害のような精神病ではない。「優越観念」は健常者にも見られるもので、したがって妄想ではない。「分裂病質」という診断と「優越観念」という判定は、どちらが先に下されたとは言えず、同時並行的なものであることが、鑑定書の記載からも窺われる。

しかしながら、判決後の被告人の経過を見れば、被告人が統合失調症に罹患していたことは明らかである。結果から見れば、被告人の統合失調症発症は昭

和24年夏。金閣放火は昭和25年7月だから、優越観念と見えたものは、妄想であったと見たほうが妥当ということになる。小林淳鏡論文には次のように記されている。

> これらの確信も内容も、長老及び徒弟の否定証言のみならず、前述の住職選任方法及び林自身の以前の言明よりして、明らかに根拠のない非条理のものである。

　他方、三浦医師は、被告人が長老から叱責されたという客観的事実をもって、被告人の思い込みは妄想ではないと判定している。
　小林医師と三浦医師の見解の相違。これは裁判では事実認定の相違という形になりがちである。そして裁判所が認定した事実と一致している医師の判定が採用される。
　だが、叱責されたというのが事実であっても、それは統合失調症の発症による生活の乱れに対する叱責であり、すると叱責が事実か否かということは、被告人の思い込みが妄想か否かの判定には価値を有さないということになる。こういうことは精神科の臨床ではしばしばある。周囲からの排斥が、すでに病気発症の結果だったということである。

> 長老は「林はそれ迄はさほど朗らかでなかったが、そう憂鬱ではなかった。この頃より何か憂鬱そうにみえた。しかし青年期によくある憂鬱だと思って放っておいた」と述べている。

　後の経過から見れば、上記、老師に対する被害妄想的な見方は、統合失調症の初期または前駆期の症状であったことがわかる。この時期には、周囲の人は、本人の変化に気づいていても、統合失調症という病気には思い当たらず、「何となく落ち込んでいる」、「うつっぽい」などと認識していることが大部分である。上記老師の「この頃より何か憂鬱そうにみえた。しかし青年期によくある憂鬱だと思って放っておいた」も典型的な反応の1つであるといえる。事情は昭和20年代当時も現代もほぼ同じである。

　前述の通り、三浦医師は、

> 優越観念は「客観的事実に就て誤れる」妄想とは異なるが、この観

念から妄想が発展することはある

と追記し、すなわち、客観的事実と合っているか、合っていないかが、優越観念と妄想の違いであるとしている。そして、「**この観念から妄想が発展することはある**」という書き方は、字義通りに読めば、「優越観念がまずあって、そこから妄想が発展することがある」、という意味であると解釈できるが、現実のケースでは、妄想の初期の形として優越観念が現れることもしばしばある。そして、本件被告人のように、「周囲から排斥される」あるいは「周囲から嫌われている」という思いは、特に病気でなくても10代、20代の多感な時期にはありがちなことであり、しかし同時にこれは統合失調症にしばしば見られる被害妄想に一致しているので、診断は容易でない。

また、自己臭症や醜形恐怖症と呼ばれる病態も、支配観念か妄想かの区別が難しいことがしばしばある。「自分の体臭が気になる」という症状が **Case 15 幻聴はあったか** にあった。後にこの被告人が統合失調症を発症していることから、この時の症状は妄想の前駆症状であったと解することができる。であれば、彼の「自分のにおいが気になる」は、異常、すなわち病気の症状である。

このように、リアルタイムのその時点では正常な心理の範囲内の不安や思い込みであるとみたほうが妥当に思えたものが、後の経過まで見ると、実は精神病の前駆症状（初期症状ということもできる）であったということが、精神科の臨床を注意深く行っているとしばしばある。したがって、

a. 正常範囲の優越観念
b. 病的な優越観念
c. 妄想

上記a、b、cは連続的なものであり、すると正常範囲の優越観念の中にも、妄想の初期症状とみなすべきものが含まれていると考えざるを得ない。

三浦医師は、被告人の優越観念を「病的優越観念」であると記している。であれば、まだ妄想とは言えないレベルのものであっても、彼の優越観念は妄想の初期の形として現れたのかもしれず、すると統合失調症の疑いを払拭することはできない。また、統合失調症の初期や前駆期には、突然予期せぬ自殺などの激しい行動に出ることがあり、林養賢も金閣放火の計画の時点で自殺も同時に計画しており、ある意味この事件は金閣との心中未遂と捉えることができることとあわせ、三浦医師は当然、被告人が統合失調症である可能性を考えたは

ずである。しかし、この時点では、妄想とは言い切れず、優越観念であると結論した。その背景には被告人の異常性格があるとした。それはそれで妥当な結論であったかもしれない。その後に統合失調症に発展する可能性があっても、その時点では発症していない以上、そして将来発症するかどうかは断定できない以上、統合失調症とは診断できないと判断したのは、科学的に尊重すべき姿勢であるといえよう。三浦医師は、統合失調症の可能性を強く感じつつも、昭和25年時点の症状だけを純粋に見れば、統合失調症とは言えないと厳密な判断を下したのであろう。

それは鑑定医として尊重すべき姿勢である一方、被告人の全経過から振り返ってみて正しい判断であったと言えるか否かを考察することも有意義であると思われる。統合失調症の発症から死亡までの一生にわたる経過が明らかにされている本件は、それが可能な貴重な例である。**Case 15 幻聴はあったか** に、**Case 1 ハードクレーマー** とあわせて記載した統合失調症の経過表に、さらに本件を追記したのが表3-18 である。

表3-18　Case 1、Case 15、Case 18 の経過

	Case 1 ハードクレーマー	Case 15 幻聴はあったか	Case 18 金閣寺
非特異的な不調	中学　不登校がち 自殺企図 引きこもり	中学　断続的な不登校	大学の成績低下、生活の乱れ
自我障害の萌芽	音に過敏に反応	高校　自己臭症 孤立しがち	気づかれていない
不確実な精神病症状	ラジオのDJが自分の手紙に反応した	人から何か言われている。人につけられている気がする	老師が自分を排斥している〜老師への反感
破綻	この時点では破綻せず	この時点では破綻せず	金閣に放火
幻聴、被害妄想	ラジオで自分のことを言われている	A方（被害者方）から色々言ってくる	犯行後、さかんな幻聴、被害妄想
改善	（無治療）	服薬	（この時代には有効な治療法がなかった）
再燃		服薬中断	
症状の悪化	ラジオ局への怒りが募り、自暴自棄となる	明らかな幻聴と被害妄想に苦悩する	幻聴、被害妄想は悪化の一途を辿る
破綻	放火	殺人未遂	（人格荒廃）

表3-18 から明らかな通り、本件の特徴は、統合失調症がまだ顕在発症していない時期（「顕在発症していない」とは、幻聴や被害妄想などの精神病症状

が明確でないことを指す）に犯行がなされたということである。

　先に記した通り、妄想か妄想でないかの区別は、精神医学においても実のところ曖昧であることから、妄想の定義はひとまず措き、被告人が精神障害に罹患しているか否かの検討を行うという手法が裁判でもしばしば取られている。責任能力のそもそもの理念が「病気の人は責任を問われない」であるとすれば、むしろ正当な手法であるとも言えよう。そしてそうであれば本件は、表 3-18 に記した **Case 15 幻聴はあったか**、**Case 1 ハードクレーマー** と同様に扱うべきであったということになる。では三浦鑑定の結論には重大な誤りがあったということになるのか。それとも犯行時の診断が裁判ではすべてであって、事後の観察によってその診断が覆されたとしても、責任能力には無関係ということになるのか。統合失調症という病の診断が、客観的な検査によってではなく臨床症状によって決定される限り、これはいつまでも問い続けられる難題である。

　本件の先行事情から犯行までの心理のフローチャートを図 3-18 に示す。被告人の一生が明らかにされた稀有な例である本件では、このチャートに統合失調症の発症から悪化に向かう過程が映し出されていることを、本書のここまでのどのケースよりもありありと見ることができる。

参考
1）小林淳鏡：金閣放火僧の病誌. 犯罪学雑誌　26巻4号　126-134　1960年（昭和35年）
2）三浦百重：金閣放火事件. 日本の精神鑑定　内村祐之・吉益脩夫監修　みすず書房　東京　1972（2002復刊）pp.305-350

```
先行事情
大学の成績低下、生活の乱れ(a)
    ↓
妄想
老師が自分を排斥している(b)
    ↓
動機の萌芽
老師への反感(c)
    ↓
発展
老師を困らせたい(d)
    ↓
動機の固定
金閣を焼かねばならぬ
    ↓
犯行
金閣放火(e)
```

(a) これを純粋な先行事情とみなすか、それとも統合失調症の前駆症状とみなすかにより、このあとの論考の性質が大きく変わる。
(b) 三浦鑑定によれば、これは妄想ではなく優越観念であり、したがって精神病の症状ではない。
(c) 自分を嫌っているという認識のほか、金閣寺の商業主義的な面への反感もあったとされている。
(d) 金閣が失われれば老師に大きな損害を与えられると考えた。鑑定人と裁判所は、この思考の発展は病的過程によるものではないと認定した。
(e) 被告人は精神病質(=性格の問題)と結論され、完全責任能力で有罪となった。しかし本文に記した通り、本件は被告人がその後、統合失調症を顕在発症したことが明らかにされている。したがって、先行事情から犯行に至る一連の流れは、統合失調症が前駆症状から徐々に悪化していく経過を見ていたことになる。これを結果論と呼ぶべきか、鑑定の誤りと呼ぶべきかは、深い問いである。

図3-18 Case 18: 心理のフローチャート

Case 19

教頭ワグナー

パラノイア／心神喪失

殺人、現住建造物等放火　ドイツ　1913年

教頭ワグナーは、一晩のうちに自分の家族と村人、計12人を殺害した。鑑定したチュービンゲン大学教授のガウプ医師が彼をパラノイアと診断した結果、ワグナーは精神科病院で一生を送った。64年の生涯をとじるまで、ワグナーは妄想を持ち続けていたが、人格の崩れは一切認められなかった。そして事件84年後の1997年に発表されたワグナーの脳解剖の所見は衝撃的なものであった。

精神医学でパラノイアを語る時、必ず言及される大量殺戮事件である。
　一晩のうちに自分の家族と村人、計12人を殺害した教頭ワグナーは、ガウプ医師による精神鑑定でパラノイアと診断され、以後、精神科病院で生涯を送った。ガウプ医師は彼の一生を観察し論文の形で報告した[1)-4)]。そして死後脳の所見が、事件84年後の1997年に発表されたのである[6, 7)]。

事件

先行事情

　エルンスト・ワグナー（Ernst Wagner）は1874年、同胞10人中第9子としてドイツの農家に生まれた。
　母の兄2人は精神病で、母も何らかの精神疾患を有していたようである。ワグナーの同胞にも精神疾患を有していたと思われる者が複数存在した。母の兄のうち1人は21歳で統合失調症を発症したとされ、43歳で死亡した。もう1人も幻覚、誇大観念、迫害観念、昏迷状態などを呈していたという。
　ワグナーは、学校の成績は優秀だったが、敏感で傷つきやすく、野心家で、思い込みが強い性格だった。
　ワグナーは18歳で自慰行為を覚え、それについての罪悪感をずっと持ち続けることになる。この頃から、自分に対する当てこすりをあちこちで耳にするようになった。
　1901年（27歳）、ミュールハンゼンで助教員として就労。この年、複数回、飲酒の後に獣姦におよんだ。

妄想の発生

　その後ワグナーは、どこに行っても人から観察、嘲笑されていると感じた。そのため彼は、自分の犯した獣姦という罪が人々に感づかれ噂になっているのではないかと思い、やがてこの思いは確信となった。
　この期間、ワグナーは教員として仕事を続けており、職場での評判は決して悪くなかった。

動機の萌芽／妄想の発展

1902年（28歳）、別の土地ラーデルシュテッテンに移る。

ミュールハンゼンの村人に対する憎しみは徐々に強まった。

1906年頃（32歳頃）には、村人だけでなく、村の家々まで憎しみが拡大してきた。

さらにはラーデルシュテッテンにまで獣姦の噂が広がっていると確信するようになる。

但し職場では依然としてワグナーは絶大な信用を得ていた。

動機の固定

1909年（35歳）、ワグナーは次の通り犯行の綿密な計画を立てた。「ミュールハウゼンのすべての成人の村人を殺害する。村全体を焼き払う。エグロスハイムの兄一家7人を殺害する。エグロスハイム全体を焼き払う。国王のルートビッヒスブルグ城に放火し、自分はその城の中で自殺する」というものである。

ワグナーはこの計画に向けて銃を準備、射撃の練習をし、短剣と棍棒も準備した。

一方、自分が嘲笑されている、迫害されている、という確信はどんどん強固になっていった。また、同じ頃から、自分はシェークスピアやゲーテと並ぶ大作家、偉人であると信じるようになった。

犯行

1913年9月4日（39歳）。

午前5時頃、自宅で妻と4人の子供を殺害。前日は家族らと平和に夕食をとっていた。

午前8時前、武器を持って家を出る。この時の様子は冷静であったこと目撃されている。

午後11時頃、ミュールハウゼン着。

村の4カ所に放火、そして出会った男性の村人に無差別に銃口を向けた。

結局、8人が死亡、12人が重傷を負った。

この後ワグナーは村人たちに取り押さえられた。

裁判

精神鑑定

　逮捕後、ワグナーは精神病に罹患していることが疑われ、チュービンゲン大学教授、ロバート・ガウプ（Robert Gaupp）医師による精神鑑定が行われた。事件についてのここまでの記載の多くは、ガウプ医師の精神鑑定によって明らかにされたものである。

　ガウプ医師はワグナーをパラノイアと診断した。ワグナーはいったん拘置所に戻されたが、ガウプ医師の診断を受けて刑事手続きが取り下げられ、1914年、精神病院に入院し、1938年に他界するまで一生を過ごすこととなる。

　ガウプ医師はワグナーの死に至るまでの生涯を観察し、ワグナーの妄想が生涯にわたり訂正されることなく、しかも発展し続け、その一方で人格の崩れは生じなかったことを確認した。

　ガウプ医師はパラノイアについて、「人格から徐々に発展してくる精神障害の一形態であり、これは変質を基盤として生じる。病的素質は妄想が発現するずっと前に多くの徴候によって気づかれる」[4]と述べている。そして元々の性格がパラノイアの発症の大きな要因であるとしている[5]。すなわち、心理のフローチャートに当てはめれば、妄想の発生は先行事情としての性格と十分な因果関係があるということになる。

死後脳

　被告人の全生涯が明らかになっているという点では、教頭ワグナーは Case 18 金閣放火事件 と並ぶ非常に得難い貴重なケースである。金閣放火事件の被告人には人格が荒廃に向かうという重症な統合失調症の典型的な経過を見ることができるのに対し、教頭ワグナーには強度な妄想を有しながらも生涯にわたって人格は保たれるというパラノイアの典型的な経過を見ることができる。

　そして教頭ワグナーでは、さらにその先の所見が明らかにされている[6,7]。

　20世紀終わりになって、ワグナーの脳がデュッセルドルフ大学フォークト研究所の脳標本の中から発見されたのである。そして脳病理学的な精査の結果、左の海馬傍回に明らかな皮質発達障害が認められた。これは統合失調症の脳にしばしば認められる所見と共通するものである。

すなわち、パラノイアの代表とされる歴史的症例である教頭ワグナーは、その生涯を通しての経過は確かに統合失調症とは一線を画するものであったが、脳の所見という点では統合失調症と共通点があったことが示唆されたのである。

　本件の先行事情から犯行までの心理のフローチャートを図 3-19A に示す。

先行事情
強い感受性などの性格傾向（**a**）
獣姦（**b**）

▼

妄想
獣姦した自分を村人が自分を嘲笑している（**c**）

▼

動機の萌芽
激しい羞恥心

▼

発展
羞恥心が募る

▼

動機の固定
自分を嘲笑する人々を殺すしかない（**d**）

▼

犯行
大量殺人（**e**）

(**a**) 元々の性格が妄想の発生と密接に関係するというのがガウプ医師の見解である。
(**b**) これが事実であると仮定して論が進められている。
(**c**) 先行事情と関連していても、このような確信を妄想と呼ぶのが、精神医学の伝統的診断手法である。この手法を標準とするならば、本書の他の事件中、妄想と認定されていないものについて大いに疑問が残ることになる。
(**d**) 犯行の実現に向けて綿密な計画を立て、準備する。
(**e**) 被告人はパラノイアと診断され無罪となり、以後は精神科病院で一生を終えた。一生にわたり被告人の人格は全く崩れなかった。伝統的な精神医学では、これが統合失調症とパラノイアの最も根本的な違いであるとされている。

しかし本件被告人の脳からは統合失調症類似の異常所見が見出された。
我が国の裁判ではパラノイアは完全責任能力と認定されることが多い。そこにはパラノイアの妄想は性格から発生したものであるという考え方があるが、本件脳所見からは、性格と病気は一線を画するものであるという考え方は揺らぎ、「性格か病気か」を重視した責任能力判定法の是非は再考を迫られることとなろう。

図 3-19A　Case 19: 心理のフローチャート

医の観点・法の観点

1

被告人には妄想があったとする鑑定医の結論が裁判所によって排斥される場合、次の（ア）、（イ）の順の論法が取られるのが常である。

（ア）被告人の思考は了解可能だから、妄想ではない
（イ）妄想ではないから、完全責任能力である

このうち（ア）は精神医学の領域に属する事項である。責任能力を生物学的要素と心理学的要素に分けた場合には、生物学的要素にあたる（**Case 5** 参照）。すると少なくとも（ア）に関しては精神医学的な判定手順が尊重されなければならない。（ア）の裁判所の論理は図 3-19B の通り簡明なものだが、この論理は精神医学的には誤っている。

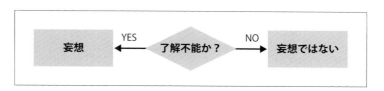

図 3-19B　妄想か否かについて裁判所がとりがちな認定法

確かに妄想の端的な定義は「了解不能の誤った確信」である。しかし本書でたびたび述べてきた通り、妄想とは、完全に了解不能とは限らない。先行事情との関係が、ある程度までは了解可能な妄想は多数存在する。したがって判決文にしばしば認められる「あながち了解不能とはいえない」、「一応了解可能」などの表現は、それをもって妄想であることを否定する根拠にならない。**Case 9** に示した笠原の「妄想の定義のまとめ」の通り、妄想と了解概念の関係とは、原則として他の葛藤的体験から反応的にまったく導きだされぬか、導きだされるとしてもせいぜい一部であって、全部を他の体験から了解しつくすこと、導出しつくすことはできぬことであって、したがって、了解できる部分があるからといって、それが妄想であることを否定することはできない。

さらに判決文では、被告人の元々の人格を考慮すれば了解できるという論法

で妄想を否定するものも見られる（たとえば **Case 17 2家族7人殺害事件**）。この場合の了解は「一応」ではなく、「十分に了解可能」という認定になる。だが本例、**Case 19 教頭ワグナー**に照らせば、この論法にも疑問がある。前述の通りワグナーを精神鑑定したガウプは、ワグナーの妄想は、彼の特異な人格から発展したものとして了解可能であるとしている[4]。すなわち、元々の人格から了解できると明言する一方で、それを妄想であると言っているのである。これは **Case 17** の上記判決文に見られるような論法とは完全に対立するものである。

2

但し精神医学界にはパラノイアは病的過程があってはじめて発症する病気であって、人格の発展として捉えることは出来ないとする立場もあり、ここに「人格の発展か、それとも病的過程か」といういわゆるパラノイア問題が発生している。ここで「病的過程」とは、何らかの生物学的変化を示している。この立場の代表がクレペリンで、クレペリンによるパラノイアの定義「内的原因により発生し、知能、意志、行動などが全く侵されることなく、しかも終始一貫した妄想系統を形成し、慢性に発展する疾患」の「内的原因」とは、「病的過程」を指している。

前記裁判所の論法の（イ）、すなわち、妄想でなければ完全責任能力であるとする論法の基礎には、「病気の人は責任を問われない」という、責任能力概念の原点があると考えられる。するとそこから遡って、（ア）の「了解可能なものは妄想ではない」という裁判所の論理は、「了解可能、すなわち、元々の人格から了解可能なものは、病気ではなく、元々の人格に基づくものだから、責任減免の根拠にはならない」という基本姿勢があるとみることができる。したがって図 3-19B には図 3-19C を重ね書きすることができる。裁判においてはあくまでも図 3-19C が最終的に重要なのであるという大前提に立てば、もしパラノイアが人格の発展であるとすれば、裁判所がそれを完全責任能力であるとするのは、論理としてすっきり筋が通っている。換言すれば、パラノイアという病態の成り立ち（または、パラノイアの妄想の成り立ち）に関しては裁判所はクレペリンの学説は認めず、ガウプの学説を採用することで、論理的整合性を保っているという見方も可能である[8]。

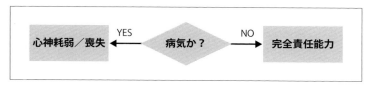

図 3-19C　責任能力概念の原点

3

　しかしながら、ガウプが人格の発展であるとしたパラノイア症例の教頭ワグナーの脳には最終的には病的過程が見出されている。すると、人格の発展として了解可能であったワグナーも、脳の所見という観点からは病気であったということになる。すると「了解不能か？」という問いと「病気か？」という問いは、単純に図 3-19B と図 3-19C の重ね書きで表すことはできず、それぞれ別に検討しなければならないことになり、論理は図 3-19D のように錯綜したものになる。

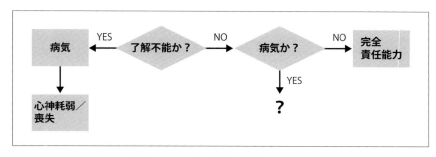

図 3-19D　了解、病気、責任能力の実相

　図 3-19D で、「了解不能か？」という問いに対する答えが「YES」、すなわち、臨床症状を観察した結果、彼の思考が了解不能であれば、それは病気であり、ゆえに責任能力が減免される、という論理はスムースに理解できる。
　しかし、「了解不能か？」という問いに対する答えが「NO」の時、深刻な問題が発生する。了解可能なら病気ではなく、完全責任能力であるというのが、裁判所による定番の判定論理であった。だがワグナーのケースのように脳を詳細に精査した結果、異常（病的過程）が見出された時、この論理はどう影響を受けるのか。異常が見出された時点で医学的判定は病気に変わり、これを受けて法的判定は心神耗弱か心神喪失に変わるのか。今後、脳画像診断の飛躍的進

歩に伴い、被告人の脳に所見が見出されるケースはますます増加するであろう。了解という概念は、特にそれが裁判という究極の判定場面に持ち込まれた時、脳科学という新たな観点からの見直しを迫られることになろう。パラノイア問題という難題を精神医学界に投げかけたワグナーは、死後半世紀以上を経て、脳所見と責任能力という別の新たな難題を投げかけている。

参考
1) 池村義明　ドイツ精神医学の原典を読む　神経心理学コレクション　医学書院　東京　2008
2) 池村義明　パラノイアの原点と原典（その1）　症例 E. ヴァークナー（1874-1938）精神科治療学 17: 937-945, 2002.
3) 池村義明　パラノイアの原点と原典（その2）　症例 E. ヴァークナー（1874-1938）精神科治療学 17: 1065-1072, 2002.
4) 池村義明　パラノイアの原点と原典（その3）　症例 E. ヴァークナー（1874-1938）精神科治療学 17: 1177-1187, 2002.
5) この立場を取る代表的な精神医学者として、ガウプと同じチュービンゲン学派のクレッチマーを挙げることができる。Die sensitive Beziehungswahn --- Ein Beirag zur Paranoiafrage und zur psychiatrischen Charakterlehre（邦訳　切替辰哉訳　E.クレッチメル　新敏感関係妄想　星和書店　東京 1979）にクレッチマーの学説が詳述されている。
6) Boerts B: Gibt es seine neuroanatomische Disposition zur Wahnentwicklung? Eine Nachtrag zum Fall Wagner. In: Wiedmann G, Buchkremer G, Hrsg. Mehrdemensionale Psychiatrie. Gustav Fischer Verlag, Stuttgart, pp.78-89, 1997.
7) 岩脇淳、中村俊規、仙波純一：妄想発展に神経解剖学的素質はあるか？　症例ワーグナーへの追加. 精神医学 42: 627-634, 2000.
8) 但しガウプは「この精神病はそれによって自由な意思決定が除外されている程度であるかどうかという別の疑問が検証されねばならない」と述べている（上記引用文献4）参照）。すなわち、責任能力の有無と病気（病的過程）の有無は別々に検討しなければならないという主張で、これはどこまでも正論である。しかし少なくとも現代の我が国の裁判における責任能力の判定においては、時として「病気か性格か」という問いが最も重視されていることは否めない（図 3-19C）。

妄想とは何か

病気とは

　妄想とは、病気の一症状である。
　したがって、病気の本質の理解が妄想の理解につながり、ひいては責任能力の適切な認定につながる。逆に言えば、病気の本質についての理解がなければ責任能力の適切な認定は不可能である。よって、妄想を呈する代表的な病気である統合失調症の理解は必須事項である。
　脳の病気である統合失調症を発症すると、それまでの人生では一度も遭遇したことのない主観的体験が生まれる。言葉とは人間同士が共有できる体験が重ねられるなかで獲得されていく道具である以上、人生の中途からの初めての主観的体験を的確に表現する言葉は存在し得ない[1]。すると統合失調症の人々が自らの体験を語ろうとすれば、既存の言葉で近似的に表現する以外にない。そしてそれを聴いた健常者が彼らの体験を理解しようとすれば、自分の体験に重ね合わせる以外にない。それは、統合失調症の実体験とは似て非なるものである。その体験からこう感じ取るであろうと推定した心理状態に至っては、さらに事実から離れたものになる。
　たとえば「人の声が聞こえてきたらこう感じるであろう（a）」、「人から嫌がらせをされていると思ったらこう感じるであろう（b）」のような正常心理に基づく類推は、一部は正しくても全体としては正しくない。言うまでもなく（a）の「人の声が聞こえてきた」は幻聴という体験、（b）の「人から嫌がらせをされていると思った」は妄想という体験を指している。幻聴という症状理解については **Case 15　幻聴はあったか** に記した。妄想に関しては、統合失調症においては、図3-Aのような経過をたどって発生する[2]。段階1は前駆期または最初期とよばれる時期で、症状は漠然としており、この時期にはうつ病など他の診断名がつけられていることもしばしばある。**Case 1　ハードクレーマー** もその一例である。段階2は、「何かわからないが自分に関係したことが起こっている」という不気味な感覚の時期で、段階3に至ってはっきりした被害妄想（被

```
┌─────────────────────────────────────────────────────────┐
│   段階 1   自己関係づけも特定の具体的意味も付与されない      │
│                         ↓                                │
│   段階 2   自己関係づけはあるが、特定の具体的意味が付与されない │
│                         ↓                                │
│   段階 3   自己関係づけが特定の具体的意味をもって生じる     │
└─────────────────────────────────────────────────────────┘
```

統合失調症を発症すると、その主観体験は段階1→段階2→段階3と進行する。治療による改善は逆の順序で進行する。本人によって語られるのは、段階1においては非常に漠然とした症状である。段階3はいわば完成型で、具体的に妄想内容が語られる。なお、ある時点において複数の段階が混在することも稀ではない。

図 3-A　統合失調症における妄想の発生段階[2]

害関係妄想）が現れる。

　この図とあわせて統合失調症を理解しようとする時、(1) 重症度との関係、(2) 個人との関係、(3) 言葉との関係　の3つの点に留意しなければならない。

(1) 重症度との関係

　統合失調症を発症すると、図3-Aの段階1→段階2→段階3と進行するのが普通である。妄想が消褪する時はこの逆順になる。

　但し、精神病症状としての重症度という観点からは、どの段階がより重症ということはできない。段階1→段階2→段階3は、妄想が、いわば結晶化するまでの過程であって、妄想がまだ漠然とした自己関係づけにとどまる段階2や、さらには自己関係づけさえはっきりしない段階1が、病気として軽いというわけでは決してない。現に段階1や段階2において、動機不明の奇妙な犯行がなされることはしばしばある。妄想が言葉で語られる段階3では病気と犯行の関係が一見すると明確であるのに対し、段階2や段階1は関係の明確性に欠けるため、動機を病気以外の要因に求めがちであるが、それは重大な誤謬を孕んだ認定手法である。

(2) 個人との関係

　どの段階においても、具体的な症状表出には、個人の色がつく。個人の性格

や対人関係や生活状況が症状に映し出される。この傾向は、特に段階3（図3-A）で顕著である。その背景には、段階3に至る妄想の成立メカニズムがある。すなわち、段階1や段階2はいわばカオスの状態であって、患者は自分の体験を言葉で説明することができない。その後、現実の知覚・正常な思考・個人の性格などが動員されて、言葉で説明できる妄想という症状に結晶化する。本書の事例を見ても、ラジオ局（**Case 1** ハードクレーマー）、恩師（**Case 8** 高校恩師殺害事件）、主治医（**Case 6** 青物横丁医師射殺事件）、近隣住民（**Case 15** 幻聴はあったか）など、個人を取り巻く状況が妄想の内容に反映されている。このような事情から、それは了解できるとか、それは性格からくるものであるとか、妄想ではなく妄想様観念であるなどの誤解が裁判ではしばしば発生している。妄想という精神症状の性質の正しい把握が望まれるところである。

(3) 言葉との関係
　精神科医は精神症状の診断において言葉を重視する。
　裁判官は事実の認定において言葉を重視する。
　医においても法においても言葉は重要であるから、人が体験を言葉で表現する時、どのようなメカニズムが動いているかを理解することは、診断においても事実認定においても必須である。
　この時重要なのは、病者が自らの症状である妄想について語る時、その語られる言葉を健常者の言葉と同列に論じることはできないことである。段階1（図3-A）ではほとんど言葉で語られることはない。段階2では漠然とした説明にとどまる。段階3に至って初めて、妄想という症状として把握できる説明が語られる。しかし段階3で語られる説明は、仮にいくらわかりやすいものであっても、統合失調症の異常な主観的体験が、整理・体系化を経て表出された加工物にすぎない。
　別の角度から見れば、段階3は、本人に残された正常な思考部分による一種の安定化作用がなされた結果とみることもできる。この安定化作用は必ずしも強固なものではないため、段階3で語られる内容は動揺しがちである。すなわち、妄想内容は、時には文字通り訂正不能の確信度を持って語られるが、時には確信度が揺らぎ、場合によっては「私の妄想ですけど」と自ら述べることさえある。このような言葉に表現された現象を取り上げて、病識があるとか、それは妄想ではなく思い込みであるといった認定もまた、裁判でしばしば見られる誤謬である。
　また、語られた妄想自体がそもそも、主観的な異常体験の中で、いわばたま

たま言葉にできた部分が垣間見えているにすぎないことも、妄想という症状理解のうえできわめて重要である。本人によって言葉で語られた内容は、妄想体験という巨大な氷山のうちの、海面に見えている一角にすぎない。このことはすなわち、語られた言葉だけをいくら精密に分析しても、決して精神症状の真実には到達できないことを意味している。語られた内容は、その基礎にある統合失調症という病気の本質を通して検討しなければならない。法廷での被告人の証言を重視するのは裁判のルールであるが、妄想について語られた言葉を健常者の言葉と同列に扱い解釈しても、真実から遠ざかるばかりである。

　脳の病気である統合失調症の主観的体験は、健常者がいくら真剣に理解しようとしても不可知の部分が残る。その不可知の部分があることを謙虚に認めつつ理解しようとするのが真の可知論と言うべきであろう。統合失調症の病態理解、症状の成り立ちの理解があってはじめて可知に近づくのであって、正常心理からの類推のみに依拠した可知論は全く的外れになる危険を常に孕んでいる。

　病気としての妄想の本質に目を向けずに、語られた言葉のみをあれこれ論考することで正常心理から類推を重ねそれらしい結論を導くのは知ったかぶり可知論である。

妄想と性格

　仮に病気の部分が正確に理解され評価されても、裁判では、では正常な部分の犯行への関与はどうか、それぞれの寄与率はどの程度か、という困難な問いが残されている。

　妄想の成り立ちは、図3-Bのように図式化できる。この図のXは病的過程である。脳内の何らかの病変と言い換えてもよい。この病的過程と、個人の事情（図では「性格」と一括した）が相まって、その人固有の妄想が生まれる。これは統合失調症では前項で示した「段階3」にあたるが、裁判においては統合失調症の妄想への性格の影響が論じられることは稀で、問題とされるのは被告人の診断が妄想性障害、中でもパラノイアと呼ばれる一群の場合である。**Case 13　嫉妬の果てに**　にその典型的な例を見ることができる。その判決文では、被告人の妄想は性格が生んだものか否か、すなわち図3-Bでいえば「aかbか」が論じられ、裁判所は「bである」と結論し完全責任能力と認定している。

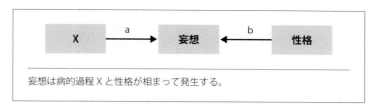

図 3-B　妄想の成り立ち

　だが同事例で解説した通り、被告人の妄想を100％性格から発生したとするこの認定は疑問であることに加え、そもそも責任能力の認定では、病気ないし性格の**犯行への影響**を論点とすべきところ、その前段階としての**妄想の発生への性格の影響**を重視するのは論点の逸脱である。

　にもかかわらず、裁判ではかかる逸脱がしばしば認められ、歯切れの悪い判決文を生んでいる。

　たとえば Case 7　一家皆殺しの企て　では、犯行に繋がった被告人の思考を裁判所は「一応妄想というべき」と述べているが、判決文の記載全体からは、一応も何も、実際には妄想であると認定していることが読み取れる。そしてこの妄想が犯行に直接繋がっていることは明らかである。しかし裁判所は被告人の元々の性格を重視した論を展開し、完全責任能力という結論を導いている。

　こうした逸脱の根底には、「元々の性格の影響が強く見える思考を、妄想と呼ぶことはどうも納得できない」という裁判官の思いが見え隠れしている。その思いはナイーブな感覚としては理解できるところであるが、妄想という精神症状を正確に捉えているとは言い難いものである。

犯行と性格

　犯行への妄想の影響と性格の影響はそれぞれどの程度か。すなわち図 3-C の c と d の比率が、責任能力のかかわる刑事裁判で問われる本来の問いである。

　ある思考が妄想か否かということについては、精神医学のみが答えられる問いである。犯行への妄想の影響はどうかについても、精神医学のみが答えられる問いである。

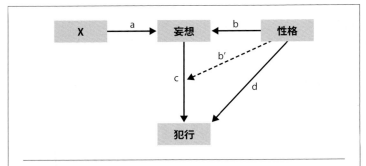

刑事裁判においては、妄想と性格のそれぞれの犯行への影響の大きさ、すなわち図のｃとｄが本来の論点である（しかし前述の通りしばしばａやｂが論点となる。また、Case16 中大教授刺殺事件ではｂ'が論じられている。すなわち裁判所は、妄想から犯行に至る心理過程をさらに分節し、犯行の決意そのものは妄想ではなく性格の影響であると認定した。法は人間の心理・行動を分節するのが常であるが、中大事件の判示はいかにも人工的・恣意的な分節で、エセ心理学というべきであろう）。

図 3-C　妄想と性格の犯行への影響

　だが責任能力がかかわる裁判で最も重要な問いであるｃとｄの比率、すなわち犯行への妄想の影響と性格の影響はそれぞれどの程度かという問いについては、精神医学はこれに答える専門性を持たない。持たないとは言わないまでも、きわめて乏しい。なぜなら、精神医学には、ある対象者が妄想を有する場合、その人物のある行動への影響について、それが妄想によるものか性格によるものかを問う風土がないからである。**Case 12 ケモノか人か** で高裁が示した性格の影響についての論考は、臨床精神医学の範囲をはるかに超えた精密さを有している。

　妄想という精神症状を実証的に記述した数少ない専門書であるフーバー／グロスの『妄想』（図 3-A の原著）には、「現実行為への妄想体験の影響」という項があるが、そこには、「妄想確信が強ければ、それだけ認むべき影響が行為に出ると考えるべきである」と記されているのみで、性格の関与は検討されていない。妄想が強ければ行動に出る。逆に、行動に出たからには、それは妄想が強かったことの証左である。精神医学の臨床ではそれがコンセンサスなのである。

　だがこれが裁判では通用しないのは **Case 17 2家族7人殺害事件** でも述べた

通りである。裁判とは、犯行という結果の原因を追究する作業なのであるから、原因の候補の1つとして妄想が挙げられている時、「結果が重大だから妄想が強かった、他の原因は除外できる」、という論法は法廷では一種のトートロジーであって、受け入れられないのは当然である。

するとcとdの比率、すなわち犯行への性格と病気の影響はそれぞれどの程度か、という司法が求める問いに、精神医学はどこまで答えられるか。どのように貢献できるか。

おそらくそれは、「妄想という精神症状を説明する」ことと「犯行への妄想の影響を説明する」に尽きるのであろう。現代の精神医学が専門性を発揮できるのはそこまでであって、その後にさらに、「では性格の影響はどうであったか」と問われるのであれば、「それは裁判所の健全な常識による判断を求める」というのが、現時点での妥当な方法論であると思われる。

責任能力とは

我が国の責任能力判定の枠組みは、被告人が病気であることを前提として、弁識能力・制御能力を問うというものである。その背景には、Case 5 に記した通り、1931年大審院判決がある。同判決に示されている下記3つのポイントが、心神喪失の定義となっている（下記の「完全に」を「著しく」とすれば心神耗弱の定義になる）。

心神喪失の定義（1931年 大審院判決に基づく）
① 精神の障害がある
　これが大前提である。その上で、次の②または③の状態であることが心神喪失の必要条件である。
② 理非善悪の弁識能力が完全に失われている
　または
③ その弁識能力に従って行動する能力が完全に失われている

だが Case 8 で述べた通り、心神喪失にしても心神耗弱にしても、これらについての法律の文言に基づき抽象的に論じても限界は明らかで、具体的な個々のケースでどのような観点に基づき心神喪失や心神耗弱と認定されたかという判例を検討することのみによって有効な論考とすることができる。

第3章　妄想の医学と法学

本書3章はそれを実践する章であったが、ここであらためて本書の各事例をはじめとするわが国の判例を通してみると、すべてとは言わないまでも、多くの事例において裁判所が重視しているのは、被告人の思考が、行為が、了解可能かどうかという点であることが読み取れる。
　典型的な例として Case 10 わが子の病に絶望した母［千葉］を挙げることができる。この例における裁判所の責任能力認定の論理は図3-Dのような構造となっている。

被告人のその点に関する思考には通常人の了解できないものが存在するというべきである。

被告人の妄想は、単にS殺害の動機形成について係わっているというに止まらず、殺害行為自体をも強く支配した可能性が高いというべきである。

全体として妄想という精神障害により物事の是非善悪を弁識する能力及びこれに従って行動する能力を欠いていたと認めるのが相当である。

図 3-D　Case 10 わが子の病に絶望した母［千葉］における心神喪失認定の論理構造

　ここに見られるのは、了解不能→強く支配→弁識・制御能力は失われているという3段階の論法である。
　この3段階の論理的結合性はしかし必ずしも明確でない。たとえば、「強く支配されている」という認定の根拠は「通常人には了解できない」であると読めるが、精神医学的には、妄想支配の強さと妄想内容の了解不能性が比例すると考える根拠はない。
　が、だからといって、もしこの論法を否定すると、いくら了解不能な妄想に基づく犯行であっても、計画性があったり、記憶があったり、などの合理性の列記でいくらでも責任能力ありと認定することが可能になる。仮にそうした手法を正しいとするならば、本書に収載した心神喪失の事例のおそらくすべては心神喪失ではなくなる。心神耗弱の事例も完全責任能力に傾く。たとえ計画性があっても、記憶があっても、そのほか合理的な部分があっても、根本部分が了解不能であれば心神喪失とする方が通常は納得しやすく、また、我が国の裁

判の実情にも適合している。他方で、了解できる部分が一定以上に認められる場合には、合理性の列記という 2 次的な手法を用いて責任能力を認定することもまた適切ということになろう。

「通常人には了解できない」、すなわち正常心理で了解不能ということは、何らかの病気、ないしは病的過程がその人物に存することにほかならない。妄想をめぐる刑事裁判での論考の根底には、結局のところ常にそれがある。図 3-E は、図 3-C に、X（何らかの病気、ないしは病的過程）と犯行を繋ぐ e を追加した図であるが、我が国の判例を俯瞰すれば、潜在的には何よりこの e が責任能力判定において重視されていると見ることができる[3]。

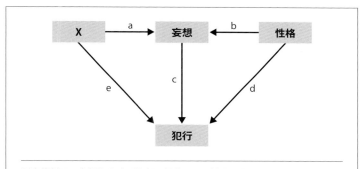

刑事裁判での妄想をめぐる論考の根底には、結局のところその犯行が X、すなわち病気によるものか否かという問いがある。

図 3-E　妄想と性格、そして病気 X の犯行への影響

いわば、本音として病気か否かが重視されているところ、責任能力概念との整合性を保つために、「妄想か否か」、「性格で説明できるか」などの論を飛び交わせているというのが法廷の風景であるとも言えよう。そして病気か否かの指標として裁判所が最も重視しているのが了解可能か否かということである。

だが了解可能か否かという問いは、実際のところ非常に難解である。**Case 11　わが子の病に絶望した母**［さいたま］に述べたように、了解とは左右非対称の概念であるから、どんな思考・行為も、了解しようと思えばいくらでも了解することができる。**Case 14　邪気**の判決文にある「**広い意味では……全く理解できないものとまではいえない**」という類の論まで容認するならば、およそ了解不能のものなど世の中には存在しないことになる。

そこで実務上は、了解可能か否かという判定は、根底に病気があるか否かという判定と同時並行的になされている。この手法は厳密には本末転倒だが優れ

て現実的なもので、裁判所も鑑定医も、顕在的あるいは潜在的に採用していることが読み取れる。典型的な例は Case 18 金閣放火事件 の三浦医師の鑑定書で、被告人の支配観念が病的であるという判定は、それが妄想ないし了解不能であることを強く示唆しているととれるものであるが、他方で被告人は精神病には罹患しておらず性格の偏りを有するにすぎないという診断が下されており、完全責任能力という結論が導かれている。これは「彼の思考だけに目を向ければ了解不能と言いたいところだが、彼が病気でない以上、了解可能という結論になる」と言っていることとほぼ同値であろう。

責任能力概念の根本には、「病気の人に責任を問うのは酷だ」という哲学があることは否めない。すると、病気の診断を潜在的根拠として了解可能性を判定することは、それにかなった手法であると言うことができよう。心神耗弱や心神喪失についての法律上の文言がどうあれ、最終的には病気か否かという点が、少なくとも潜在的には責任能力判定の大きなポイントとなっているのである[4]。

再び病気とは

だがしかし、では、病気とは何か。

本項の冒頭で「統合失調症は脳の病気である」と明言したが、では脳の病気とは何かということになると、明確な答えを提示することは困難である。

統合失調症はなぜ病気だと言えるのか。

古来より、統合失調症は内因性の病気とされている。内因とは、脳内に仮定された未知の病的過程であり、この仮定は正しいというのが精神医学界のおおむねのコンセンサスであった。

この歴史的仮定は、現代では証明されたと言ってよい。ドーパミン系の異常をはじめとする脳内過程が統合失調症という病気を形作っていることは疑いのない事実である。このように脳内過程が証明されれば、病気であることが確定する。これが1つの納得しやすい自然な考え方である。

しかしこの自然な考え方は、もはや現代には通用しない。

なぜなら、いかなる精神現象も脳の働きの現れである以上、いかなる精神現象にも対応する脳内過程は存在するからである。そして、ある個人に特有の脳内過程（たとえば性格に対応する脳内過程）が、平均からどの程度逸脱している場合に病的過程と呼ぶか否かの基準はないからである。

すると、図3-Cや図3-EのXを「何らかの病的過程」を表す記号だとすれば、

これらの図はさらに図 3-F のように書き換えなければならない。

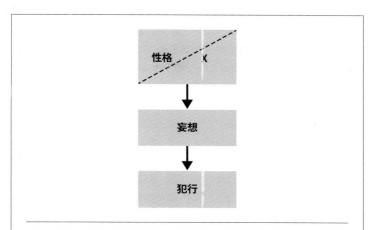

図 3-F　妄想・性格・X（病気ないしは病的過程）の犯行への影響の実相

　この文脈に従えば、法廷で何度となく繰り返されてきた「性格か病気か」という問いは意味を失う。性格と病気を明確に分離することは不可能であり、したがって犯行へのそれぞれの影響を独立に論ずる（図 3-E の c か d かを問う）という手法は不合理である。妄想の成立についても（図 3-E の a か b かを問う）同様である。
　Case 19　教頭ワグナー に示した通り、歴史的なパラノイア症例である教頭ワグナーの脳にも病的所見が発見されている。このことによって、「パラノイアは病的過程によるものか、それとも性格によるものか」という、精神医学の歴史上は激しい論争があり、しかし現在では解決しないまま鎮静化していたパラノイア問題に、ついに、「病的過程である」という答えが提示されたことになるのだろうか。
　そうは言えないであろう。
　あらゆる精神現象には、対応する脳内過程がある。ということはすなわち、「病的過程によるものか、それとも性格によるものか」という二者択一の問い自体が、意味を失っているのである。パラノイア問題に正解があるとすれば、

それは「病的過程も、性格も」である[5]。

あらゆる精神現象には、対応する脳内過程がある。その脳内過程を証明できるか否かは、専らその時代の診断技術にかかっている。脳画像検査の飛躍的な進歩により、パーソナリティ障害にも、健常者とは異なる脳内過程が続々と示されてきている。**Case 16 中大教授刺殺事件** の判示における出発点となった「パーソナリティ障害は病気ではない」という命題は、脳科学的にはもはや正しいとは言えない。

精神医学における「病気か性格か」という議論の歴史は、医学生物学における「遺伝か環境か」という議論の歴史を思い起こさせるものである。数多くの病気について、かつては「遺伝か環境か」が盛んに議論されてきた。しかし結局は、大部分の病気（すべての病気と言ってもよい）について、「遺伝も環境も」両方の要因があることが結論となっている。遺伝性疾患と呼ばれるものにも発症には環境の影響があることは、一卵性双生児でも発症の一致率が100％にならないことから明らかである。一方、感染症のように環境内に主因がある病気も、罹患のしやすさという点では遺伝の要因がある。「遺伝も環境も」が普遍的な答えなのである。精神疾患も例外ではない。かつて精神疾患も「遺伝か環境か」が問われてきた。だが遺伝と環境のそれぞれの寄与度が、疾患ごとに異なるにすぎないというのが厳然たる事実である。脳から生まれる精神疾患における遺伝と環境の影響は図3-Gのように示すことができ、この図の構造は、妄想から生まれる犯行におけるXと性格の影響（図3-E）と共通している。

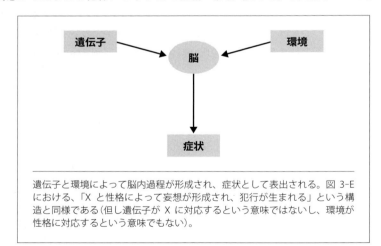

遺伝子と環境によって脳内過程が形成され、症状として表出される。図3-Eにおける、「Xと性格によって妄想が形成され、犯行が生まれる」という構造と同様である（但し遺伝子がXに対応するという意味ではないし、環境が性格に対応するという意味でもない）。

図3-G　精神疾患の成因

図 3-G の「症状」は、そのまま「行為」とすることもできる。あらゆる行為は脳内過程から生まれ、あらゆる脳内過程は遺伝子と環境の相互作用から生まれるからである。
　すると、責任とは何か。
　人は自分の先天的要因である遺伝子に責任を取ることはできない。後天的要因としての環境にも責任を取ることはできない。
　そのように考えてくると、責任という概念は雲散霧消し、いかなる場合も人を非難することはできなくなり、刑事裁判は崩壊する。だがこの事態を人間社会で受け入れるわけにはいかない。
　同様に、病的過程と性格に境界がないことを認めると、精神の障害という概念は雲散霧消し、刑事責任能力を扱う裁判は崩壊する。それも人間社会では受け入れられないであろう。
　ゆえに裁判では性格と X は峻別されなければならない。脳科学的には両者を一体とする図 3-F が正しいが、人間社会では両者を独立・分離させた図 3-E が正しいものとして受け入れられる。図 3-E と図 3-F は、水と油のように、決して相容れない構造を有している。しかし科学と社会の決裂は、あってはならないことである。そこで、精神現象のうち、ある部分は性格として本人の責任に帰し、ある部分は病気として免責する。これは裁判の公理であって、医から異議を唱えられる性質のものではない。図 3-E は、医と法が交わした一種の条約であると言うこともできよう。
　この条約はしかし、明確な手続きを経て交わされたものではない。性格とはどの範囲までを指すか。病気とはどの範囲までを指すか。それは医でも法でもなく、社会が決めていくことであろう。条約は不変ではなく、刻々と変化している。妄想を有する被告人を扱う裁判はそれを映し出す鏡となる。妄想とは何か。そして精神の病とは何か。さらには病気とは何か。それは、裁判を積み重ねていく中で、医と法で議論していかなければならない問いである。

参考
1) ウィトゲンシュタイン　哲学探究　(ウィトゲンシュタイン全集 8　藤本隆志訳　大修館書店　東京　1976)
2) G. フーバー /G. グロス著　木村定 / 池村義明訳　妄想 —— 分裂病妄想の記述現象学的研究　金剛出版　東京　1983; クラウス・コンラート著　山口直彦 / 安克昌 / 中井久夫　訳　分裂病のはじまり　岩崎学術出版社　東京　1994; 笠原嘉　妄想論　みすず書房　東京　2010.
3) そうであれば、弁識能力・制御能力を検討するというような回り道をせず、「犯行

が精神障害によるか否か」を直接論ずるほうが明快であるとも考えられるが、責任能力をそのように定義した米国のダラム・ルール（Durham rule, 1954。犯行が精神障害の所産 product であるか否かにより責任能力を判定する）は、ほとんど実用にならなかったという歴史がある。ダラム・ルールを採用すると、免責の範囲が広くなりすぎ、現実的でないのである。
4) 図3-E で「a か b か」、すなわち妄想の発生過程を重視するのは、責任能力概念の論理構造上は不合理であるが、「a か b か」という論の根底にも、e すなわち病気の影響こそが最大の論点であるという基本思想があるとみるべきであろう。
5) 村上仁は1943年にこのことを指摘している。すなわち、パラノイアには 1. 環境に対する性格的な人格反応としての要素 と　2. 意識外に存する体質性の、あるいは病的過程としての要素 が含まれていると述べている：村上仁：パラノイア問題について　（村上仁　精神病理学論集1　みすず書房　東京　1971　収載）

著　者●村松太郎

精神科医。医学博士。米国 National Institutes of Health（Laboratory of Molecular and Cellular Neurobiology）などを経て、現在、慶應義塾大学医学部精神・神経科准教授。専門は司法精神医学、神経心理学。

妄想の医学と法学　　　　　　　　　　Ⓒ

発　行	2016 年 6 月 1 日　初版 1 刷
著　者	村　松　太　郎
発行者	株式会社　中外医学社
	代表取締役　青　木　　滋
	〒162-0805　東京都新宿区矢来町 62
	電　　話　　（03）3268-2701（代）
	振替口座　　00190-1-98814 番

印刷・製本／三和印刷(株)　　　　　＜HI・SI＞
ISBN978-4-498-12980-1　　　　　　Printed in Japan

JCOPY ＜(社)出版者著作権管理機構 委託出版物＞

本書の無断複写は著作権法上での例外を除き禁じられています．複写される場合は，そのつど事前に，(社)出版者著作権管理機構（電話 03-3513-6969, FAX 03-3513-6979, e-mail: info@jcopy.or.jp）の許諾を得てください．